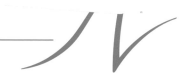

系統看護学講座

別巻

栄養食事療法

足立香代子　元一般社団法人臨床栄養実践協会理事長

宇夫方直子　岩手医科大学附属病院栄養部

奥村　仙示　同志社女子大学准教授

柿崎　祥子　独立行政法人地域医療機能推進機構東京城東病院副栄養管理室長

金居理恵子　東邦大学医療センター佐倉病院栄養部主任

川島由起子　横浜市青葉区医師会認定栄養ケア・ステーション責任者

倉貫　早智　神奈川県立保健福祉大学教授

斎藤　恵子　東京医科歯科大学病院臨床栄養部副部長

齋藤　長徳　青森県立保健大学教授

柴田　みち　聖マリアンナ医科大学横浜市西部病院栄養部部長

杉山真規子　大森赤十字病院医療技術部栄養課長

田中　弥生　関東学院大学教授

塚原　丘美　名古屋学芸大学教授

寺本　房子　川崎医療福祉大学客員教授

中村　丁次　神奈川県立保健福祉大学名誉学長

松原　薫　東京女子医科大学附属八千代医療センター栄養管理室室長

山口　崇　東邦大学医療センター佐倉病院糖尿病・内分泌・代謝センター講師

医学書院

系統看護学講座　別巻　栄養食事療法

発　　　行　　2005 年 2 月 15 日　第 1 版第 1 刷
　　　　　　　2009 年 2 月 1 日　　第 1 版第 7 刷
　　　　　　　2010 年 1 月 6 日　　第 2 版第 1 刷
　　　　　　　2014 年 2 月 1 日　　第 2 版第 5 刷
　　　　　　　2015 年 1 月 6 日　　第 3 版第 1 刷
　　　　　　　2019 年 2 月 1 日　　第 3 版第 5 刷
　　　　　　　2020 年 2 月 15 日　第 4 版第 1 刷©
　　　　　　　2024 年 2 月 1 日　　第 4 版第 5 刷

著者代表　　　中村丁次
　　　　　　　なかむらていじ
発 行 者　　　株式会社　医学書院
　　　　　　　代表取締役　金原　　俊
　　　　　　　〒113-8719　東京都文京区本郷 1-28-23
　　　　　　　電話　03-3817-5600（社内案内）
　　　　　　　　　　03-3817-5657（販売部）
印刷・製本　　横山印刷

はしがき

　人間は，この世に生を受け，死を迎えるまで，生命活動に必要な成分を体外から補給しつづけなければならず，この必須成分を栄養素と名づけた。私たちは，自分たちが生存する環境のなかで獲得した食物から，この栄養素を補給し，生命を維持している。一方，人間は，火や道具を用いて食物を調理や加工し，さらに食物の栽培や飼育を行い，多様な食生活を発展させた。食物選択の内容は複雑で，個人や集団により特徴があり，ときとしてエネルギーや栄養素の摂取内容が，生体が必要とする内容とずれを生じることがある。すなわち，生体の必要量と食物からの摂取量とが一致しないのであり，このずれが異常に大きくなり，さらに長期に及び，生体がもつ恒常性による調整能力をこえたときに，代謝に異常がおこり，疾病状態へと進展する。

　このように，食習慣が誘因となって発症する慢性疾患を，とくに生活習慣病（非感染性慢性疾患）とよぶようになった。生活習慣病の予防には，できる限りずれが少ない適正な食習慣を形成することと，早期にこのずれを見いだし，食習慣を改善することが必要である。また，生活習慣病のような慢性疾患の多くは，不可逆的な疾患であるために，多くの場合，完治することが不可能で，治療の目標は増悪化を防止し，合併症の出現を防ぐことになる。食事療法が，慢性疾患の早期治療においては，薬物療法以上の効果があることもわかってきた。

　医療・福祉の領域においては，傷病者・高齢者にみられる低栄養障害が重要な課題になってきている。とくに，エネルギー・タンパク質欠乏症やビタミン・ミネラル欠乏症を放置すると，免疫機能が低下し，病気からの回復が遅れ，合併症がおこりやすくなる。その結果薬物使用が多くなり，入院日数がのび，さらに医療費の増大がおこる。

　ところで，近年，体内への栄養素の補給法が進歩・多様化し，食物の経口摂取だけではなく，カテーテルを用いて栄養剤を消化管に投与する経管・経腸栄養，静脈に栄養剤を直接投与する経静脈栄養が利用されるようになった。摂取するものも日常的な食品だけではなく，病者用特別用途食品・経腸栄養食品・栄養剤・保健機能食品(特定保健用食品・栄養機能食品)などの特殊な食品が利用される。栄養補給法がこのように多様化したために，食事療法は，栄養食事療法といわれるようになってきた。

　栄養食事療法の目的は，傷病者に対して，健康状態や栄養状態をよりよい状態へ改善し，疾病の予防・治療・増悪化防止をし，さらにQOLを向上させることである。効果的な栄養食事療法を進めるためには，対象者の病態や栄養状態を評価・判定し，栄養食事療法の計画を立て，それに従って実施し，さらに

その効果を評価するマネジメントが必要になる。そのためには，関連する職種が連携したチームケアが重要である。

　看護師は，とくに管理栄養士・栄養士と連携し，患者個々に適正な食事が提供されているかをチェックし，摂食が困難な場合には食事介助をする。さらに，必要に応じて治療食の意義や特徴を指導し，摂食状況を観察・記録し，食環境を含めて，その状況が改善するように努める。また，栄養食事療法を実践するには，食生活を医療の監視下におき，その管理を行うことが生涯にわたり必要で，自由な食事が困難になる。この不自由さを生活のなかでどのように解決するかも重要な課題であり，看護師の役割は大きい。

改訂の趣旨▶　本書は，こうした栄養食事療法について学ぶための教科書として，2005 年に初版が刊行された。このたびの改訂では，2019 年に発表となった「日本人の食事摂取基準(2020 年版)」の内容を反映させ，また，できる限り最新の知見を導入して内容の刷新をはかった。ご活用いただき，忌憚のないご意見をいただければ幸いである。

　2019 年 12 月

著者ら

目次

第1章 栄養食事療法とは
中村丁次

第2章 栄養食事療法の実際
中村丁次

第3章 症状をもつ患者の栄養食事療法

田中弥生・松原　薫

第4章 呼吸器疾患患者の栄養食事療法

宇夫方直子

第7章 腎・泌尿器疾患患者の栄養食事療法
足立香代子

第8章 栄養代謝性疾患患者の栄養食事療法
松原　薫・
川島由起子

第9章 血液疾患患者の栄養食事療法

塚原丘美

第10章 アレルギー疾患患者の栄養食事療法

柴田みち

第16章 小児の栄養食事療法
柴田みち

第17章 高齢者の栄養食事療法
足立香代子・柿崎祥子

第18章 医療保険制度・介護保険制度と食事
齋藤長徳

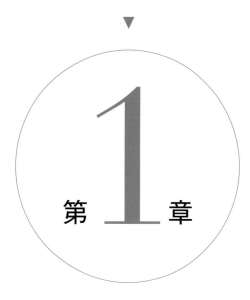

第 **1** 章

栄養食事療法とは

A｜栄養食事療法の概要

人間と食事 ▶　人間は，生存する環境のなかで食物に適する動植物を選択し，火や道具を用いて調理や加工を行い，さらに食物とする動植物の飼育や栽培を行うことによって，多様な食生活を可能にしてきた。現代人の食生活は複雑であり，かつますます多様化しているが，人間が食事をする目的は次の4つに整理できる。

　第1が，空腹を癒すことである。一般的には，ある一定時間食物を摂取しないと空腹を感じ，食欲がわくため，その欲求を満たすために食物を摂取する。食料が不足する開発途上国などでは，このことが食事の第1の目的となる。

　第2は，食物からエネルギーや栄養素を確保することで，健康を維持・増進する，あるいは傷病からの回復を早めるという目的である。健康な人の日常的な食事では，この目的が意識されることは少ないが，食事をした結果として目的が果たされる。一方，食事療法ではこの目的を意識して食べることになる。

　第3は，食物や料理を楽しみ，嗜好を満足させることである。「おいしいものを食べたい」という欲求は誰にでもあり，からだによいものだと言われても，その食物がまずければ食欲は出ないが，少しばかりからだによくないとしても，おいしいと感じるものは食べてしまう。

　第4は，食事をともにすることで人間関係を良好にするという目的である。どのような会合においても飲食物は提供され，積極的に人間関係を親密にしたいときに食事に誘ったり，人間関係を保つために飲食の席に参加したりする。

傷病者の食事 ▶　人間は，このようにさまざまな目的で食事をし，多様な食生活を営んでいるが，傷病者の食事においては第2の目的がとくに重要である。適正なエネルギーおよび栄養素の補給により栄養状態を改善することで，傷病の治療，再発や進展の防止，さらに予防をはかる。医療として提供される傷病者への食事は，医療の監督下で，医師・看護師・薬剤師・管理栄養士・栄養士の指導・管理のもとで実施されるという特徴がある。

① 食生活と栄養食事療法

　人間は，病気の治療に食事が関与していることを経験的に知り，病気にかかったときには特別な食事や食物をとってきた。また，日常の食事で病気を予防するという考え方も，古くからある。

　中国には，紀元前1000年ごろから，国民の食事のあり方を国政に反映させたり，皇帝へ食事指導を行う「食医」とよばれる専門家が存在していた。西洋ではヒポクラテスが，病気の治療においては薬をできるだけ排し，食事を整え自然治癒力を助長することが大切であると述べている。

食事療法のおこり ▶ 　18 世紀に入ると，エネルギーの補給や代謝のしくみが明らかになり，また各種の栄養素が発見され，その機能が解明されてきた。それに伴い，従来は経験的にとらえられていた病気と食事・食物との関係は，栄養素を基本として科学的に考えられるものになっていった。すなわち，栄養学を基礎とした**食事療法** diet therapy が形成されていったのである。

　わが国では，1926（大正 15）年には慶應義塾大学医学部に食養研究所が開所され，病人食の本格的な研究が始まった。このころから大学病院や大病院に特別調理室が設置され，食事療法が実践されるようになった。

食事療法から ▶
栄養療法へ
　病気になると，栄養に関係した各種の代謝の異常（エネルギーや各栄養素の代謝など）が生じる。また，食物の摂取・消化・吸収機能に障害がおこる場合もある。食事療法とは，このような変化に対応して，栄養状態を改善しながら，病気の状態の改善，悪化や再発の防止を目的として，摂取すべきエネルギーや栄養素の量や質，さらに食物の選択，調理・献立・提供方法を適正化した食事を実施することをいう。また，経口的な食物の摂取が困難となり，経口摂取のみではエネルギーや栄養素の補給が不十分となる場合には，経管・経腸栄養 enteral nutrition（EN）や経静脈栄養 parenteral nutrition（PN）が用いられる。これらを総称して**栄養補給** nutrition support や**栄養療法** medical nutrition therapy とよぶ。本書では食事療法と栄養補給（栄養療法）の両方を包含して「**栄養食事療法**」という言葉を用いる。

② 患者の状態と栄養食事療法

　適正な栄養摂取と食生活は，健康の維持・増進，および疾病の予防・治療・増悪防止の基本であり，すべての人々に必要なことである。では，傷病者に対してはどのような栄養食事療法が行われるのか，その概要をみてみよう。

1 重症度に応じた栄養食事療法

　軽症の外傷や炎症，かぜや食中毒などの感染症といった，一時的な治療により治癒する傷病の場合には，身体の自然治癒力を増大させることが栄養食事療法の目的となる。したがって，エネルギーと各栄養素の必要量を満たす食事が基本となる。

　一方，重篤な感染症で抗菌薬を処方されている患者，また外科療法や，放射線療法，化学療法を受ける患者などの場合は，自然治癒力が著しく低下し，回復に時間がかかる。このような患者には，エネルギーや栄養素を積極的に摂取する食事が必要である。経口的な摂取がむずかしい場合や，それだけでは摂取栄養量が不十分な場合には，カテーテルを用いた経管・経腸栄養や経静脈栄養が行われる（▶24 ページ）。

2 経過に応じた栄養食事療法

予防▶　発症の前段階にある境界域では，栄養食事療法のみで発症の予防が可能な場合がある。

急性期▶　急性期には，発熱や消化吸収能力の低下がみられるために，エネルギーや栄養素の摂取量が低下しないように，食べやすく，消化のよいものにする必要がある。

慢性期▶　慢性疾患では，病状をコントロールし，病気の増悪や合併症を防ぐことが栄養食事療法の目的となる。高血圧症ではナトリウムの制限，糖尿病ではエネルギーや糖質の制限など，日常の食事とは異なる制限を要する場合もある。適正な食物選択と特別な調理や加工，さらに病者用の特別な食品の活用が必要になる（▶16ページ）。

終末期▶　疾患が重症化し，治癒が困難な場合にも，食事への配慮が必要となる。この場合には栄養状態が悪化していることが多いため，全身の栄養状態をよくして，クオリティオブライフ quality of life（QOL）の低下を防ぎ，患者が精神的に満足を得られるような食事にすることが重要である。

③ おもな栄養関連疾患と栄養食事療法

栄養摂取量の過剰や不足があると，それによって疾患が引きおこされることがある。現在，わが国で増加傾向にあり，問題となっているのは，生活習慣病と低栄養（低栄養障害）である。

1 生活習慣病（非感染性慢性疾患）

生活習慣病とは，不適切な生活習慣が発症のリスクファクター（危険因子）となる疾病群をいい，肥満症・脳血管障害・糖尿病・がん・脂質異常症・高血圧症などが該当する。また，内臓脂肪型肥満が基本的要因であり，内臓脂肪型肥満に高血圧・高血糖・脂質異常のいずれか2つ以上をもった状態を，**メタボリックシンドローム（内臓脂肪症候群）**という。

生活習慣病は，発症までに長期の移行期が存在し，発症後は加齢の影響により病状が増悪していくという特徴がある。たとえば，エネルギーや脂肪の過剰摂取により肥満が形成されると，それによりインスリン抵抗性が出現し，糖尿病・脂質異常症・高血圧症などを発症する。さらに，これらが危険因子となり動脈硬化がおこり，心筋梗塞や脳梗塞へと進展する。

生活習慣病対策▶　生活習慣病対策には次のようなものがある。

(1)一次予防：健康者への食習慣の改善による健康増進と危険因子の低減・除去を目的とする。

(2)二次予防：早期治療，発症後の増悪防止を目的とする。

▶表 1-1　生活習慣病の要因となる不適切な食習慣

過食の習慣	エネルギー・脂質・糖質・食塩の摂取過剰
偏食の習慣	嗜好のかたより 摂取栄養素のかたより 食品や食品群のかたより 料理のかたより 調理法のかたより
不規則な食習慣	食事回数の不規則性 食事時刻の不規則性 食事にかける時間の不規則性

(3)三次予防：リハビリテーション。

　一次予防では，エネルギー・脂質・糖質・食塩の摂取量を調整し，肥満を改善することが最も重要である。生活習慣病の要因となる不適切な食習慣を**表1-1**に示す。

　医療機関や福祉施設における栄養食事療法の目的は，二次予防と三次予防，すなわち発症後の治療，増悪防止，さらにリハビリテーションである。生活習慣病の治療においては，食習慣の改善を行わないと病気は増悪し，合併症もおこりやすくなる。そして合併症が出現すると新たな栄養食事療法が必要になる。たとえば，糖尿病の栄養食事療法は低エネルギー食が基本であるが，糖尿病性腎症が合併すれば，タンパク質や食塩の制限も必要になる。

2　低栄養（低栄養障害）

　1970 年代に，アメリカのマサチューセッツ工科大学医学部附属病院で，入院患者の約半数が栄養失調状態にあり，対策がとられていないことが報告された。その後いくつかの大病院においても同様の発表がなされ，医療機関内で発生する**病院栄養障害** hospital malnutrition が大きな注目を集めた。

　疾病により生じる低栄養障害には，多くの要因が関与している。疾病の症状として，味覚・食欲の低下，消化吸収能の低下，代謝の低下や亢進がおこり，直接的に栄養状態を悪化させることがある。また，疾病に対する栄養食事療法によって，エネルギーや特定の栄養素，食物の摂取量を過度に調節することで，調節した主成分やほかの栄養素の過不足が生じて栄養障害がおこる場合もある。

　とくに，エネルギー・タンパク質・ビタミン・ミネラルなどの不足状態を放置すると，免疫機能が低下して回復が遅れ，合併症がおこりやすくなり，外科治療や薬物療法の効果は低下し，使用薬物や検査回数，さらに入院日数が増加する。近年では，とくに傷病者・高齢者の低栄養が問題となっている。

B 医療・福祉の場における栄養食事療法

　医療・福祉の領域に栄養食事療法が確立するまでには，長い歴史があった。そして現在，国民病ともいわれる生活習慣病と，傷病者・高齢者にみられる低栄養障害を解決するために，新たな対応が必要とされている。すなわち，傷病者の病態と栄養状態を改善するための，栄養に関する効率的なマネジメントシステムが必要である。その実施には栄養に関連する職種が連携したチームでのケアが重要であり，看護師の果たすべき役割は大きい。

① チーム医療と栄養食事療法

1 栄養食事療法のための総合的マネジメントシステム

　傷病者の栄養状態を改善する方法は，複雑かつ高度化しつつある。その理由として，対象とする傷病者に高齢者が増加していることがあげられる。高齢者は，栄養素の消化・吸収・代謝の機能が低下し，咀嚼や嚥下に障害をもち，摂食が困難な者が多くなる。また高齢者は成人期のように疾患が単一ではなく，糖尿病も肝臓病も，さらに腎臓病も合併するといったように，複合的に発症する場合が多い。そのため，糖尿病は低エネルギー・バランス食，慢性肝炎は適正エネルギー・高タンパク質食，腎臓病は高エネルギー・低タンパク質食といった単一疾患への単純な対応が不可能となる。

　したがって，傷病者の病態と栄養状態を総合的に評価・判定し，最も重要性の高い改善目標を設定して，最適な栄養食事療法を検討する必要がある。栄養食事療法による経口栄養，カテーテルを用いた経管・経腸栄養法，さらに経静脈栄養の適正な活用と，使用する栄養剤・病者用特別用途食品・保健機能食品（特定保健用食品・栄養機能食品）などの適切な選択も必要になる。

　以上のことから，適正な栄養食事療法を行うには総合的なマネジメントシステムの構築が必要となる。マネジメントシステムとは，ある組織がその目的を達成するために行う業務の機能や方法，さらに手順を効果的に進めるためのしくみをいう。医療や福祉における栄養食事療法を実行するためには，傷病者の病態と栄養状態をよりよくするための効率的なマネジメントシステムづくりが必要であり，その構造は，①栄養スクリーニング，②栄養アセスメント，③栄養ケア計画の作成，④実施，⑤モニタリング，⑥評価からなる（▶図1-1）。

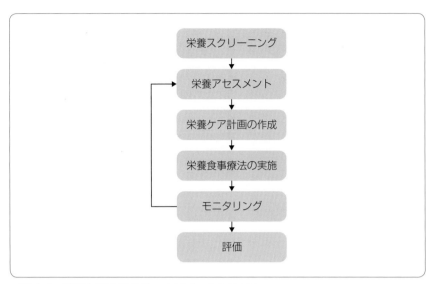

▶図 1-1　栄養ケアの総合的マネジメントシステム

2　チームケアの実践：NST

栄養サポート▶
チーム(NST)
栄養食事療法を施行するための総合的なマネジメントシステムは，看護師だけでは不可能であり，関連する職種が連携したチームによるケアが必要になる。このチームを**栄養サポートチーム** nutrition support team（NST）という。

　1970 年ごろ，アメリカにおいて，臨床栄養に関心をもつ専門職が入院患者の栄養管理の重要性を議論し，チーム医療を基本とした栄養管理の専門組織をつくることを検討した。これが NST の出発点といわれている。

　NST の多くは，医師・看護師・薬剤師・管理栄養士からなる。患者の栄養状態の評価・判定，適正な栄養補給の計画・実施，さらに経時的な観察を行い，栄養状態の改善をはかる。チーム内での各職種のおもな役割は**表 1-2** のとおりである。NST はそれぞれの施設の状況に応じて組織されるため，形態は多様であり，各科から独立した全科型や，小児科・外科・内科などに属している場合もある。

NST の効果▶
　1980 年，ネーム Nehme らは，中心静脈栄養を施行した患者を NST で管理した場合と，医師だけで管理した場合について，2 年間にわたる前向き調査を行った。その結果，NST の管理によって手技上のトラブルや敗血症，代謝の異常が著しく減少したことを報告している。

　また，フィッシャー Fisher らは，1991 年にニューヨークにある教育病院，ウィンスロップ大学病院 Winthrop University Hospital に NST を創設し，その前後の患者管理の質的変化を観察した。NST が設立される前は，医師の判断だけで中心静脈栄養が施行されていたが，NST 設立以後は，医師が中心静脈栄養を提案した患者のうち，実際に実施されたのは 59.0 % であり，ほかは

▶表 1-2　NST における各職種のおもな役割

医師	栄養状態と栄養補給法に関する最終的な決定 輸液・栄養剤の処方
看護師	栄養リスク者の抽出(スクリーニング) カテーテルの挿入・管理 輸液の管理 患者の状態や検査値の確認(モニタリング) 食事摂取状況の観察 看護指導
薬剤師	輸液の調製 服薬指導
管理栄養士	栄養スクリーニングと栄養アセスメント 栄養必要量の算定 経腸栄養食品・経腸栄養剤の選定と調製 栄養食事指導

NST が中心静脈栄養の施行を不適格と判定し，経腸栄養をすすめたことがわかった。適正な栄養量が補給できなかった率，血糖や電解質の調節が不適切だった率は，NST 設立後著しく減少した。

わが国の NST ▶　現在，わが国においても NST をもつ施設が増加しつつある。NST が介入するケースは，病態が複雑で，経静脈栄養や経管・経腸栄養など高度な栄養補給技術を要し，主治医だけの判断では栄養管理が困難なことが多い。NST では，各専門職がそれぞれの立場から患者の栄養状態を把握して問題点を抽出し，改善方法を議論し，最適な栄養食事療法を施行する。看護師と，管理栄養士をはじめとする他職種との連携が重要になる。

3　クリティカルパス critical path

クリティカルパスとは，患者の退院に向けて最大限の治療効果を上げるために，医療スタッフの職業別におもなケア介入を整理し，経時的にまとめた総合ケア計画である。近年，多くの病院で導入されている。

このクリティカルパスには，当然のことながら栄養食事療法も組み込まれる。クリティカルパスを作成するうえで心得ておくべきことは，第1に現在の栄養食事療法が合理的に行われているか否かを見直すこと，第2に実施しようとしている栄養食事療法が有効だとする科学的根拠（エビデンス）が本当にあるのかを文献検索により見直すことである。たとえば，手術後の食形態の上がり方が，現在行われているような重湯・三分がゆ食・五分がゆ食・七分がゆ食・全がゆ食という日程で適正なのか否かを検討する。また，栄養食事指導や栄養補給の実施が抜けていないかどうかを点検することも必要である。

4　看護の役割

医療施設や福祉施設での食事は，医療や介護の監督下で行われ，病気の治

療・増悪防止・再発防止を目的として調製された食事を提供したり，特別な栄養食品や栄養剤を投与したりする。看護師には，次のような役割が求められている。

患者の食事内容の確認 ▶ 看護師は，その患者に適正な食事や栄養食品，栄養剤が提供されているかどうかを確認する。確認にあたっては，**表 1-3** に示すようなさまざまな側面から検討する。また，栄養食事療法に対する患者や家族の関心度，知識レベル，さらに実践能力を把握することも必要である。条件に合わない食事が提供されていたり，患者や家族の実践能力に問題があったりする場合は，必要に応じて栄養部門の管理者や管理栄養士・栄養士と連携して，食事の改善に努め，栄養食事指導を進める。

食事の介助 ▶ 外傷や神経の機能障害などにより自立的な摂食が困難な場合には，食事の介助を行う。食事介助には，摂食時に看護師が治療食の目的や特徴を説明し，患者がそれを理解することで喫食（きっしょく）状態が改善されるという意義もある。そのため，喫食時にかける言葉にも注意が必要である。治療目的のためとはいえ食事を強要したのでは，患者に「この食事はまずいものなのだ」という先入観を与えることになる。

食環境の整備 ▶ 料理をおいしく食べるためには，食環境の整備も必要である。たとえ一流の料理人が高価な料理をつくっても，冷たくなった料理が夕方の 5 時ごろ配膳（はいぜん）され，そばに採尿びんがあるベッドの上で食べるのでは，食欲は出てこない。適正な照度，食欲をそそるかおり，ここちよい音楽，清潔な食卓など，快適に食事ができるように環境を整えることも看護師の役割である。

栄養補給方法の理解と管理 ▶ 傷病者の場合，つねに経口摂取が可能とは限らない。近年，その解決策として経管・経腸栄養や経静脈栄養といった強制的な栄養補給方法が進歩した（▶24 ページ）。看護師は，栄養補給に用いられる食品や栄養剤を確認し，さらにカテーテルの管理を行う。

▶**表 1-3 提供された食事，栄養食品，栄養剤の確認項目**

① 指示どおりの食事の種類（食種〔しょくしゅ〕）であるか。

② 食形態（形状）は適正であるか。

③ 栄養量は適正か。

④ 全量摂取が可能であるか。

⑤ 食事の提供時間は適正であるか。

⑥ 食べやすい温度であるか。

⑦ 盛りつけ，食器は適正であるか。

⑧ 食事の衛生管理は十分に行われているか。

⑨ 患者が満足して食べているか。

より自然な
食事摂取への
はたらきかけ ▶ 　強制的な栄養補給の問題点も指摘されている。たとえば，長期にわたり経静脈栄養を実施すると消化管粘膜の萎縮（いしゅく）や，さらに腸管粘膜を介したバクテリアルトランスロケーション[1]，栄養素の代謝異常などがおこる場合があり，さらに食べられないことによる精神的弊害も生じる。また，栄養剤や輸液が食事に比べて高価であることも大きな問題である。

　このようなことから，より自然で生理的な栄養補給の意義が再認識されるようになった。看護師は，それぞれの栄養補給方法の特徴を理解すると同時に，できる限り経管・経腸栄養，さらに経口摂取への転換が進められるように援助する必要がある。

　また，自然で，生理的な栄養補給を行うためには，食欲の調整が大きな意味をもつ。食欲は生理的な空腹感とは必ずしも一致せず，さまざまな要因が複雑に関与している。病気に対する不安・抑うつ・緊張などの精神的ストレスが食欲を低下させていることもあり，看護師のはたらきかけが重要な意味をもつ。

② 医療保険制度と栄養食事療法

1 栄養食事療法の制度面での変遷

　わが国において，病院食が治療の一環として位置づけられ，制度が整備されてきたのは第二次世界大戦後であり，連合国軍最高司令官総司令部（GHQ）の指導による。1947（昭和22）年，GHQが病院の改善の必要性を政府に指摘したことにより，1948（昭和23）年に医療法が制定され，すべての国民が近代医学に基づいた医療が受けられるように医療機関が整備された。

　そのなかで病院食は，医療の一環として法的に位置づけられた。1950（昭和25）年には，入院患者が補食をせず，病院食だけで適正な栄養量が確保できることを趣旨とした完全給食制度が策定された。

基準給食制度から ▶
入院時食事療養費
制度へ 　その後，病院食は量の確保から質の改善へと変化し，1958（昭和33）年には，完全給食制度から基準給食制度へと変更された。さらに1994（平成6）年には，食事料の一部定額自己負担を含んだ，新たな入院時食事療養費制度がスタートした。

2 多様化する栄養食事療法

個別性を重視 ▶
した病院食 　病院食は治療の一環と位置づけられてから，一般治療食と特別治療食に分類され，後者はさらに疾病別に栄養量や調理上の調整が行われている。1958（昭和33）年に基準給食が設定された際に，病院食は社会保険診療報酬で点数化

1）通常は病原性を示さない腸内細菌が腸管粘膜を介して体内に侵入し，全身に広がって感染症を引きおこすこと。

され，1961（昭和 36）年には特別治療食に対する加算が認められた。

快適性への評価 ▶ 　近年，医療にサービスの視点が導入され，栄養食事療法に対する臨床効果だけではなく，快適性が求められるようになった。1992（平成 4）年には適温適時の食事に対して特別管理給食加算が，そして 1994（平成 6）年の入院時食事療養制度の開始時に，新たに食堂加算と選択メニュー加算が新設された。しかし 2006（平成 18）年には適温適時給食が一般化されたことから特別管理給食加算が廃止され，患者の栄養状態を改善させる目的で栄養管理実施加算が新設された（▶250 ページ）。さらに，2010（平成 22）年より栄養サポートチーム加算が新設された。

栄養指導に
対する評価 ▶ 　管理栄養士が，外来および入院患者に対して個人指導を行った場合，また糖尿病教室や腎臓病教室のような集団指導を行った場合，さらに在宅医療を行っている患者に対して在宅訪問栄養食事指導を行った場合に，栄養食事指導料が保険で認められている（▶252 ページ）。この場合，看護師と管理栄養士の連携が重要である。

在宅医療における
栄養食事療法 ▶ 　入院日数の短縮化に伴い，在宅における栄養食事療法の継続は現代の重要な課題である。看護師は，在宅患者や家族に食生活の指導をし，必要に応じて管理栄養士の在宅訪問栄養食事指導をすすめたり，治療食の宅配の活用などを検討する。とくに，治療食の調理や栄養補給の管理ができる家族が存在しない場合，栄養食事療法をどのように進めるかについて，患者 1 人ひとりの状況に応じた検討を行い，適切な支援をする必要がある。

③ 福祉，介護保険制度と栄養食事療法

福祉と
栄養食事療法 ▶ 　福祉の領域における課題は，障害者への対応である。障害者個人が生活するための機能を回復し，障害者と健常者がともに生きる社会をつくるには，食物の購入・調理・摂食・咀嚼・嚥下などの機能を回復することと同時に，障害者が容易に食事ができるような環境整備も重要になる。

介護保険制度と
栄養食事療法 ▶ 　介護保険サービスにおいて，栄養食事療法をどのように行っていくかが課題となる。また，栄養状態を良好にしておくことが介護予防に有効であることがわかってきた。

　2005（平成 17）年の介護保険制度一部改正により，栄養ケア・マネジメントが制度化された（▶254 ページ）。

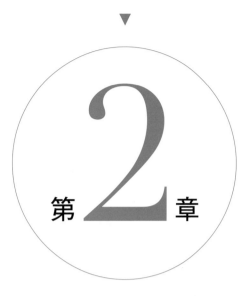

栄養食事療法

第2章

栄養食事療法の実際

A｜病人食の分類と特徴

　傷病により，食欲，食物の咀嚼・嚥下・消化機能，さらに栄養素の吸収や代謝，排泄などに異常がおこる場合がある。このような変化に対応して，病状を改善するために特別に配慮された食事が**病人食**である。病人食は，病状に合わせて食事の硬軟や形，さらに含有されるエネルギーや栄養素が調整されている。形態，成分，疾患によって分類される。

① 病人食の形態的分類

　食事の硬軟や形といった形態的特徴，および投与回数から，常食，軟食，流動食，ミキサー食，易消化食，頻回食に分類される。

1 常食

　一般的なかたさの食事で，固形食または普通食ともいわれ，咀嚼・嚥下，消化，吸収などの機能が正常な患者に用いられる。健康人が通常食べるご飯(白飯)を主食にした食形態である。

2 軟食

　常食よりやわらかい食事であり，消化管における食物の通過と消化をよくした食事である。主食にはおかゆが用いられ，おかゆのかたさによって，三分がゆ食・五分がゆ食・七分がゆ食・全がゆ食に分類される。分がゆとは重湯と全がゆの割合をいう(▶表2-1)。重湯とはおかゆをたいたときの水分の部分であり，全がゆとは水分を除いた固形物の部分である。重湯の割合が大きくなるほど水分含有量が多くなるため，食べやすく消化もよくなる。一方，エネルギーや栄養素の量は少なくなり，患者の栄養状態の改善は困難となる(▶表2-2)。病状が改善して摂食が可能になれば，できるだけ早期に全がゆ食や常食へと食形態を上げていく必要がある。

　軟食の程度(主食のおかゆのかたさ)に合わせて，軟菜食としておかずの材料や調理法も変化させる。分がゆの割合が低下するほど，食物繊維の多い食品の

▶表2-1　おかゆの種類

三分がゆ食	全がゆ：3	重湯：7
五分がゆ食	全がゆ：5	重湯：5
七分がゆ食	全がゆ：7	重湯：3
全がゆ食	全がゆ：10	重湯：0

▶表2-2 流動食・軟食・易消化食・常食による平均的栄養補給量

食種		平均的栄養補給量			
		エネルギー (kcal)	タンパク質 (g)	脂質 (g)	炭水化物 (g)
流動食		600	20	20	80
軟食	三分がゆ食	1,000	40	20	170
	五分がゆ食	1,400	60	30	220
	七分がゆ食	1,600	60	30	280
	全がゆ食	1,800	70	40	280
易消化食		2,000	70	40	350
常食		2,200	75	60	340

使用量は減少する。また，胃内停滞時間が長く消化に時間がかかる食物や調理方法も少なくなる。刺激の強い野菜や果物，さらに香辛料の使用が少なくなる。

軟食は，①発熱がある，②食欲が低下している，③歯や口腔内の異常により咀嚼や嚥下が困難である，④消化管に器質的障害がある，⑤消化・吸収能力が低下している，⑥下痢がある，⑦手術後，といったときに用いる。

3 流動食

流動食は，固形物を除去した流動物の食事で，野菜スープ，重湯，ジュース，牛乳などを組み合わせた献立となる。流動食は，咀嚼しなくても摂取できる流動物であると同時に，消化がよく，刺激が少なく味が淡白である，口あたりがよいなどの条件を満たす必要がある。炭水化物[1]を中心とした食事となるために，栄養素の補給は期待できず，軟食への橋渡しという意味をもつ。

流動食は各疾患の急性増悪期や手術後の最初の食事に用いられる。

濃厚流動食 ▶ 流動食は水分の含有量が多いために，長期にわたる摂取では栄養摂取量が不十分となる。そこで，一般的な流動食にカゼイン・デキストリン・油脂などを添加して，エネルギーや各種栄養素の含有量を増やした濃厚流動食がある(▶24ページ)。このような濃厚流動食は，濃厚流動食品や経腸栄養食品(経腸栄養剤)として，広く市販されている。2009(平成21)年，厚生労働省は，特別用途食品制度を改正し，従来から普及している濃厚流動食品を「総合栄養食品」として，病者用特別用途食品として定義した。

4 ミキサー食

軟食をミキサーなどにかけてすりつぶしたものであり，ブレンダー食ともよ

1）炭水化物は，炭素，水素，酸素の3元素より構成され，ヒトの体内に消化酵素が存在する糖質と非消化性の食物繊維に分けられる。

ばれる。流動性が足りない場合には水分を加えることもある。ミキサー食の形態は流動食と同様であるが，流動物を材料とした流動食とは異なり，元々は固形物であったものを流動物にする。そのため，軟食と同等の栄養量が確保できる。ミキサー食は，食欲，消化・吸収などの能力には障害はないが，外傷などにより歯や口腔内に機能的な障害が生じ，咀嚼・嚥下が困難な場合に用いる。

5　易消化食

特別に限定された食事ではなく，消化されやすい食事を総称していう。したがって，流動食や軟食も易消化食に含まれるが，一般にはご飯や全がゆを主食とし，消化されやすいおかずを組み合わせた食事をさす。易消化食では，食物繊維の含有量が少なく，胃内停滞時間が短く，かつ消化管への刺激が少ない食品や調理方法が用いられる。胃炎，胃・十二指腸潰瘍，潰瘍性大腸炎，クローン病など消化機能が低下している疾患では，急性期には流動食や軟食を用いるが，比較的安定した状態になると易消化食を用いる。

6　頻回食

朝食・昼食・夕食の3回以外に10時・15時・20時などの間食により食事回数を増やし，1回の食事量を軽くした食事をいう。消化管の手術後や1型糖尿病に用いる。

② 病人食の成分的分類

成分別ではおもにエネルギー・タンパク質・脂質・ナトリウムのコントロール食に分類される。

1　エネルギーコントロール食

エネルギーコントロール食とは，含有されるエネルギー産生栄養素の内容には特徴がなく，総エネルギー量を調節した食事である。一般の食事では，エネルギー消費量と摂取量をほぼ同じにする。一方，摂取量を消費量より少なくするのが**低エネルギー食**，多くするのが**高エネルギー食**である。低エネルギー食，高エネルギー食のいずれを用いるかは，病気の状態とエネルギー消費量により設定される。患者のエネルギー消費量は，性・年齢・体格・病態などにより異なるために，エネルギー摂取量はこれらを考慮して決定されなければならない。

一般に，低エネルギー食は800〜1,600 kcal /日になる。高エネルギー食は高タンパク質食でもあるので，タンパク質コントロール食に分類される場合が多い。

エネルギーコントロール食の内容は，成人の場合，タンパク質は推奨量を満たし，脂質はエネルギー比率で20〜25％とし，残りを炭水化物にする。そのほか，各種ビタミン・ミネラルも推奨量や目安量を満たす必要がある。

献立・調理の工夫▶　低エネルギー食にするためには，食物繊維の含有量が多い食品を重点的に選択する。献立は，揚げ物やサラダなどの油料理を控え，煮物・焼物・生もの・おひたし・あえ物などが中心になる。

2　タンパク質コントロール食

　タンパク質コントロール食とは，タンパク質の量を調節した食事である。一般には，0〜60 g/日のタンパク質を補給する食事を**低タンパク質食**，80 g/日以上を**高タンパク質食**という。タンパク質の代謝に異常が生じている場合や，体タンパク質の異化が亢進した場合，または腎臓での窒素化合物の処理能力が低下した場合に用いられる。

　タンパク質の利用効率は，同時に摂取するエネルギー量に影響される。タンパク質の摂取量が十分でも，エネルギー量が不十分な場合には，タンパク質の異化が亢進して利用効率は下がると同時に，タンパク質の分解産物である尿素・尿酸・クレアチニン・アンモニアなどの窒素化合物の生産量が上昇する。したがって，低タンパク質食では糖質と脂質によりエネルギーを十分補給することが原則となる。高タンパク質食においてもタンパク質の利用効率を上げるためにエネルギーは十分補給する。

献立・調理の工夫▶　タンパク質は多くの食品に含有されているので，食品の選択や献立の調整が必要となる。

　[1]**低タンパク質食**　エネルギー補給のために，脂質と糖質をいかに増やすかが献立のポイントとなる。脂質については脂肪酸の種類を，糖質についてもその種類を考慮して摂取量を増やす。また，脂質と糖質を増やすことで，脂っこく，甘い食事になるので，食品の選択や調理の工夫が必要となる。低タンパク質・高エネルギーの特別用途食品が開発されているので，これらを積極的に取り入れていくことも必要である。

　[2]**高タンパク質食**　肉類，魚介類，卵類，ダイズ，ダイズ製品の各種タンパク質食品を献立に十分取り入れ，食べやすくなるよう工夫する。

3　脂質コントロール食

　脂質コントロール食とは脂質の給与量や質を調節した食事であり，脂質の消化・吸収能力が低下している場合や，脂質代謝の異常を改善する場合に用いる。

量の調整▶　日本人の食事摂取基準(2020 年版)では，脂質の目標量を，エネルギー比率で 20〜30％ としている。これは入院患者の一般食においても同様であり，脂質給与量は約 40〜50 g/日 となる。脂質の量を 10〜30 g/日程度に制限した食事を**低脂肪食**という。

　低脂肪食は，肝炎・膵炎・胆嚢炎などの急性増悪期から回復期への移行過程に用いられることが多い。この時期には，食欲不振や消化機能の低下が残存するために，形態としては流動食や軟食が利用される。これらの食事は，本来，

低脂肪食になっているが，エネルギー摂取量が600〜1,400 kcal/日，タンパク質も30〜60 g/日となり，食事だけでは栄養補給が不十分となるために，輸液による栄養補給が行われる。

質の調整▶ 脂質の質を調整した食事もある。脂質を構成する脂肪酸には，飽和脂肪酸，一価不飽和脂肪酸，多価不飽和脂肪酸がある。飽和脂肪酸の過剰摂取は血清コレステロール濃度を上昇させるが，一価不飽和脂肪酸や多価不飽和脂肪酸は血清コレステロール濃度を低下させる作用があるので，飽和脂肪酸を制限し，一価不飽和脂肪酸や多価不飽和脂肪酸を増大させる食事にする。

献立・調理の工夫▶ **[1] 低脂肪食** 調理用に油脂類を使用することはできず，魚は白身のもの，肉は脂身が少ないものやささみのような低脂肪のものが主体となる。タンパク質やビタミン，ミネラルが不足しないよう，食品の選択や調理法を工夫する。

[2] 飽和脂肪酸を制限した食事 バター，ラードなどの動物性油脂類の使用を禁止すると同時に，肉類は脂身の少ないものを選び，卵類や内臓類はコレステロールの摂取を制限するために禁止する。植物性の油脂類は調理用として20〜30 g/日程度使用し，揚げ物，炒め物，サラダなどを積極的に取り入れる。また，多価不飽和脂肪酸を含有する脂身の多い魚や，ダイズおよびダイズ製品の使用量を増大させる。不飽和脂肪酸は不安定であるために，植物油や魚は新鮮な状態で摂取することも必要である。

4 ナトリウム制限食

ナトリウムは循環器疾患や腎疾患に影響を及ぼすために，ナトリウムを制限した減塩食とする。一般には，付加食塩量として，無塩(0 g/日)，高度制限(2 g/日)，中等度制限(4 g/日)，軽度制限(6〜7 g/日)の4段階に分類する。

献立・調理の工夫▶ 制限の程度に応じて漬物，汁物の量や摂取頻度を減らしたり，副菜の味つけを薄くしたりする。減塩食にすると全体的に薄味の献立になるために，おいしくないと感じる患者が多く，それが栄養食事療法を継続できない原因にもなる。香辛料や酸味を活用して，おいしい減塩食をつくるための調理上の工夫が必要となる(▶58ページ，表5-4)。

③ 疾患名に対応する病人食

疾患名に対応する病人食には，肥満食，脂質異常症食，糖尿病食，肝臓病食，動脈硬化症食，妊娠高血圧症候群食，腎臓病食，膵炎食，胆嚢炎食，胆石症食などがあり，これらを作製するためには特別な食品選択と調理が必要になる。

疾患名に対応する病人食には，第3章以降で述べるようにさまざまなものがある。ここではそのなかで代表的なものをあげ，それぞれの病人食の概要を示す。

1 肥満食，脂質異常症食

　肥満，脂質異常症ではエネルギー摂取量を制限する。体内にエネルギーの不足状態をつくり，不足分を体脂肪から動員させ，結果的に体脂肪の分解を亢進させて，減少させるためである。脂質異常症にはいくつかのタイプがあるが，低エネルギー食により，トリグリセリド（中性脂肪）やコレステロールの合成を抑制することが原則となる。食後血糖やトリグリセリドがとくに高いタイプは糖質の摂取割合を低くし，LDL コレステロール（低比重リポタンパク質コレステロール low density lipoprotein cholesterol）が高いタイプは飽和脂肪酸の割合を低くする。

2 糖尿病食

　糖尿病はインスリンの作用不足によっておこる糖質の代謝異常疾患である。2 型糖尿病ではインスリンの需要量を最小限にすると同時に，インスリン抵抗性を減少させるために低エネルギー食とする。合併症の予防のために，エネルギー産生栄養素の割合は，日本人の食事摂取基準に基づいたバランスのよい内容にする。近年，食後血糖の上昇を抑制する観点から，低糖質食がすすめられているが，すべての患者に有効とは限らず，糖質の極端な制限食は，栄養のバランスをくずすのですすめるべきではない。

3 肝臓病食

　適正なエネルギー摂取量で各栄養素を必要量だけ確保する食事がすすめられる。

　[1] 肝硬変，肝がんなどで重篤状態にある肝不全の場合　肝臓でのタンパク質の処理能力が著しく低下しているために，タンパク質は 0～20 g/日へと制限する。このようなときには，一般に食欲はなく消化・吸収機能も低下しているために，流動食や軟食を用いる。流動食や流動性の高い軟食では炭水化物が主体となり，必然的に低脂肪・低タンパク質食となる。栄養補給はおもに経静脈栄養で行われ，経口摂取は患者の精神的満足度を維持するために利用する。

　[2] 非代償性肝硬変　タンパク質を約 40～60 g/日に制限した低タンパク質食とする。肝臓でのタンパク質の処理能力が低下することにより，高アンモニア血症をおこすために，その予防や治療目的でタンパク質を制限する。アンモニアの上昇を抑制するために，分岐鎖アミノ酸（BCAA：バリン，ロイシン，イソロイシン）を多く含む食品や薬剤を投与する。

　[3] 急性肝炎や慢性肝炎などの急性増悪期　食欲不振や消化不良などの症状が出現するために，軟食が用いられる。必然的にタンパク質の量も 40～60 g/日程度となるが，症状が軽減し消化器症状が改善されれば，肝再生能力を高めるためにできるだけ早い時期に常食に移行する。

[4] **脂肪肝**　肝臓内のトリグリセリドの合成を抑制するために低エネルギー・低脂肪食にする。

4 動脈硬化症食

　低エネルギー食に食塩制限が付加された食事であり，各種循環器系疾患に用いられる。

[1] **高血圧**　エネルギー摂取量の制限により，体重・循環血液量・心臓の負担を減少させると同時に末梢血管の抵抗性を減少させ，さらにインスリン分泌が低下するのでインスリンによる血圧上昇作用を抑制する。また，血圧を低下させるためには減塩食とする。

[2] **狭心症・心筋梗塞**　心臓への負担を軽くすると同時に，動脈硬化の危険因子である高血圧・過食・肥満を除去するために，食塩制限を付加した低エネルギー食を適用する。

5 妊娠高血圧症候群食

　妊娠高血圧症候群（妊娠中毒症）の治療には，エネルギー摂取量の制限と減塩が必要になる。妊娠時には，妊娠高血圧症候群や糖尿病の予防のために，初期の段階から体重コントロールを行い，妊娠前から肥満であった場合や妊娠により体重増加が著しい場合は低エネルギー食を用いる。

6 腎臓病食

　腎疾患では腎臓での窒素化合物の処理能力が低下する。また，エネルギーが不足すれば，タンパク質の分解産物である尿素・尿酸・クレアチニン・アンモニアなどの窒素化合物は増加する。そのため，低タンパク質・高エネルギー食が基本となるが，その適正量は腎疾患の病態によって異なる。

　慢性腎不全の保存療法期は，栄養食事療法が重要な意義をもつ時期であり，腎機能の程度によりタンパク質量を決定する。潜伏期にはタンパク質は制限しないが，代償期，非代償期，さらに尿毒症期へと悪化するにしたがってタンパク質の制限を強くする。腎疾患では，高血圧・浮腫・高カリウム血症・高リン血症・低カルシウム血症などの有無により，ナトリウム（食塩）・カリウム・リン・カルシウム・水などの調整が必要な場合がある。

7 膵炎食・胆囊炎食・胆石症食

　膵炎・胆囊炎・胆石症などの急性増悪期には，消化管への刺激や消化液の分泌を抑えて炎症を軽減させるために，絶食とし，中心静脈栄養法を用いる。急性症状が消失し，回復に向かうと絶食がとかれ，流動食から軟食へと徐々に移行する。この間，胆汁や膵液の分泌をできるだけ少なくするために低脂肪食を用いる。

　　回復期に入ると徐々に常食に近づけていくが，再発を防止するために低脂肪食を用いる。安定期に入っても脂質の摂取量は継続的に制限される。なお，厳しい低脂肪食を長期にわたり用いると，脂溶性ビタミン(ビタミン A・D・E・K など)の吸収不良がおこるため，ビタミン剤の投与が必要である。

④ 病人食と食品選択

　　患者の状態に適した病人食を提供し，また患者の心理的な満足を得るためには，食品選択が重要な課題となる。それぞれの食品の特徴や含有する栄養素を理解することが大切である。

穀類▶ 　米・小麦・大麦・ソバ，トウモロコシ，さらにこれらを原材料とするご飯・パン・めん・小麦粉などをいう。主成分はデンプンでエネルギーを多く含むが，タンパク質も 8〜13％含有する。本来，食物繊維も含むが，精製が進むと食物繊維は少なくなる。エネルギーやタンパク質をコントロールする場合に穀類の量を調節する。

イモおよびデンプン類▶ 　サツマイモ・ジャガイモ・サトイモなどをいう。穀類とほぼ同じでデンプンを主成分とし，食物繊維・タンパク質を含み，エネルギー源になる。エネルギーやタンパク質を調整するために用いられる。

砂糖類および甘味類▶ 　砂糖と各種砂糖の加工品をいう。砂糖の主成分はショ糖で，ショ糖はブドウ糖と果糖が結合した二糖類である。エネルギーや糖質を補給する場合に用いられる。

菓子類▶ 　小麦粉・砂糖・バターなどを用いた加工食品をいう。和菓子にはおもに炭水化物が含まれ，洋菓子や中華菓子は炭水化物に加えて脂質やタンパク質も含まれることが多い。菓子類は食後や間食に摂取され，嗜好を満足させるために用いられることが多く，エネルギー源になる。

油脂類▶ 　ダイズ油・なたね油・サフラワー油(紅花油)・米油・綿実油・オリーブ油などの植物油と，ラード・ヘットなどの動物油がある。日常的に使用されることの多いてんぷら油やサラダ油は植物油を原材料としたものである。植物油はリノール酸やリノレン酸などの多価不飽和脂肪酸の含有量が多く，常温で液状である。一方，動物油には飽和脂肪酸が多く，常温で固体の物が多い。脂質異常症の場合，その内容によって調節する。

種実類・種子類▶ 　アーモンド・クリなどのように種や実を食べるものをいう。クリやギンナンの主成分は炭水化物である。アーモンド・ピーナッツ・ゴマなどにはタンパク質や脂質も多く含まれ，これらはエネルギーやタンパク質の補給に用いられる。

マメ類▶ 　ダイズ・アズキ・エンドウなどのマメを総称していう。ダイズはタンパク質・脂質・炭水化物・ビタミンを総合的に含み，アズキやエンドウは炭水化物が主成分である。サヤエンドウ(エンドウの未熟のさやごと食用するもの)やエダマメ(ダイズの未熟の状態を食用するもの)は食物繊維が多く野菜に近い。タ

ンパク質や食物繊維の補給に用いられる。

魚介類▶　各種の魚類・貝類・ウニ・カニ・エビ・タコなどをいう。いずれもアミノ酸比が高い良質のタンパク質を約20%含み，脂質・ビタミン・ミネラルも含む。魚類の脂質はエイコサペンタエン酸 eicosapentaenoic acid（EPA）・ドコサヘキサエン酸 docosahexaenoic acid（DHA）を多く含み，これらには血栓を予防する血小板凝集抑制効果があるために，循環器疾患の予防や治療に用いられる。貝類・ウニ・カニ・エビ・タコなどにはコレステロールが含まれる。良質なタンパク質源となる。

食肉類▶　牛肉・豚肉・鳥肉・鯨肉などとその内臓類や加工品などをいう。良質のタン
（獣鳥鯨肉類）　パク質を約20%を含み，脂質・ビタミン・ミネラルも含む。脂質には，飽和脂肪酸やコレステロールが多い。加工品には，ハム・ソーセージ・ベーコン・コンビーフなどがあり，近年，冷凍品が一般化しつつある。良質なタンパク質の補給源としてすぐれている。

卵類▶　一般に鶏・ウズラの卵をいう。良質のタンパク質・脂質・ビタミン・ミネラルが含まれる。従来から，安価で良質のタンパク質食品として利用されている。卵黄にはコレステロールが多いのが特徴で，高 LDL コレステロール血症の場合には摂取を制限する。

乳類▶　各種栄養素を総合的に含む。とくに，良質のタンパク質と各種ビタミン・ミネラルの補給にすぐれている。

野菜類▶　食物繊維と各種ビタミン・ミネラルを豊富に含む緑黄色野菜と，食物繊維・カリウム・ビタミン C などを含むそのほかの野菜に大別される。

果実類▶　炭水化物・カリウム・ビタミン C などを含む。

キノコ類▶　炭水化物と，体内でビタミン D となるエルゴステロールを含む。

藻類▶　各種海藻類である。食物繊維と各種ミネラル類を豊富に含む。

嗜好飲料▶　アルコール飲料・茶・コーヒーなどがある。栄養素を摂取することはほとんど期待できない。茶・コーヒーにはカフェインやタンニンが含まれる。

調味料および▶　各種栄養素が含まれるが，使用量が少量であるために，栄養素の供給源とし
香辛料　ては期待できない。

⑤ 治療食の宅配サービス

患者や家族の要望や入院日数の短縮により，在宅医療の必要性は急速に増大しており，在宅における栄養食事療法の継続が近年の重要な課題となっている。看護師は，在宅患者や家族に食生活の指導をし，必要に応じて管理栄養士に在宅訪問栄養食事指導を依頼する。また，治療食の宅配サービスの活用についての情報提供や指導も行う。

食事療法用宅配▶　2009（平成21）年，厚生労働省は特別用途食品制度を改正する際に「食事
食品等栄養指針　療法用宅配食品等栄養指針」を作成した。この指針は，糖尿病や腎臓病などの食

事療法に用いられる宅配食品等の適正な製造・販売方法などを，指導指針として事業者に示したものである。指針には，栄養基準，献立，食品材料などの計量，栄養管理体制などが定められ，宅配治療食が医学的・栄養学的に適正にサービスされるようにしている。多くの種類の宅配治療食が存在するが，この指針に準じた製品であるとの表示を確かめて利用するよう，患者や家族に指導することが必要である。

B 栄養補給法

体内にエネルギーと栄養素を補給する方法を**栄養補給法**という。従来，人間は経口的な栄養補給法しかもたず，食事をし，食物を消化し，栄養素を吸収することのみによって栄養補給を行ってきた。経口摂取を行うには，①食欲が存在する，②咀嚼・嚥下が可能である，③上部消化管に閉鎖性病変が存在しない，④小腸に適度の運動と表面積がある，などの条件を満たす必要がある。しかし傷病者では，これらの条件が欠けて，経口摂取による栄養補給が困難になる場合がある。今日では，人間はカテーテルを用いて強制的に体内に栄養素を補給する方法を手に入れた。現在，栄養補給法は補給ルートにより，**経口栄養法**，**経管・経腸栄養法** enternal nutrition（EN），さらに**経静脈栄養法** parenteral nutrition（PN）の 3 つに分類される。

① 経口栄養法

経口栄養法は，口腔を介して飲食物を摂取し，咀嚼・嚥下・消化・吸収することにより栄養素を補給する方法である。最も生理的であり，ほかの強制的な栄養補給法に比べて有利な点が多い。なかでも，「食べる」こと，すなわち口腔内で咀嚼し，食欲と味覚を満たすことは，精神的満足感をもたらすと同時に，その後の消化・吸収・代謝の準備のために重要なはたらきをする。食品の特定の成分が消化管に作用するだけではなく，「おいしい」という感覚情報が感覚神経を介して大脳に伝達され，その情報が消化管に作用し，消化のための準備態勢をつくると考えられる。「おいしい」という感覚は，患者の生きる意欲の増大にもつながる。栄養補給法は，できる限り経口栄養法を進めるべきである。

食欲▶ 経口摂取を進めるにあたって最も重要なカギは食欲の存在である。食欲中枢は，視床下部腹内側核と視床下部外側野に存在し，前者を満腹中枢，後者を摂食中枢とよぶ。食欲中枢には，血糖，インスリン，遊離脂肪酸，さらにポリペプチドや神経伝達物質が影響を与えている。

食欲は，長時間食物を摂取しなければ誰にでも必ずおこる生理的欲求であるが，視覚・味覚・嗅覚などの感覚情報や，心理的状態，本人の過去の体験，社

会的要因なども影響を与える。病気に対する不安，抑うつ，緊張などの精神的ストレスにより食欲が低下し，摂取量が著しく減少することもあれば，逆にやけ食いや気晴らし食などで過食することもある。病気の症状が食欲に影響を及ぼす場合も多い。

経口栄養法には，このような複雑で繊細な食欲の調節を前提にしなければならないという限界がある。食欲が低下した患者にとって食べやすい形態にするために，前項で学んだ軟食，流動食，ミキサー食などで対応する（▶14ページ）。また，頻回食など，投与方法の調整も行う（▶16ページ）。さらに，食事の盛りつけや温度，食卓の雰囲気，食事中の会話なども食欲に影響を与えるので，おいしく食べられるような食環境をつくることも，看護師の重要な役割である。

② 経管・経腸栄養法

経管・経腸栄養法とは，経口摂取が不可能な場合，または経口摂取のみでは栄養素の補給が不十分な場合に，カテーテルを用いて消化管を介して栄養素を補給することをいう。経腸栄養法は経口と非経口に分けられ，広義には経口的に摂取する場合も経腸栄養に含まれるが，カテーテルを用いる場合を経管・経腸栄養法として区別する。補給ルートには，経鼻，経皮食道胃管，胃瘻，腸瘻がある。経腸栄養食品（経腸栄養剤）は，含有される成分により天然濃厚流動食品，半消化態栄養食品（半消化態栄養剤），成分栄養剤に分類される。

1 経腸栄養食品（経腸栄養剤）の種類

● 天然濃厚流動食品

重湯，牛乳，卵，野菜，食パン，スキムミルクなどの天然の食品をすりつぶし，裏ごしして通過性をよくしたものである。ほかの経腸栄養食品に比べて，消化・吸収に関する積極的な工夫がなされていないという問題点はあるが，微量栄養素や未知の成分も含め栄養素が補給できるという利点がある。

適応▶ 消化吸収能に著しい低下がなく，長期にわたり経管・経腸栄養法による補給が必要な場合に用いられる。

● 半消化態栄養食品（半消化態栄養剤）

天然の食品を基本とし，分解された成分（消化態）が一部含有される栄養食品（栄養剤）で，製品化されたものが市販されている。タンパク質は，牛乳とダイズをベースにしたものが多いが，乳カゼインや粉乳単独のもの，乳カゼインに粉乳，ダイズタンパク，さらにペプチドやアミノ酸などを加えたものまで多様である。脂質は，ダイズ油，乳脂肪，米油，コーン油，ヤシ油，さらに胆汁の作用なしに吸収される中鎖脂肪酸 medium chain fatty acid（MCFA）などが使用

されている。糖質は多くがデキストリンをベースにしているが，砂糖，果糖（フルクトース），ブドウ糖（グルコース）などを添加したものもある。また，食物繊維やガラクトオリゴ糖を添加したものもある。食物繊維の効果として，消化管粘膜の萎縮の防止，大腸内の微生物分布の改善，発酵産生物による生理的効果，さらに下痢の予防効果が期待されている。ビタミン・ミネラル・微量元素は日本人の食事摂取基準の推奨量や目安量が確保されるように調節されている。

適応▷ 消化管の一部が障害を受けている場合に用いられる。

● 成分栄養剤（ED）

そのまま吸収される成分からなり，消化を必要としないことから消化態栄養剤ともいわれる。最小単位の栄養成分で構成されていることからエレメンタルダイエット elemental diet（ED）ともよばれる。製品化されたものが市販されている。窒素源としては，結晶遊離アミノ酸，またはアミノ酸が2〜3個エステル結合したペプチドが用いられている。糖質は浸透圧の上昇を抑えるためにデキストリンが用いられている。必須脂肪酸・ビタミン・ミネラルが含有されている。

適応▷ 胃部が広範囲に切除され，腸の一部にも障害があり消化機能が期待できない場合に用いられる。また，消化酵素分泌障害，誤嚥防止のための空腸内への注入，炎症性腸疾患におけるアレルゲンの除去などを目的としても用いられる。

2 経腸栄養食品（経腸栄養剤）の調製と投与

経腸栄養食品（経腸栄養剤）の投与に際しては，栄養剤の種類，濃度，1回投与量，1日の投与回数，投与時間などを決定する。

投与濃度の調節▷ 市販されている経腸栄養食品（経腸栄養剤）の多くは液状タイプであり，操作をせずにそのまま使用できるため，簡便で衛生管理にすぐれている。ただし，大部分の製品が1 kcal/mLの濃度であるため，必要に応じて投与濃度の調節を行う。投与濃度は，患者の消化吸収能力を検討して0.25 kcal/mL〜2.0 kcal/mLの間で検討する。1.5 kcal/mLや2.0 kcal/mLの高濃度の製品も市販されており，これらは投与量が少なくなるため患者の負担が軽くなるが，水分投与量が減少して脱水の誘因になるので注意が必要である。

合併症の防止▷ 経管・経腸栄養法による代表的な合併症に下痢がある。その原因は，栄養剤の浸透圧，組成，投与速度，細菌による汚染などである。細菌による汚染は，経腸栄養食品（経腸栄養剤）の不衛生な取り扱いが原因となることが多い。汚染を防止するためには，独立した無菌室で，消毒された調製器具により，滅菌水を用いて調製する。調製が終われば滅菌した容器に密封して保存し，できるだけ早く使用する。1日分を調製した場合は，8時間以内に使い切るようにする。

経口摂取の場合▷ 経腸栄養食品は経口的に摂取する（飲む）こともできる。それぞれの製品の味の特徴を把握し，患者のニーズにそって処方することが，長期投与を可能にす

るカギとなる。

カテーテルの管理▶　カテーテル挿入位置の決定，カテーテルの誤挿入の防止には十分な注意が必要である。カテーテル留置中には，消化管内容物や経腸栄養食品（経腸栄養剤）による閉塞がおこらないようにする。閉塞の予防には，水によるフラッシュや洗浄，またタンパク質分解酵素剤をカテーテル内に満たしておくなどの方法がある。

③ 経静脈栄養法

　　経静脈栄養法とは，栄養剤を静脈に直接投与する方法であり，消化管機能の低下があるなど消化管が利用できない患者や，食事や経管・経腸栄養法だけでは必要量の栄養が確保できない患者に用いられる。四肢の末梢静脈を利用する**末梢静脈栄養法** peripheral parenteral nutrition（PPN）と，鎖骨下静脈，内頸静脈などから挿入し上大静脈を利用する**中心静脈栄養法** total parenteral nutrition（TPN）がある。

　　経静脈栄養法によって必要量の栄養素を補給するためには，高濃度・高浸透圧の輸液を用いる必要がある。末梢静脈からの投与は静脈炎をおこす危険性が高く，投与量に限界がある。一方，太い上大静脈に輸液ラインを装着する中心静脈栄養法では，血流量が多い部位に高濃度の輸液が投与できるため，1日に必要な栄養量を投与できる。

　　栄養剤は，ブドウ糖，アミノ酸，脂肪乳剤，ビタミン，ミネラル，微量元素などで構成される。また，病態により糖質やアミノ酸の種類が調節される。

留意点▶　長期にわたり経静脈栄養法を行い，消化管を用いないと，消化管粘膜の萎縮・脱落，さらに腸内細菌が血管内に入るバクテリアルトランスロケーションなどの合併症がおきやすくなるため，十分な注意が必要である。

C｜栄養アセスメントの基本

栄養アセ▶
スメント
　　栄養アセスメントとは，履歴，栄養素摂取量，身体計測，臨床検査値，身体徴候をもとに対象者の栄養状態を評価することをいう。患者の栄養状態は，栄養素摂取量だけではなく，疾病による栄養必要量の増加，薬物の作用，手術侵襲，さらに精神的・社会的な要因にも影響を受ける。栄養アセスメントでは，そうした種々の要因を考慮して，包括的な評価を行う。

栄養スクリー▶
ニング
　　アセスメントには多くの時間を要することから，すべての患者に栄養アセスメントを実施することは困難である。そこで，まずすべての患者に栄養スクリーニングを行い，アセスメントの対象者をしぼり込む。栄養スクリーニング

```
┌─────────────────────────────────────────────┐
│ A.病歴                                        │
│ 1.体重の変化                                   │
│   過去6か月の体重減少：＿＿＿＿kg  減少率：＿＿＿＿  │
│   過去2週間の変化：増加□  変化なし□  減少□       │
│ 2.平常時と比較した食物摂取の変化                    │
│   変化なし□                                    │
│   変化あり：期間＿＿＿＿週  ＿＿＿＿日間            │
│   タイプ：不十分な固形食□    完全液体食□           │
│         低カロリー液体食□  絶食□                │
│ 3.消化器症状(2週間以上継続しているもの)              │
│   なし□  吐きけ□  嘔吐□  下痢□  食欲不振□       │
│ 4.身体機能                                     │
│   機能不全なし□                                │
│   機能不全あり：期間＿＿＿＿週  ＿＿＿＿月          │
│   タイプ：労働に制限あり□  歩行可能□  寝たきり□    │
│ 5.疾患，疾患と栄養必要量の関係                      │
│   初期診断：＿＿＿＿＿＿＿＿                       │
│   代謝要求/ストレス：なし□                        │
│                軽度□  中等度□  高度□          │
│ B.身体計測                                     │
│  (各項目を次の尺度で評価すること：                   │
│  0＝正常，1＋＝軽度，2＋＝中等度，3＋＝高度)         │
│  皮下脂肪の減少(上腕三頭筋，胸部)  ＿＿＿＿＿＿＿＿   │
│  筋肉量の減少(大腿四頭筋，三角筋)  ＿＿＿＿＿＿＿＿   │
│  踝部の浮腫＿＿＿＿  仙骨部の浮腫＿＿＿＿  腹水＿＿＿＿│
│ C.主観的包括的アセスメント                        │
│  栄養状態良好                        A□         │
│  中等度の栄養不良(または栄養不良の疑い)  B□         │
│  高度の栄養不良                      C□         │
└─────────────────────────────────────────────┘
```

▶図2-1　栄養状態の主観的包括的アセスメントのための項目

は短時間に行わなければならないことから，アンケート調査が用いられる。求められる条件は，①アンケート用紙(調査票)が簡便で記入しやすいこと，②栄養障害者やリスクをもつ者を取りこぼさないこと，③詳細な栄養評価の必要性が判断できること，④費用対効果が高いこと，などである。

　栄養スクリーニングで一般的に用いられるのが主観的包括的アセスメント subjective global assessment (SGA)である。SGA は体重の変化，食物摂取の変化，消化器症状，身体機能，疾患と栄養必要量の関係，身体計測の6項目を点数化して栄養状態を3段階に評価する(▶図2-1)。

　栄養アセスメントは，下記の内容で行われる。

① 履歴

　履歴には，病歴，社会歴，食事歴，薬歴がある。病歴では，主訴，現病歴・既往歴，現在の健康状態，手術歴，家族歴などを，社会歴では，職歴，家族歴，

人間関係歴などを把握する。

　これらは，いずれも患者の食事や栄養の状態に間接的に関与する。食事に関する情報としてとくに重要なものには，経済状態，身体活動，食文化，家庭環境，食欲や味覚の変化，食事に対する関心，アレルギーや過敏症，歯や口腔内の健康状態，胃腸の状態，薬剤，体重変化などがある。

② 栄養素摂取量

　摂取された栄養素の内容や量を把握する。経口摂取の場合には，食物摂取状況調査が行われ，24 時間思い出し法や食事記録法が用いられることが多い。24 時間思い出し法は，24 時間以内に食べたものを思い出して記録する方法であり，食事記録法は，食後にそのつど自己記録する方法である。いずれも，記録された食事内容を分析し，食品成分表を用いて栄養計算を行う。計算された栄養素摂取量は，食事摂取基準値や対象者の指示栄養量を参照して評価する。

実施の注意点▶　食物摂取状況調査を行う場合には，患者自身による報告・記録に種々のかたよりが存在することに注意する。たとえば，実際の摂取エネルギー量と食物摂取状況調査で報告されたエネルギー量を比較すると，摂取エネルギー量が多くなるほど報告量は少なくなるという傾向がある。また，脂肪，食塩，菓子，アルコール飲料など，健康を阻害するイメージの強い食品の報告量は過小になる傾向がある。

③ 身体計測

　人体の組織は，それぞれ栄養素を貯蔵している。たとえば，脂肪組織はエネルギーを，筋肉はタンパク質を，骨格はミネラルを貯蔵し，栄養素が不足すれば組織は分解され栄養素として動員される。したがって，身体計測により対象者の組織の状態を評価することによって，貯蔵されている栄養素の状態を知ることができる。身体計測値には，身長・体重，皮下脂肪厚，上腕や下肢の周囲長，腹囲などがある。さらに動的な栄養評価として，握力，背筋など筋肉の機能検査も加えられる。

1 身長，体重

　[1] 体重　体重は，栄養状態の評価において重要な意義をもつ。①体重，②健康時（平常時）体重や標準体重との比，③減少率，④その変化の期間により評価する。

　[2] BMI　身長・体重から，各種の体格指数を計算することができる。その 1 つである BMI（body mass index）は体重（kg）÷身長（m）^{2} によって求められ，体脂肪量と相関することから，肥満度の判定に用いられる。

2 体脂肪量, 筋肉量

[1] **体脂肪量** 体脂肪量を予測するために皮下脂肪厚を測定する。測定箇所は上腕三頭筋部, 肩甲骨下部などであり, 臨床では上腕三頭筋部で判定することが多い。誤差が生じる可能性があるため, 訓練された測定者が, 同一対象者を測定することが望ましい。高齢者や著しく栄養状態のわるい患者では, 皮下脂肪厚の測定は困難であるため, 生体電気インピーダンス法が用いられる。

[2] **筋肉量** 筋肉量は, 上腕三頭筋部の中央の周囲長と皮下脂肪厚値を測定し, 下記の式で算出することができる。

- 上腕筋囲(cm) = 上腕周囲長(cm) − π × 皮下脂肪厚(cm)
- 上腕筋面積(cm^2) = {上腕周囲長(cm) − π × 皮下脂肪厚(cm)}^{2} ÷ 4π

算出した個人の測定値を標準値と比較し, さらに経時変化をみることにより筋タンパク質の蓄積状態を知ることができる(▶標準値については,「系統看護学講座 栄養学」参照)。

④ 臨床検査値

栄養状態を反映する生理機能検査や, 血液や尿中の成分の測定を行い, その臨床検査値から栄養状態を推定する。代表的な検査項目には次のようなものがある。

1 尿検査

[1] **尿ケトン体** 糖質の供給が不足した場合や脂肪の分解が異常に亢進した場合に, その代謝産物としてケトン体が産生される。尿ケトン体の増加では, 飢餓, 極端な摂取制限, 糖尿病による糖質の利用低下などが疑われる。

[2] **尿クレアチニン(Cr)** クレアチニンの24時間の尿中への排泄量は筋肉量に比例する。標準体重あたりの24時間尿中クレアチニン排泄量の比率によって筋肉量を推定することができる。

[3] **窒素出納** 正常な成人では, 一般に窒素の摂取量と排泄量の平衡が保たれている。窒素の摂取量と排泄量のバランスによって, タンパク質の栄養状態を包括的に把握する。排泄量がプラスになればタンパク質の異化が, 摂取量がプラスになれば同化が亢進していることになる。

窒素出納(g) = {タンパク質摂取量(g/日) ÷ 6.25}-{尿中窒素排泄量(g / 日) + 4 (g)}

で算定できる。

[4] **尿酸** 核酸の代謝産物として肝臓・骨髄・筋肉で産生され, 75%は腎臓で濾過されて尿中へ排泄される。尿酸値によって, プリン体の摂取状況を予測することができる。

2 血液検査

血算 ▶ [1] **ヘモグロビン濃度(Hb), ヘマトクリット値(HCT)**　ヘモグロビンとは, 赤血球に含まれる血色素で, 鉄欠乏性貧血の場合に低値を示す。ヘマトクリット値とは, 一定の血液の中に占める赤血球の容積の割合を示したもので, 低値の場合は貧血が疑われる。

[2] **総リンパ球数(TLC)**　免疫機能は栄養状態に影響されることから, 総リンパ球数は栄養状態を反映し, 低値の場合, 低栄養状態が疑われる。

総リンパ球数(TLC) = %リンパ球数×白血球数 / 100 により算定できる。

血液生化学検査 ▶ [1] **血糖**　血糖とは血液中のグルコースをいい, その濃度を血糖値という。糖尿病の診断に用いられるとともに, 栄養食事療法のコントロール状態をモニタリングする指標となる。食後高血糖は, 炭水化物の摂取量に影響を受けやすい。

[2] **糖化ヘモグロビン(HbA1c)**　赤血球のヘモグロビンAにブドウ糖が結合した物質で, 過去1～2か月の平均血糖値を反映する。血糖のコントロール状態を平均的に知ることができる。

[3] **アルブミン(Alb)**　内臓タンパク質の栄養状態を反映する重要な値である。半減期は17～23日と長く, 比較的長期間のタンパク質の栄養状態を平均的に評価するのに適している。

[4] **トランスフェリン(Tf)**　半減期が7～10日であるために, 比較的最近のタンパク質の栄養状態を知ることができる。

[5] **サイロキシン結合プレアルブミン(TBPA)**　肝臓で合成され, 内因性サイロキシンの一部と結合したタンパク質である。半減期が1.9日と短く, タンパク質の栄養状態がわるくなれば, 2～3日後にはその状態を知ることができる。プレアルブミンともいわれる。

[6] **レチノール結合タンパク質(RBP)**　肝臓で合成され, レチノールと結合して血中に放出されたタンパク質で, 半減期は12～16時間と短く, タンパク質の栄養状態の変化を早期に知ることができる。

[7] **血液尿素窒素(BUN)**　尿素に含まれる窒素分をいい, 肝臓で生成されて, 腎臓の糸球体で濾過される。BUNが高値の場合, 脱水, 浮腫, 高タンパク質食などが疑われる

[8] **血清クレアチニン(Cr)**　筋肉内でクレアチンから産生される。血清クレアチニン濃度は糸球体濾過能と密接な関係があり, 食事や尿量の影響を受けにくいので, 腎機能の指標となる。

[9] **総コレステロール(TC)**　脂肪酸と結合したエステル型と脂肪酸から離れた遊離型があり, あわせて総コレステロールという。高値の場合, コレステロールや飽和脂肪酸の過剰摂取が疑われる。

[10] **トリグリセリド(TG)**　中性脂肪ともいう。グリセリンに3分子の脂肪酸がエステル結合した脂質で, 皮下や腹腔内に貯蔵されている。高値の場合,

エネルギー・炭水化物・アルコールの過剰摂取が疑われる。

[11] リポタンパク質　カイロミクロン，超低比重リポタンパク質 very low-density lipoprotein（VLDL），低比重リポタンパク質 low-density lipoprotein（LDL），高比重リポタンパク質 high-density lipoprotein（HDL）に分類され，それぞれ異なった機能をもつので，これらの変化から脂質の栄養状態を予測することができる。

⑤ 身体徴候

　患者の身体徴候の観察により栄養状態を評価する方法である。臨床では疾患の症状の観察が中心となるために，栄養素の欠乏による症状を見落としやすい。しかし，適正ではない栄養状態および栄養関連疾患による自他覚症状の観察は重要である。とくにビタミンに関しては，ほかの栄養素とは異なり，血液検査による測定が日常的に行われない。そのため，観察によりビタミン欠乏症が疑われる身体徴候を発見し，食事調査により欠乏が疑われるビタミンを推測し，血液検査によってビタミン欠乏症を診断することになる（▶133ページ，表8-2）。

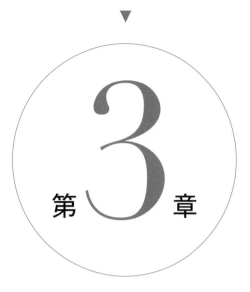

症状をもつ患者の栄養食事療法

A｜ショック

ショック▶　ショックとは，急性の全身性循環障害により末梢循環不全が生じて酸素の供給が減少した結果，代謝性アシドーシスを生じ組織に損傷を生じる病態である。

収縮期血圧の低下（一般的には≦90 mmHg）が生じ，心拍数の増加，意識障害，乏尿・無尿，皮膚蒼白と冷汗，発熱などの症状があらわれる。ショックが進行すると，臓器不全，心停止にいたる。

ショックは下記のように分類される。

[1] **心外閉塞・拘束性ショック**　肺血管の閉塞や胸腔内圧上昇，心拡張障害により，心拍出量が減少し，静脈還流障害が生じる。

[2] **血流分布異常性ショック**　末梢血管抵抗の低下，毛細血管床のシャント血流の増加により，末梢組織に十分な還流量が確保できないことで生じる。アナフィラキシーショック，敗血症性ショック，神経原性ショックなどがこれにあてはまる。

[3] **循環血液量減少性ショック**　血液成分が，体内・体外の血管以外の部位に流出することで生じる。

[4] **心原性ショック**　心臓のポンプ機能の低下によって生じる。

① 栄養食事療法の原則

多臓器不全への移行や感染症を予防し，臓器機能の維持・改善を目ざすために，栄養補給は重要な役割を果たす。

栄養食事療法は循環動態の安定後に開始する。循環動態が安定すれば，できるだけ早期に経管・経腸栄養を開始することが望ましい。状態の改善後は，ショックの原因や原疾患に応じた栄養食事療法を行う。

ショック状態の患者は，状態の変化が予測され，栄養食事療法が困難になる場合もある。ICU，病棟における医療チームの連携が必要である。

② 栄養食事療法の実際

アセスメント▶　代謝栄養状態，臓器障害の程度，残存臓器の機能の程度，疾患の侵襲度と持続期間などを確認する。

栄養補給方法▶　消化器に問題がなければ，原則として経管・経腸栄養が推奨される。発症後できるだけ早期に，できれば48時間以内に経管・経腸栄養を開始することが望ましい。

投与量▶　投与量はモニタリングに基づいて設定する。一般的には目標量より少ない量

から開始し，患者の状態に合わせて漸増していく。指示量と投与量が乖離^{かいり}しないように，現在の投与量をつねに確認し，記録する。

<ruby>かいり</ruby>

栄養組成 ▶ 病態に応じた組成とする。外傷などにより代謝が亢進している場合は，タンパク質の摂取が重要である。

血糖コントロール ▶ 適切な血糖値を設定し，血糖コントロールを行う。

免疫の賦活 ▶ 免疫を賦活する栄養素が生体の調整に役だつ。免疫賦活の効果が期待されている栄養素はグルタミン，アルギニン，分岐鎖アミノ酸，α-リノレン酸，γ-リノレン酸，エイコサペンタエン酸(EPA)，ドコサヘキサエン酸(DHA)，核酸などである。これらを強化した栄養剤を免疫増強栄養剤という。

③ 看護上の注意

投与栄養量と，便・尿の排泄量の確認，腸管機能評価を実施する。つねにモニタリング，栄養アセスメントの再評価を行い，必要に応じて栄養補給法の修正，投与エネルギー量の確認・再設定を行う。

経静脈栄養補給を行う場合には，輸液ルートの管理を適切に行い，感染の予防に努める。

B 発熱・低体温

発熱 ▶ 発熱は代謝の亢進をもたらし，高熱が続くと消費エネルギー量が増加し，体重の減少がみられる。また，発熱により代謝産物の蓄積，寒け，発汗，不感蒸泄の増加が生じるため，脱水になりやすい。

低体温 ▶ 低体温は深部体温(直腸温)が35℃以下になった状態をいい，それにより生じる全身的障害を低体温症という。体温が30℃以下になると死亡率が高くなる。低体温は体熱産生の減少や体熱放散の増加により生じる。生体が低温の場所にさらされる，冷水につかるなどで自己放熱することによって体温が低下する場合もある。体温が低下すると，体内の物質代謝が低下し産熱も低下する。結果として，臓器の生理機能障害，筋運動の硬直がおこる。

① 栄養食事療法の原則

1 発熱

発熱の原因はさまざまだが，なかでも感染症によるものが多い。発熱の原因を調べ，その改善を行うとともに，良好な栄養状態の保持と脱水の予防を行う。

とくにエネルギー・水分の補給を十分に行うことが重要である。タンパク質，ビタミン(とくにビタミンB群，Cなど)，ミネラルなどの栄養素も強化する。

2 低体温

低体温の患者は，酸素消費量，二酸化炭素産生量およびエネルギー産生量が低い。必要エネルギーは34〜35℃で安静時エネルギーの約91%，32℃で約83%である。脂質優位の代謝動態を示すが，内因性脂肪の燃焼が主であり，脂肪乳剤を投与しても十分に利用されない。低体温状態では，消化管の浮腫(ふしゅ)により亜鉛や脂質の吸収障害が生じる可能性がある。そのため低タンパク血症によるマグネシウムの低下，尿中排泄の増加によるリンの低下がおこりやすい。脂質の吸収障害により脂溶性ビタミンA，D，E，Kが欠乏しやすい。

経口摂取ができない場合▶　重症時に経口摂取ができない場合は，身体をあたためて体温を上昇させることを優先する。循環血液量が減少するため，加温した血液製剤を輸血し，末梢静脈栄養剤を投与する。

経口摂取ができる場合▶　食事が開始できるときは電解質を含んだ経口補水液から開始し，エネルギー(糖質)，脂質，タンパク質を強化していく。食事も少しずつ増加させる。経口補水液は常温または体温程度まであたためて，少しずつ補給する。

② 栄養食事療法の実際

1 発熱

食欲低下時には，水分・エネルギーの補給を第一に考え，高エネルギー・高タンパク質の食品を与える。食品としては，プリン，アイスクリーム，ポタージュなどが適している。

水分▶　脱水予防として，経口補水液を十分に与える。水分必要量は下記で計算する。

$$水分必要量(mL)＝[体重(kg)×30mL]＋[37℃以上で1℃上昇ごとに約150mL]$$

エネルギー▶　平常時の体温(平熱)より1℃上昇するごとに，基礎代謝が約13%増加し，脈拍も10回/分上昇する。エネルギー必要量は下記のように計算する。

$$エネルギー必要量(kcal)＝平熱時のエネルギー必要量(kcal)＋\{[平熱時のエネルギー必要量(kcal)×0.1]×[発熱時の体温(℃)－平熱(℃)]\}$$

アルコール，嗜好品▶　アルコール，カフェインは利尿を促進するため摂取を控える。炭酸飲料は腹部がはりやすいため注意する。

栄養補給法▶　経口で摂取できない場合は，末梢静脈栄養などで，水分・ビタミン・ミネラルの補給を行う。

2 低体温

体温が低いときには，筋肉だけではなく血管も硬直しているため，身体をあ

たたかく保つ食品を利用する。あたたかく吸収率の高いスープなどをゆっくりと供給し，身体をあたため，必要栄養量を維持する。

エネルギー▶ 体温が1℃下がるごとに，基礎代謝量は10％程度減少するため，熱を放出させないようにする必要がある。必要エネルギー量は下記のように計算し，タンパク質，脂質，炭水化物の比率を合わせる。体温上昇時は必要量を修正する。

エネルギー必要量(kcal) = 平熱時のエネルギー必要量(kcal) − {[平熱時のエネルギー必要量(kcal)×0.1]×[平熱(℃)−低下時の体温(℃)]}

水分▶ 水分必要量(mL)は体重(kg)×30 mLとし，水分をとりすぎないよう注意する。脱水・浮腫がある場合は，それに応じた量とする。

アルコール，▶ アルコールは血管を急速に拡張させ，放熱するために摂取を避ける。また，
カフェイン　　アルコール，カフェインは利尿を促進するため，脱水を生じやすいことに注意が必要である。

③ 看護上の注意

いずれの場合も，意識がはっきりしていない場合は誤嚥の危険があるため注意する。食形態に注意し(▶42ページ，図3-1)，誤嚥しないように顎を下げるなど食事摂取時の姿勢に留意する。

C 脱水・浮腫

水分出納▶ 生体内水分である体液は，血液・リンパ液・唾液・粘液・汗・消化液・尿などをさす。これらは栄養素や酸素・老廃物の運搬や，発汗による体温調整などにより，生体の恒常性(ホメオスタシス)を維持し，生命維持に直結する役割を果たしている。成人の体重の約60％を占める体液は，約2/3が細胞内に，約1/3が細胞外に分布している。体液代謝は水だけでなくさまざまな電解質やpH(水素イオン指数)によって規定される。

生体の水分出納は，一般的には摂取量(飲料水＋食物中の水分＋代謝水)と排泄量(尿＋便＋不感蒸泄)が同量(おおよそ2,000〜2,500 mL)であり，バランスが保たれている。それぞれの出入の増加や減少によりこのバランスがくずれると，脱水や浮腫がおきる。脱水と浮腫は逆の病態ではなく，低栄養の高齢者に脱水と浮腫が同時にみられる場合もある[1]。

1）岸本憲明：むくみ(浮腫)および脱水症のみかた．臨床栄養125(3)：244-247, 2014.

① 栄養食事療法の原則

1 脱水

脱水とは体液量，とくに細胞外液量が減少した状態を示す病態であり，ナトリウムより水分の喪失が著しい高張性脱水，水分よりナトリウムの喪失が著しい低張性脱水，水分とナトリウムが同時に失われる等張性脱水に分類される。

脱水の原因には，食欲低下や嚥下障害などによる水分や食事摂取量の減少，重度の下痢や嘔吐，発熱や発汗過多などがあげられるが，高血糖・消化管瘻などの病態，利尿薬や血糖降下薬の服用など内服薬の確認も重要である。

脱水の症状として，とくに小児では四肢末梢冷感，ツルゴール反応の低下，毛細血管再充満時間の遅延，眼球陥没や口唇・舌の乾燥などがみとめられる場合がある。脳血流不足によるめまい・立ちくらみ，発汗減少による微熱，心拍数増加による頻脈・不整脈，尿量減少，意識障害を伴うような高度な脱水では，ショックの状態を呈し，生命の危険が生じる場合もある。

脱水の治療にはまず補液を行う。補液には経口補水液を用いた経口補水療法と経静脈輸液療法とがあり，脱水の重症度に応じて選択する。

2 浮腫

浮腫とは細胞外液が組織間隙に異常に貯留した状態であり，臨床的には，全身性浮腫と局所性浮腫に分類される。

浮腫の成因には，血漿膠質浸透圧の低下(ネフローゼ症候群による低アルブミン血症や肝機能障害など)，毛細血管内静水圧の上昇(心不全，上大静脈症候群や血栓症などによる静脈の閉塞など)，リンパ管の閉塞(乳がん根治術による腋窩リンパ節の郭清後など)，血管透過性の亢進(アレルギー，炎症など)などがあげられる。疾患に応じた治療を行う。

② 栄養食事療法の実際

1 脱水

水分・電解質補給 ▶ 中等度までの脱水で経口摂取可能な場合には，ナトリウムとカリウム，ブドウ糖を一定の割合で含有している経口補水液を，できるだけ迅速に飲みはじめる。飲み方としては，なるべく少しずつゆっくり飲むことが重要である。

意識状態に変化のある場合やショック状態にある重症脱水の場合は，経静脈輸液療法の適応である。原則として，まず容量の補正から開始し，ナトリウムの補正には48時間以上かけ，急激な投与は行わない[1]。患者の状態に合わせて，投与量や投与速度，輸液製剤の種類を決定し，計画的に輸液を行う[2]。

栄養補給▶　脱水で電解質異常をみとめる場合は，正常な代謝反応が失われているため，エネルギーや栄養素補給は，脱水の補正後に行う。しかしその後，脱水の改善に伴い，すみやかに栄養輸液や通常の食事摂取に戻すなど，栄養食事療法の変更のタイミングを逸しないようにすることも重要である。

2 浮腫

全身性浮腫▶　原疾患の治療が必要であり，浮腫の成因に応じた栄養食事療法を行う。水分・塩分が過剰に貯留しているため，多くの場合食塩制限が必要となる[3]が，低栄養を伴う場合には全身的な治療が必要である。

循環器疾患，肝疾患，腎疾患についての栄養食事療法はそれぞれ当該の章を参照されたい（▶56ページ，89ページ，109ページ）。

局所性浮腫▶　食塩制限の効果は期待できないため，原疾患の治療が優先される。

③ 看護上の注意

脱水については，とくに高齢者と小児が脱水になりやすい年代であるため，周囲の気づきによる発見が重要である。高齢者は口渇中枢の衰えによる口渇感の感じにくさ，筋肉量の減少による体内の水分含有量の減少，加齢に伴う生理機能や体温調節機能の低下などにより，脱水になりやすいだけでなく見つけにくいことも特徴である（▶高齢者の脱水については238ページ）。また，小児は水分代謝回転が速く，不感蒸泄が多い，口で訴えることができない，感染症にかかりやすいことなどから，容易に脱水に陥る可能性がある。

また，脱水・浮腫を伴う病態における体重は，栄養状態を正しく反映しないことに留意する。

D｜摂食・嚥下障害

摂食・嚥下の▶
メカニズム　摂食・嚥下は下記のメカニズムによって行われる。

[1] **先行期**　食物を認知し，食べたいと意識する。

[2] **準備期**　食べ物の大きさ，長さ，方向を認知して口を開き，食べ物を口に持っていく。口唇で食べ物を取り込み（捕食），舌で食べ物のかたさ・大きさを識別してどのくらいかめばよいのか決める。口唇，口角，舌，頰などをうまく

1）山門實編：JJNブックス　ナースのための水・電解質・輸液の知識．医学書院，2004．
2）本田佳子編：新臨床栄養学．医歯薬出版，2014．
3）清野裕ほか編：NST臨床栄養療法スタッフマニュアル．医学書院，2009．

動かしながら咀嚼し，食塊を形成する。

[3] **口腔期**　口唇が閉じられ，舌が前後左右に動いて，食塊が瞬時に咽頭へ移送される。

[4] **咽頭期**　嚥下反射により，食塊が食道に送り込まれる。喉頭蓋が閉じて気道が閉鎖し，食道入口部(輪状咽頭筋)が開く。息をとめている状態である。

[5] **食道期**　食塊が食道に送り込まれると，食道入口部が収縮して逆流を防ぐ。この力が弱いと，逆流して肺に流れる危険がある。食塊は，重力と蠕動運動により，胃の入り口へ運ばれる。

摂食・嚥下障害▶　この[1] 〜 [5]の過程のいずれかが障害されると，摂食・嚥下障害が生じる。具体的な原因としては，①歯の欠損や義歯の不適合，②舌，口腔周辺，顔面などの筋組織が弱くなる，③なんらかの原因で嚥下反射が遅延する，④開口しづらい，⑤唾液の分泌が少ない，⑥むせても咳が出にくい(咳嗽反射の低下)，⑦学習・記憶力，意欲低下，⑧口腔内の汚染，などがあげられる。

摂食・嚥下障害の原因となるおもな疾患は，筋萎縮性側索硬化症(ALS)，パーキンソン病，脳血管障害後遺症，認知症などであり，神経性の食欲不振，うつ状態などの心理的原因，加齢，廃用症候群などにより生じる場合もある。

① 栄養食事療法の原則

摂食・嚥下障害がある場合は，一般的には医療施設で嚥下機能評価に基づいて嚥下訓練を行い，嚥下機能を改善させ，食べられない状態から食べられる状態までステップアップさせていく。その間は必ず患者の必要栄養量を算定し，摂食が可能になれば摂取量と必要栄養量との差を計算し，不足している栄養量を経管・経腸栄養や末梢静脈栄養などで補給する。

② 栄養食事療法の実際

1　嚥下機能評価

嚥下機能評価の方法には，①情報の収集，②問診，③視診，④触診，⑤スクリーニング，⑥食物テスト，⑦検査がある。

スクリーニング▶　スクリーニングでは，口腔器官の運動，構音障害(ゆがみ音)の有無，反復唾液飲みテスト(RSSTテスト)，改訂水飲みテストなどにより評価する。

食物テスト・検査▶　食物テストでは，ゼリー，ヨーグルト，水分など半流動体の食物を用いて機能評価する。初回ゼリーは1口量から始め，モニタリングをしながら可能であれば2.5 mL〜5 mLの自力摂取を促す。ゼリーの嚥下が可能であればヨーグルト，水分へと移行する。ベッドのリクライニングの角度は，嚥下障害に合わせて，30度，45度，60度と調節していく。

とくに高リスクの患者，また嚥下障害が重度で内部機能障害を判断し評価したい場合は，嚥下造影検査 video-fluorography（VF）を施行する。バリウムゼリー，ヨーグルト，水，バリウムがゆやバリウムおにぎりなどの造影剤を含んだ食物を検査食品とする。そのほか，嚥下内視鏡検査 videoendoscopic examination of swallowing（VE）により喉頭蓋などの動きを確認する場合もある。食物テスト・検査は誤嚥性肺炎などのリスクを伴うため，インフォームドコンセントを行い，患者から承諾書を得る。

2 食形態

機能評価により患者の状態を把握したら，それに基づいて食事の計画を立てる。病院・施設・在宅医療などの連携のため，日本摂食嚥下リハビリテーション学会により食形態の学会分類が作成されている。摂食・嚥下能力に合わせた食形態とその段階をあらわす学会分類コードを図 3-1 に示す。2018（平成 30）年度の診療報酬改定では，特別な栄養管理が必要な患者に対して作成される栄養管理実施計画書などに，学会分類コードの記載が義務づけられた。

誤嚥防止の工夫▶ 誤嚥を防ぐには，個々の患者に合わせた食形態にすることが重要である。とくに，水分や細かいきざみ食は食塊が形成されにくく，気管に入り込みやすい。誤嚥を予防するため，水分もゼリー状やペースト状にする。また，ひとことに「ゼリー」「ペースト」といっても，凝集性・付着性・粘着性・温度などは食品によって異なる。それぞれの物性を把握し，患者に適した形状にする必要がある。近年では，適切な物性の嚥下訓練食品やペーストやゼリーを形成するためのテクスチャー改良剤（とろみ調整食品など），増粘剤などが市販されている。

③ 看護上の注意

摂食・嚥下障害をもつ患者は，①誤嚥性肺炎や窒息のリスク，②低栄養障害，③食欲不振，④歯の欠損などの問題をかかえている場合が多い。居宅での食事の工夫，栄養状態の安定，体位の確認などを評価し目標をたてながら摂食・嚥下訓練を行う。

摂食・嚥下訓練のリスクマネジメント▶ 摂食・嚥下障害を軽減するための訓練では，一瞬のすきに誤嚥や窒息などがおきるリスクが高い。医療施設で訓練を行う場合は，救命医療機器をあらかじめ準備しておくなど，リスクマネジメントも考慮しながら実践する。

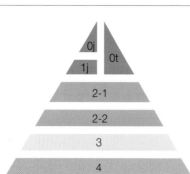

j：ゼリー状
t：とろみ状

コード	必要な咀嚼能力	形態	食事の例
0j, t	若干の送り込み能力	均質で，付着性・凝集性・かたさに配慮したゼリーまたはとろみ水。	物性に配慮したお茶ゼリー，果汁ゼリー，市販の嚥下訓練用ゼリーなど。お茶や果汁にとろみ調整食品でとろみをつけたもの。
1j	若干の食塊保持と送り込み能力	均質で，付着性・凝集性・かたさ・離水に配慮したゼリー・プリン・ムース状のもの。	重湯ゼリー，ミキサーがゆのゼリー，介護食として市販されているゼリーやムース，一般食品の卵どうふなど。
2-1, 2-2	下顎と舌の運動による食塊形成能力および食塊保持能力	ピューレ・ペースト・ミキサー食など，均質でなめらかなもので，べたつかず，まとまりやすいもの。または不均質なもの。スプーンですくって食べることが可能なもの。	均質でなめらか：粒がなく，付着性の低いペースト状の重湯やかゆ。不均質：粒があるがやわらかく，離水もなく付着性も低いかゆ類。とろみ調整食品でとろみをつけた重湯，付着性が高くならないよう処理をしたミキサーがゆ，介護食として市販されているミキサー食など。肉や野菜などの固形材料は，いったんミキサーにかけたりすりつぶしたりしてから再形成したもの。
3	舌と口蓋間の押しつぶし能力以上	形はあるが，押しつぶしが容易，食塊形成や移送が容易，咽頭でばらけず嚥下しやすいように配慮されたもの。多量の離水がない。	離水に配慮したかゆ（三分がゆ，五分がゆ，全がゆ）など。つなぎを工夫したやわらかいハンバーグの煮込み，あんかけをしたダイコンやウリのやわらかい煮物，やわらかく仕上げた卵料理など。市販の，肉・魚や野菜をさまざまな技術を用いて軟化させた製品。
4	上下の歯槽堤間の押しつぶし能力以上	かたさ，ばらけやすさ，はりつきやすさなどのないもの。箸やスプーンで切れるやわらかさ。	軟飯，全がゆなど。素材に配慮した和洋中の煮込み料理，卵料理など。流動性が高いもの（とろみがついていてもゆるく，drink するもの）。

表の理解にあたっては「嚥下調整食学会分類2021」の本文を参照のこと。
（日本摂食嚥下リハビリテーション学会嚥下調整委員会：日本摂食嚥下リハビリテーション学会嚥下調整分類2021．日本摂食嚥下リハビリテーション学会誌25（2）：135-149，2021による，一部改変）

▶図3-1　摂食・嚥下能力に合わせた食形態と食事の例

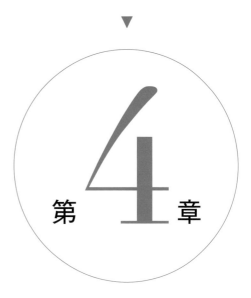

第4章

呼吸器疾患患者の
栄養食事療法

A 肺炎

① 栄養食事療法の原則

　肺炎では，発熱，努力呼吸などによって代謝が亢進しているため，エネルギー必要量が増加する。しかし，倦怠感，食事摂取の際の疲労，呼吸困難感による食欲の低下があるうえ，食事中に SpO_2 が低下するために食事量が十分にとれないことが多い。食事がとれる場合は患者の嗜好に対応し，食形態の調整を行うが，高熱や意識レベルの低下，あるいは食事をしている間の SpO_2 が保てないときには経腸栄養や経静脈栄養で必要量がとれるよう不足分を補う。なお，発熱や口呼吸，呼吸回数の増大により呼気や皮膚からの水分の喪失(不感蒸泄)が増えるため，十分な水分摂取を心がける。

1 感染性肺炎

　感染性肺炎とは，細菌やウイルス，その他の病原体に感染することによって肺に炎症がおこった状態をいう。幅広い年齢層に発症し，発熱や呼吸困難などの症状があらわれるが，抗菌薬の投与により症状は数日で改善する。

　栄養管理は，発症前の低栄養がなければ特別必要になることは少ないが，脱水にならないようこまめな飲水補給を行う。短期的に食事や水分摂取ができないこともあり，この場合は末梢静脈栄養を併用する。高齢で低栄養がある場合などは，誤嚥性肺炎の食事療法に準じて，食形態の調整や不足分の栄養の補充を行う。

2 誤嚥性肺炎

　誤嚥性肺炎は，口腔内の唾液や飲食物，逆流した胃液などが誤って気管に入ることでおこる。健康な人が飲食物を飲み込むときには，嚥下反射により気道が瞬時に閉鎖されて飲食物が食道に送られ，誤嚥しても咳嗽反射により体外へ排出できる。しかし，これらの機能が減弱している患者や高齢者では，誤嚥が重篤化し肺炎を発症しやすい。とくに，病態の悪化に加え，低栄養や数日間の欠食があれば嚥下機能は容易に低下する。

　そのため，誤嚥のリスクが高い患者の食事開始時には，嚥下機能がどの程度保たれているかを慎重に観察する。むせや誤嚥歴がある患者には，覚醒状況や嚥下状況を把握しながら食形態を調整する。とろみをつけた飲料を用いるなど食形態を調整していても発熱を繰り返し，不顕性誤嚥が疑われる場合には，ファイバースコープなどによる嚥下機能評価を行うのが望ましい。とくに入院前から食事量が減っている人や BMI が低い人は，栄養状態を低下させないために，入院早期の栄養補給が重要である。

急性期 ▶ 食欲不振や傾眠，食事の際の疲労感が強いことなどから，食事が十分に摂取できない期間にも，嚥下機能を維持するために完全に禁飲食にはしない。嚥下機能を維持するために，無理のない範囲で少量の食事やゼリーの摂取を継続し，不足分は経鼻胃管からの経腸栄養や末梢静脈栄養で補う。

症状の改善後 ▶ 急性期を過ぎても必要量を食事から摂取するのが困難な場合には，経静脈栄養や経鼻胃管からの経腸栄養の継続ではなく，胃瘻造設を検討する。経鼻胃管は，チューブが咽頭部を刺激するため誤嚥のリスクが高いが，胃瘻ではその刺激がなく，また栄養状態の回復をはかりながら嚥下訓練を行うことができる。栄養状態や嚥下機能が回復し，経口摂取が可能になれば，瘻孔は簡単に閉鎖できる。

3 薬剤性肺炎

薬剤性肺炎は，薬剤に対するアレルギー反応や薬物有害反応 adverse drug reaction[1]により発症する。治療は，原因と考えられる薬剤を中止し，副腎皮質ステロイド薬などの投与を行うことが多い。

血糖管理 ▶ 副腎皮質ステロイド薬により，既往に糖尿病がある患者では耐糖能が低下し，糖尿病の既往がない患者でも糖尿病状態になることがある。血糖値は，朝が基準範囲内でも午後に上がりやすいため，夕方から夜の上昇を見逃さないようモニタリングする。なお，与薬の開始時や増量時には血糖が変動しやすいので，各食前と夕食 2 時間後など 1 日 4 回程度測定するのが望ましい。投薬中の食事療法は糖尿病食に準じ（▶137 ページ），コントロール不良の場合には，インスリンを用いる。血糖の異常が生じなければ，食事療法は感染性肺炎に準ずる。

② 栄養食事療法の実際

エネルギー ▶ ベッド上安静であっても発熱や努力呼吸などにより代謝が亢進しているため，30 kcal/現体重 kg/日程度が必要である。急性期に食事が十分にとれない場合には，咀嚼しやすい五分菜（軟菜よりもさらにやわらかくした，食物繊維，刺激物を控えた食事）に変更したり，少量で栄養量が豊富な栄養剤やのどごしのよいアイスクリームなどで不足を補う。2〜3 日中に必要量の 60％程度を食事から補える見込みがない場合は，経鼻胃管からの経腸栄養や経静脈栄養の併用を検討する。

タンパク質 ▶ 急性期では CRP 上昇に伴いタンパク質の異化が亢進しているため，腎機能に問題がなければ 1〜1.5 g/kg/日程度の摂取が必要となる。咀嚼は可能だが倦怠感が強いときには，肉や魚などをペースト状にしてとうふや長イモと混ぜて蒸すなどすると食べやすくなる。また，咀嚼が十分に行えない，義歯が使用

1）薬物が適切に投与されたにもかかわらず生じる有害な反応。

できないなどの場合は，マグロの中落ち，卵，乳製品，とうふ，豆乳など，飲み込みやすい食品を積極的に用いる。摂食量が少ない間は，野菜が多く含まれる副菜よりも，肉，魚，卵などを用いた主菜をすすめるとよい。なお，腎機能が低下している患者ではタンパク質の調整が必要だが，高齢者では低栄養状態をあわせもつことが多いので，極端な制限を行わない。

脂質▶　脂質は9 kcal/gのエネルギーがとれるため，とくに少量しか摂取できない場合に活用するとよい。脂質を多く含む食品(アボカド，チーズ，マヨネーズ，練りごま，生クリームなど)を積極的に使用することで，食事の量をあまり増やさずにエネルギー量を増やすことができる。

水分▶　維持量として約40 mL/kg/日，脱水の補正には約40～60 mL/kg/日が必要で，発熱や下痢などによる体液の喪失量を加味して決定する。体温が1℃上昇すると約150～200 mLの水分の喪失があるといわれており，経口的に摂取がむずかしい急性期には経静脈的に補う。

　脱水の目安は，BUN上昇，尿の回数が4回/日以下，尿の色が濃い黄色から褐色になる，24時間蓄尿700 mL/日以下などである。とくに高齢者では，肺炎の症状の改善後も，口渇感を感じにくい，自分で思うように飲水できないなどが原因で脱水に陥りやすいため，食間に飲料やゼリーなどをすすめる。

食事の栄養量を▶　食事の際の疲労感や呼吸困難感が強い場合には簡単に飲み込める食べ物が受
増やすコツ　け入れられやすいが，通常のかゆ食やおかずをやわらかくした軟菜食は水分量が多く，常食に比べて量あたりのカロリーが低い。全量摂取が困難な場合には，少量でも栄養量が充足でき，かつ咀嚼しやすいように，以下のような工夫を行うとよい。

- ペースト食(軟菜を裏ごししたり，ミキサーでペースト状にした食事)にバターや中鎖脂肪酸(MCFA)などの油を加える。
- ごまあえをごまマヨネーズあえにするなど，マヨネーズを汎用する。
- すまし汁やみそ汁などのかわりにポタージュなどを提供する。
- かゆに卵やサケ，チーズなどを加える。
- 水やお茶のかわりにカロリーのあるジュースや経腸栄養剤をすすめる。

　また，1回の食事量が少ない場合には5～6回/日の分食にしたり，栄養価の高い間食で補うとよい。少量で高カロリー・高タンパクの栄養補助食品は通信販売などで購入することができるが，一般の食品でもアイスクリーム，ヨーグルト，シュークリーム，プリン，カスタードなどは脂質やタンパク質が豊富でカロリーも高い。市販品を購入する際には表示を確認し，タンパク質やカロリーを多く含むものを選択するよう指導する。

③ 看護上の注意

1 入院時のアセスメント

　　　　患者が高齢の場合，入院前の食事の摂取状況や食形態などを本人や家族から聴取する。数日の禁飲食で嚥下機能が低下することがあるため，覚醒不良がなければ可能な範囲で経口摂取を継続する。

2 入院中の食事

食事開始時▶　嚥下機能は加齢や廃用症候群，低栄養により徐々に低下する。また，発熱や脱水，急性期の炎症高値，数日間の禁飲食などにより一時的に低下することもある。これらの誤嚥リスクがある患者が食事を開始する際には入院前より食形態を下げて開始し，摂食状況を観察しながら徐々にもとの食形態まで戻していく。誤嚥の可能性がある場合は，第3章「D 摂食・嚥下障害」を参照されたい（▶39ページ）。

3 口腔ケア

　　　　口腔内の細菌が多いと少量の誤嚥でも肺炎が発症しやすい。誤嚥が疑われる患者の場合はとくに口腔ケアに努め，つねに細菌の量を減らしておく必要がある。経口摂取をしていない場合も唾液を誤嚥する可能性があるため，1日3回程度はケアを行う。また，乾燥も細菌の増加を助長するため，口腔内の保湿を必ず行う。

4 退院時の注意

　　　　誤嚥性肺炎では，退院後に適切な形態の食事を摂取し，必要なエネルギーをとることが再発予防につながる。とくに高齢者では肺炎を機に食形態を下げる必要が生じることがあり，自宅退院の場合には調理方法を本人や家族に説明する。必ず主食に卵・肉・魚などのタンパク質源を組み合わせてとることや，具体的な食品の種類や量の目安を示す。

　　　　嚥下反射の遅延がみられる患者に対しては，飲料水に粘度がついていないと気道に流れ込みやすく危険だということを説明し，どの程度とろみをつける必要があるのかなど，実際に見せながら入院中に説明する。患者の体格に応じた必要な飲水量や，脱水の徴候などを理解してもらうことも重要である。また，咀嚼が十分に行えない患者には，素材をやわらかくするために圧力鍋を使うなどの調理の工夫や，通信販売などで容易に入手可能な形態をやわらかく調整した食品，高カロリーゼリーなどの情報提供を行う。

B 急性呼吸不全

① 栄養食事療法の原則

　急性呼吸不全とは，なんらかの原因で肺に炎症が生じることで肺水腫となり，肺でのガス交換が正常に行えない病態が急速に進行したものである。おもな原因としては，ショックや外傷，肺炎や COPD の急性増悪，敗血症などがあげられる。人工呼吸器などを用いた呼吸管理を行いながら原因疾患の治療を行うため，多くは経静脈栄養，経鼻胃管からの経腸栄養管理となる。炎症に伴ってタンパク質の異化が亢進するためにタンパク質の必要量が増加しており，不足があると呼吸筋の筋力や免疫機能が低下する。呼吸筋の筋力低下は人工呼吸器からの離脱を困難にし，免疫機能の低下は人工呼吸器関連肺炎などを引きおこす可能性がある。

　さらに欠食中は消化管を使わないため，①粘膜バリア層の破綻，②腸蠕動運動の低下と粘膜層の萎縮，③腸管関連リンパ組織（GALT）の減少による腸管の免疫機能の低下，が生じる。これを防ぐためには原因疾患の治療と並行して，早期から経腸栄養を開始することが望ましい[1]。経静脈栄養よりも経腸栄養が推奨されており，ICU 入室後 24〜48 時間以内の早期に経腸栄養を少量から開始することを考慮すべきとされている。循環動態が安定していれば，開始にあたっての腸蠕動運動，排便，排ガスの確認は必要ない[2]。

② 栄養食事療法の実際

エネルギー▶　肥満がなければ 25 kcal/現体重 kg/日とし，BMI＞30 の肥満者では 22〜25 kcal/理想体重 kg/日として目標量を設定する。エネルギーは過剰になると二酸化炭素の産生を促進するため，炎症の著しい急性期にさらにエネルギー量を増やす際には呼吸状態を確認しながら注意深く行う[2]。

糖質▶　急性呼吸不全では肺の炎症により全身が高度なストレス状態にあり，高血糖を生じやすい。また副腎皮質ステロイド薬など高血糖を生じやすい薬剤を治療に用いることもある。糖質はエネルギー比 50〜60％とし，過剰摂取は避ける。耐糖能の低下がある場合，経腸栄養では脂質エネルギー比率の高い製品の使用を検討する[2]。脂質含量の多い経腸栄養食品にはグルセルナ®-REX，プルモケア®-EX などがある。経静脈栄養管理の場合には糖質の投与速度を 4 mg/kg/

1）3学会合同 ARDS 診療ガイドライン 2016 作成委員会編：ARDS 診療ガイドライン 2016. 日本呼吸器学会，2016.
2）日本呼吸療法医学会栄養管理ガイドライン作成委員会：急性呼吸不全による人工呼吸患者の栄養管理ガイドライン 2011 年版．人工呼吸 29(1)：75-120, 2012.

分以下にすることが望ましい[1]。

タンパク質▶ 高度なストレスにより，タンパク質の異化亢進があるため1.2〜2.0 g/kg/日程度が望ましいが，高齢者や腎機能が低下した患者では1.0 g/kg/日から開始し，BUNなどの検査値の推移を観察しながら目標量を設定する。BMI>30の肥満者では，腎機能に問題がなければ2.0 g/理想体重 kg/日以上の投与を検討する。

脂質▶ 脂質はエネルギー比率20〜30％が推奨される。高血糖や，呼吸不全による二酸化炭素の貯留がある場合には，脂質エネルギー比率60％程度までの高脂肪・低糖質の経管・経腸栄養の有用性も報告されている[2]。

水分▶ 肺水腫や胸水があるため，水分の過剰投与は病態の悪化をまねく。また，炎症の持続や低栄養による低アルブミン血症は浮腫などの体液貯留をさらに悪化させる要因となる。水分は昇圧薬や抗菌薬の溶解水など与薬のための量を考慮し，経腸栄養剤は水分含量が少ない1.5〜2 kcal/mLの高濃度のものを用いる。

尿量の測定や体重のモニタリングは，水分管理を行ううえで非常に重要である。短期間での体重の増加は体液の貯留を示唆している。これは呼吸状態を悪化させる要因ともなるため，水分出納（水分のインアウト in-out）を観察し，体内に入る水の量（イン）が過剰にならないように注意する。体内に入る水の量は静脈・経腸・経口からの水分＋代謝水（5 mL/kg/日），体内から出る水の量（アウト）は尿量＋便に含まれる水分量（普通便1回の場合100 mL/日程度）＋不感蒸泄（15 mL/kg/日）で計算できる。体重の急な減少は，利尿薬で意図的に体内から出る水の量を多くしているか，そうでなければ脱水の可能性が高い。一方，浮腫がみられないにもかかわらず，徐々に体重減少がみられる例には，栄養量の不足がないかを評価する。

リン▶ リンは呼吸筋の機能維持に必要であり，低リン血症をきたさないよう血中濃度をモニタリングする[3]。経静脈栄養ではリンを含まない製剤があるため，リンをまったく含有していない場合はリン補充を考慮する。とくに重症例や持続的血液濾過透析（CHDF）中の患者で注意する必要がある。

③ 看護上の注意

1 血糖管理

急性期においては血糖が上がりやすいため，120〜160 mg/dLの範囲でコン

1）日本呼吸療法医学会栄養管理ガイドライン作成委員会：前掲論文
2）海塚安郎：急性呼吸不全の栄養管理．静脈経腸栄養27（2）：37-48，2012．
3）ASPEN Board of Directors and the Clinical Guidelines Task Force: Guidelines for the use of parenteral and enteral nutrition in adult and pediatric patients. *Journal of Parenteral and Enteral Nutrition,* 26:63A-5SA, 2002.

トロールする。経管・経腸栄養管理では脂質の多いものを使用し，経静脈栄養管理では糖の過剰投与がないか確認し，脂肪乳剤の併用を検討する。それでもコントロールが不良の場合はインスリンを用いる。

2 経管・経腸栄養管理

● 経鼻カテーテルの選択

通常，成人には径が8〜12Frの経鼻カテーテルが用いられるが，非侵襲的陽圧換気の場合にはマスクのフィットが重要であり，エアリーク（空気もれ）を最小限に抑えるため，8Frが推奨される。また，経口栄養を併用する場合も，8Frであれば嚥下運動の妨げにはなりにくい[1]。

● 開始時の注意点

欠食期間1週間以上の場合は，腸の絨毛萎縮による消化吸収障害がおこりうる。そのため，下痢があるか消化管の機能や循環動態に不安があるときには，消化態栄養剤から開始することもある。経腸栄養投与は，標準的には低速（20〜25mL/時）から開始し，1日に約20〜25mL/時ずつ段階的に速度を上げていく。

経腸栄養剤投与開始早期の下痢は，投与速度が速すぎないか確認する。1.5〜2kcal/mLの高濃度の栄養剤は浸透圧性の下痢が生じやすいため，1.0kcal/mLの栄養剤よりも低速で投与を開始するなどとくに注意を要する。

● 誤嚥のリスク回避

経腸栄養投与終了後2時間では，胃内容物は50％程度残存しており，逆流による誤嚥のリスクが高い。そのため患者の姿勢は，投与開始から終了後2時間は30〜45度のベッドの頭部挙上を厳守する。投与を再開する際には胃残渣を確認し，多い場合には1時間程度投与開始を遅らせることが有効とも考えられている。

消化管蠕動運動促進薬を用いることで胃からの経腸栄養剤排泄を促し，誤嚥のリスク低減をはかることができる。その際，使用する薬剤が効果的にはたらくよう，投与のタイミングを調整する。たとえばモサプリドクエン酸水和物（ガスモチン®）は投与30分後に30分程度しか効力を発揮しない。したがって，ほかの薬剤のタイミングに合わせるのではなく，経腸栄養剤が胃の中に最も多く入っている時間帯に合わせて投与する。胃食道逆流の危険がある場合や，人工呼吸管理の場合には，誤嚥のリスクを低減するためにチューブの先端を空腸まで進めて留置することなどを検討する[2]。

1）日本静脈経腸栄養学会編：静脈経腸栄養ガイドライン，第3版．照林社，2013.
2）日本呼吸療法医学会栄養管理ガイドライン作成委員会：前掲論文

排便がない状態のまま経腸栄養投与を続けると嘔吐の危険が高まるため，排便が2〜3日に1回はあることを確認し，必要に応じて薬を用いた排便コントロールを行う。

3 経口栄養への移行

人工呼吸器離脱の時間が確保できるようになり，嚥下機能に問題がなければ少量から飲水や食事を開始する。食事摂取開始の際には SpO_2 が保たれているか観察する。食形態は，初期には咀嚼に時間がかからず，のどごしのよいものが適している。経腸栄養食品や，ゼリー，アイスクリーム，ポタージュやかゆなど，患者の嚥下機能や呼吸状態，嗜好に合わせて調整する。疲労感が強かったり，食事時間が確保できない場合には分食とし，できるだけ少ない労作で栄養量を確保できるよう食形態を検討する(▶41ページ)。

C 慢性閉塞性肺疾患(COPD)

① 栄養食事療法の原則

慢性閉塞性肺疾患 chronic obstructive pulmonary disease (COPD)はタバコの煙を主とする有毒な物質の吸入による炎症が原因となっておこる気流閉塞が慢性的に進行したもので，労作性の呼吸困難や，気道分泌物の増加を生じる疾患である[1]。気流閉塞や肺過膨張による呼吸筋のエネルギー消費が増大し，安静時のエネルギー消費が予測値の120〜140%に達する[2,3]。また軽症〜中等症例の約30%に，重症例の40〜60%に体重減少がみとめられる。体重減少がある患者では呼吸不全がおこりやすく，死亡のリスクも高い。体重減少は気流閉塞とは独立した予後因子である[4]ため，早期の栄養介入が必要となる。

② 栄養食事療法の実際

エネルギー▶ エネルギーは，5%/月以上の意図しない体重減少があれば安静時エネルギー消費量の1.5倍以上の摂取が必要である。安静時エネルギー消費量を測定

1）日本呼吸器学会COPDガイドライン第5版作成委員会編：COPD(慢性閉塞性肺疾患)診療と治療のためのガイドライン2018．メディカルレビュー社，2018．
2）米田尚弘ほか：COPDの栄養評価の臨床的意義と栄養管理の有用性．日本胸部疾患学会雑誌34(増刊号):79-85, 1996.
3）Wouters, E. F. M., Schols, A. M. W. J. :Nutrition and metabolism in chronic respiratory disease. Maney Publishing, 2003.
4）Cao, C., et al. : Body mass index and mortality in chronic obstructive pulmonary disease: a meta-analysis. *PLoS One*, 7(8):e43892, 2012.

できなければ，まず30 kcal/kg/日程度を目標とする。総エネルギーの過剰があると二酸化炭素の産生が亢進する可能性があるため，30 kcal/kg/日をこえるエネルギーを投与する場合には段階的に増やしていき，二酸化炭素の蓄積がないかを確認する。また，経静脈栄養管理においてはブドウ糖のみの輸液にせず，アミノ酸や脂肪乳剤の投与も行う。食事の場合は体重増加を目標に，30〜35 kcal/kg/日程度とする。

糖質▶　糖質は，耐糖能異常がなければエネルギー比率40〜60％とする。かつては，糖質の過剰摂取は二酸化炭素の発生を促すといわれていたが，現在は総エネルギーが過剰でなければ二酸化炭素の産生には影響しないといわれている。経静脈栄養管理では，糖質の投与速度を4 mg/kg/分以下にすることが望ましい[1]。

タンパク質▶　中等度以上の体重減少があれば，除脂肪体重 Lean Body Mass の減少を伴って，タンパク質，エネルギーのどちらも不足しているマラスムス型の栄養障害がおきている可能性が高い[2]。また，CRPやサイトカインの産生のためにタンパク質の必要量が増大しているため，腎機能の低下がなければ1.5 g/kg/日程度の十分な摂取が必要である。エネルギーやタンパク質が不十分だと体タンパクの異化がおこり，呼吸状態のさらなる悪化や感染のリスクなどが生じるおそれがあるため注意する。

　また COPD 患者では，呼吸筋の筋力低下に伴い血中分岐鎖アミノ酸が低下しているため，マグロの赤身，サンマ，牛もも肉，鶏むね肉，卵，乳製品などから積極的に補給するようすすめる。分岐鎖アミノ酸を豊富に含む経腸栄養食品も市販されているため，活用するとよい。

脂質▶　脂質は少量でカロリーが高いため，摂食量が不足する患者の食事にはオリーブオイルや生クリームなどを加えて必要カロリーを摂取できるように工夫する（▶46ページ）。

水分▶　胸水などで体液の貯留がある一方で，発熱や発汗，努力呼吸によって水分の蒸発が増え，また，利尿薬を用いることで血管内の脱水が生じることもある。それぞれの患者の病態やインアウトを観察し，体液の貯留がある場合には体液がインバランス（過剰）にならないように，発熱がある場合には脱水が生じないよう調整することが重要である。

カルシウム▶　COPD 患者は，喫煙，運動量・食事量の減少などにより骨粗鬆症の合併頻度が高い。また，血清ビタミンDの減少も報告されているため，カルシウムやビタミンDの積極的な摂取が求められる[3]。骨が弱くなると咳をしただけでも骨折をする場合がある。牛乳やヨーグルト，チーズなどの乳製品やイワシのつみれ，カキなど，カルシウム含量の高い食品を積極的に摂取する（▶245ペー

1）日本呼吸療法医学会栄養管理ガイドライン作成委員会：前掲論文.
2）吉川雅則：慢性閉塞性肺疾患における栄養障害の病態と対策. 日本呼吸ケア・リハビリテーション学会誌 22:258-270, 2012.
3）日本呼吸器学会 COPD ガイドライン第5版作成委員会編：前掲書.

ジ, 表 16-1)。

食塩 ▶ 肺に水がたまっている場合には, 食塩の過剰摂取は水の貯留を悪化させるため, 6 g/日程度に制限する。しかし, 摂食量が少ない場合は, 結果として摂取される食塩の総量が抑えられることになるため, 過度な食塩制限は行わない。食事が十分にとれない患者に食塩制限を行うことで, さらに摂食量を減らしてしまうことのないよう注意する。

食事摂取上の ▶ 肺の過膨張により満腹感を感じやすいうえ, 1 回の食事量が多いと横隔膜の
留意点 挙上から呼吸困難感が生じるため, 少量頻回の経口摂取が有効である。食事だけで必要エネルギーをまかなえない場合には, 経腸栄養食品の経口摂取や高カロリーの飲料などを活用し, 食間にすすめる。食事の量を抑えてカロリーを上げるコツについては, 誤嚥性肺炎の食事療法を参照されたい(▶46 ページ)。

③ 看護上の注意

1 入院時のアセスメント

慢性的な呼吸不全により入退院を繰り返す患者は, 長期に及ぶ食事量の不足や欠食時の経静脈栄養の投与不足などから低栄養が進行する。これを防ぐために, 入院時の問診で食事の摂取量や体重の変化などを聞きとり, 浮腫がないかどうか観察し, 低栄養があれば早期に必要栄養量を充足する必要があることを医師に伝える。2〜3 日中に食事開始の目途がたたない場合には, 入院直後から経鼻胃管からの経腸栄養や高カロリー輸液の開始などを検討する。

2 入院中の食事

食事中に SpO$_2$ が保てない, 疲労感が強いなどにより, 食事量が必要量に満たないことが多い。低栄養は予後を悪化させるため, 経腸栄養食品や高カロリーの食品などを活用して, 少ない食事量でも栄養量が充足できるようにする(▶46 ページ, 食事の栄養量を増やすコツ)。

3 退院時の注意点

禁煙 ▶ 喫煙が疾患を増悪させることを十分に説明し, 喫煙は禁止する。むずかしい場合には, 禁煙外来などを紹介する。

食事 ▶ 自宅に退院する場合には, 本人や家族に必要な栄養量を具体的に食品を示しながら説明する。1 回の食事量が少量であれば分食をすすめ, 低栄養の進行を防止する。独居の場合には食事の準備が大きな負担になるため, 高栄養食品などの通信販売や地域の配食サービスを紹介し, 管理栄養士やケアマネジャーなどと相談しながら退院の調整を行う。栄養の過不足は, 浮腫がなければ体重測定により確認できるため, 週 1 回程度の定期的な測定をすすめる。

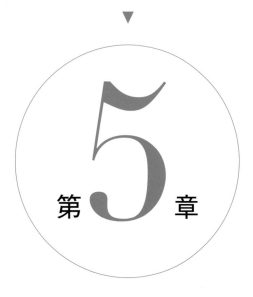

栄養食事療法

第 **5** 章

循環器疾患患者の
栄養食事療法

　　循環器疾患では，高血圧・虚血性心疾患・脳血管障害などがよく知られているが，閉塞性動脈硬化症・バージャー病・大動脈炎症候群などの動脈疾患，血栓性静脈炎などの静脈疾患，リンパ管疾患も含まれる。これらの疾患の予防や再発防止には，動脈硬化をおこす危険因子への対策が重要である。

　　本章では，その対策として栄養食事療法や生活習慣が重要である疾患について取り上げる。なお，循環器疾患は，肥満や，糖尿病・脂質異常症・痛風などの代謝性疾患により影響を受けているので，生活指導や食事指導ではこれらの原疾患についても参考にしてほしい。

A 高血圧症

① 栄養食事療法の原則

　　高血圧は，原因が明らかでない本態性高血圧と，二次性高血圧に分類される。本態性高血圧がおよそ90%を占め，遺伝因子と，食塩の過剰摂取，肥満，運動不足，アルコールの過剰摂取，喫煙，ストレスなどの環境因子が関与している。

　　治療の基本は生活習慣の修正（非薬物療法）で，日本高血圧学会では生活習慣の修正項目を発表している[1]。栄養食事療法にかかわる内容として食塩制限，野菜・果物の積極的摂取，適正体重の維持，節酒がある。これに基づき，日本人の食事摂取基準を参考に適正な栄養の摂取と規則正しい食生活へ導く。肥満者では肥満の是正と適正体重の維持を目標とする。

　　食塩摂取量が高血圧と密接な関係があること，また，食塩制限により降圧薬の使用量を少なくできることから，食塩制限がすすめられている。ただし，改善がみられない場合や高リスク者では薬物療法が併用される。

② 栄養食事療法の実際

エネルギー▶　25～30 kcal/標準体重 kg/日を目安に BMI 25 未満の適正体重を維持する。B「動脈硬化症」の項を参照（▶60ページ）。

タンパク質▶　1.0～1.2 g/kg/日を目安とする。

脂質▶　脂質エネルギー比率は20～25%とする。脂質異常症などを合併している場合は B「動脈硬化症」の項を参照（▶60ページ）。

食塩▶　6 g/日未満とする。

　　2019（令和元）年度の国民健康・栄養調査によると，食塩の平均摂取量は男

1）日本高血圧学会治療ガイドライン作成委員会編：高血圧治療ガイドライン2019．ライフサイエンス出版，2019．

▶表 5-1　食塩を多く含む加工品

食品名	100 g 中の食塩(g)	常用量あたり	
		量(g)	食塩(g)
うどん(ゆで)	0.3	200	0.6
食パン	1.2	60	0.7
塩ザケ	1.8	40	0.7
シシャモ	1.2	30	0.4
たらこ(生)	4.6	30	1.4
アジ干物(生)	1.7	60	1.0
のりつくだ煮	5.8	15	0.9
しらす干し	6.6	15	1.0
めざし(生)	2.8	10	0.3
蒸しかまぼこ	2.5	20	0.5
焼きちくわ	2.1	40	0.8
ロースハム	2.3	20	0.5
プロセスチーズ	2.8	20	0.6
クラッカー	1.5	20	0.3
ポテトチップス	1.0	30	0.3
あんパン	0.3	90	0.3

（日本食品標準成分表 2020 年版〈八訂〉による）

▶表 5-2　食塩 1 g に相当する調味料

調味料	重量(g)	目安量
濃い口しょうゆ	6.5	小さじ 1 杯強
薄口しょうゆ	6	小さじ 1 杯
減塩しょうゆ	12	大さじ 1 杯弱
淡色辛みそ	8	大さじ 1/2
甘みそ	16	大さじ 1 杯
ウスターソース	12	大さじ 1 杯弱
濃厚ソース	18	大さじ 1 杯
トマトケチャップ	32	大さじ 2 杯
マヨネーズ	50	大さじ 3 杯

（日本食品標準成分表 2020 年版〈八訂〉による）

▶表 5-3　おもな調理品の食塩の量

調理名	食塩量
みそ汁(1 杯)	1.2〜1.5 g
うどん，そば(1 杯)	5.4 g(汁 4.8 g，めん 0.6 g)
タコ焼き(8 個)	3.5〜4 g
にぎり寿司(8 貫)	1〜1.2 g(さらにつけしょうゆで 1.2〜1.5 g)
おにぎり(市販品 1 個)	1〜1.5 g
チャーハン(1 杯)	2 g
かつ丼(1 杯)	4〜5 g
インスタントラーメン(1 袋)	4.5〜6.0 g
野菜ジュース(コップ 1 杯 150 mL)	0.9 g

性で 10.9 g/日，女性 9.3 g/日であり，健康日本 21(第二次)の目標量である「1日あたりの食塩摂取の平均値 8 g」に達していない。国民健康・栄養調査によると，総摂取食塩量の約半分をしょうゆ・みそなどの調味料，漬物，塩蔵品で摂取していることから，これらの調味料の使い方や漬物の摂取量の調整がポイントとなる。加工品・調味料・調理品の食塩量を表 5-1，5-2，5-3 に示した。

▶表5-4　食塩を制限した調理のおいしい食べ方の一例

刺し身	減塩しょうゆとわさびで食べる
焼き魚	塩をつけないで焼く ・つけしょうゆで食べる。 ・ダイコンおろしを添える。 ・レモン汁をかける。
から揚げ	塩で下味をつけない ・コショウをふって小麦粉をつけて揚げる。 ・小麦粉にカレー粉を混ぜたものを衣にして揚げる。 ・レモン汁をかける。
サラダ	塩で調味しない ・マヨネーズやドレッシングで食べる。
みそ汁	家族と同じ味つけ ・具をたっぷり入れて，汁を半分に減らして盛りつける。 みその量を減らす ・ユズの皮を添える。 ・しっかりだしをとる（煮干しの場合は前夜から入れておくとよい）。

　これらを利用して減塩でもおいしく食べやすい献立や調理法を工夫する（▶表5-4）。できるだけ下味をつけないで調理して，食べる直前に味をつけると塩味を感じやすく，喫食者の満足度を上げることができる。

アルコール▶　アルコール摂取直後は血管が拡張され血圧は低下する。しかし，長期的な過剰飲酒は血圧上昇の原因となるので，とくにアルコール多飲者に対しては適量を指示する（まもれない場合は禁酒を促す）。1日の摂取量は，日本酒は1合，ビールは中びん1本，ワインはグラス2杯が適量とされている。

　また，アルコールが過剰になるとつまみが増え，これに伴って食塩摂取量が増える可能性がある。さらに，食事内容もかたよる傾向にあり注意が必要である。

カリウム▶　2〜4g/日とする。利尿降圧薬を服用している場合は，低カリウム血症をおこさないように注意する。カリウムを多く含む食品には果物，海藻類，野菜類などがあり，十分な摂取をすすめる。ただし，肥満者では果物が過剰にならないよう1日量を決める。

③ 看護上の注意

　本態性高血圧において，心血管疾患などの予防という高血圧治療の目的を達成するためには，高血圧以外の疾患や生活習慣といった危険因子にも配慮が必要である。アメリカの大規模研究において，食塩制限，DASH食[1]，節酒，減

1）DASH食：野菜・果物・低脂肪乳製品などが豊富で，飽和脂肪酸とコレステロールが少ない。

量，禁煙，運動療法での降圧作用が明らかにされている。減塩（平均食塩摂取減少量4.6g/日），DASH食，体重減少（平均体重減少量4.0kg），運動（30〜60分の有酸素運動），節酒（平均減少量76%）のそれぞれによって，拡張期圧は2〜3mmHg，収縮期圧は3.5〜6mmHg低下することが報告されている[1]。減量や禁煙，減塩などの生活習慣を修正することで，軽度の降圧や降圧薬の作用の増強が期待され，これらの項目を複合して実施することでより効果的となる。健常者においても高血圧予防の観点から推奨されていて，高血圧患者に対しては降圧薬服用の有無にかかわらず，生活習慣の修正を積極的にすすめる。

1 栄養・摂食状態の把握

漬物・つくだ煮・汁物など食塩含量の多い食品やメニューの摂取頻度，また肥満傾向にある場合は，間食や主食の摂取頻度や量を確認する。アルコール摂取量を把握する。過剰摂取が疑われる場合は，食塩量やエネルギー量の算出を管理栄養士へ依頼する。

2 食事指導上のポイント

栄養食事療法は継続することではじめて効果を発揮する。患者のいままでの生活習慣を把握し，日常生活のなかでの具体的な改善点を見いだし，継続できるところから始めるよう助言する。とくに，高齢者では味覚の鈍化もあり，厳しすぎる管理は患者のQOLを著しくそこねる可能性がある。さらに加齢とともに頑固になる傾向もあるため，患者の性格や嗜好，栄養食事療法に対する関心度などを評価して慎重に進める。

また，食塩制限にあたっては，調理するときの工夫だけでなく，食事をするときのかけしょうゆやつけしょうゆ，ソースなど，食べる直前の調味料の節約もポイントとなる。食事をする患者自身へも，食塩制限の重要性と調味料などに含まれる食塩の量についての理解を促す。また，最近は多くの市販食品に栄養表示がなされている。ナトリウム（Na）は食塩相当量として表示されている。ナトリウムで表示されている場合，以下の計算式によって換算することができる。

食塩相当量（g）＝ナトリウム（mg）×2.54÷1000

3 生活指導上のポイント

肥満を伴う場合はウォーキングやジョギングなど適度な運動をすすめ，消費エネルギーの増加をはかる（主治医の許可を得る）。

1）日本高血圧治療ガイドライン作成委員会編：前掲書．

B｜動脈硬化症

① 栄養食事療法の原則

動脈硬化症は代表的な生活習慣病の 1 つであるが，生命を危機にさらしたり，重篤な後遺症を残すこともある。予防が第一であり，日常生活指導や自己管理の啓蒙が重要となる。個々の患者の危険因子（▶表 5-5）を明らかにして，これらの改善に向けた食事や生活指導を行う。肥満・糖尿病・脂質異常症などの栄養食事療法が重要となる疾患や徴候がみられる場合については，これが改善できるよう食事量を調整する。

② 栄養食事療法の実際

適正体重を目標にした栄養素バランスのとれた食事摂取が基本となる。身体活動量や嗜好・食習慣を考慮して継続可能な食生活を支援する。

エネルギー▶　適正体重維持に必要な量と考える。ただし，肥満者や糖尿病を合併している場合は，これらの治療に効果的なエネルギー量になるようにさらに調整する（▶目安となるエネルギー量の算出については，138 ページ）。

糖質▶　エネルギー比率は 50〜60％程度とする。

タンパク質▶　1.0〜1.2 g/kg/日を目安にする。動物性タンパク質偏重は動物性脂肪摂取過剰をまねきやすく脂質異常症の原因となりやすい。肉・魚類，ダイズ製品，卵，乳製品など良質で動物性脂肪の少ないものを選ぶ。血栓予防の観点からも，n-3 系脂肪酸を多く含む魚介類の摂取をすすめる。とくに，肉類に嗜好がかたよっている患者では，肉と魚の摂取量を半々か，やや魚介類を多めにする。

脂質▶　エネルギー比率を 20〜25％に調整する。動物性脂肪に多く含まれる飽和脂肪酸の摂取過剰は血清コレステロール濃度を高め，冠状動脈疾患の発症率を高める。過剰とならないように植物性油や魚油の割合を多くする。魚類に多く含まれる n-3 系脂肪酸は血栓予防の効果があるといわれている。日本人の食事摂取基準（2020 年版）では，成人では飽和脂肪酸エネルギー比率 7％以下，n-6 系脂肪酸 8〜11 g/日，n-3 系脂肪酸 1.6〜2.2 g/日が推奨されている。不飽和脂肪酸は体内で容易に過酸化物を生成することから，これを抑えるためにビタミン C やビタミン E などの抗酸化物を同時に摂取することが大切である。脂

▶表 5-5　動脈硬化症の危険因子

脂質異常症，喫煙，高血圧，糖尿病（耐糖能異常を含む），
慢性腎臓病（CKD），肥満（とくに内臓脂肪肥満），加齢，
性差，家族歴

▶表 5-6　脂肪酸とその種類

分類	脂肪酸の名称	多く含む食品
飽和脂肪酸	ミリスチン酸	ヤシ油，牛脂，豚脂，パーム油
	パルミチン酸	パーム油，ショートニング，豚脂，牛脂など
	ステアリン酸	牛脂，豚脂など
	ラウリン酸	ヤシ油
	カプリル酸	バター
一価不飽和脂肪酸	オレイン酸	オリーブ油，なたね油，ピーナッツ油，サフラワー油(ハイオレイック)など
多価不飽和脂肪酸	*n-6系* リノール酸	サフラワー油，トウモロコシ油，ゴマ油，ダイズ油など
	アラキドン酸	豚脂，ウニなどに含まれるが量は少ない
	n-3系 α-リノレン酸	アマニ油，エゴマ油
	エイコサペンタエン酸(EPA)	サバ，イワシ，ブリなどの魚油
	ドコサヘキサエン酸(DHA)	サバ，本マグロ脂身，ブリ，イワシなどの魚油

肪酸とその種類を**表 5-6** に示す。

　また，トランス脂肪酸を多量に摂取すると，冠状動脈疾患のリスクが高まることが確認されている。WHO は，トランス脂肪酸の摂取を総エネルギー摂取量の 1%未満とすることを推奨している。トランス脂肪酸は，不飽和脂肪酸を多く含む液体の油脂に，水素を添加することで飽和脂肪酸を増やし固形化する過程で生じる。マーガリンやショートニング，これらを原材料にして作られるパンやケーキ，ドーナッツなどに含まれている。

　血清コレステロールが高い場合は，レバーや内臓・卵類などコレステロールの多い食品の摂取を制限して，食事中のコレステロール摂取量を 200 mg/日以下にする。コレステロールの多い食品のおもなものを**表 5-7** に示す。

ビタミン▶　ビタミン C やビタミン E などの抗酸化ビタミンの摂取をすすめる。

食物繊維▶　20〜25 g/日の摂取をすすめる。水溶性のペクチン・マンナン・グアーガムなどの付加で，脂質異常症の改善や血糖値の低下といった効果が報告されている。野菜・果物・海藻類は 350 g/日以上を目標に，食物繊維が不足することのないよう十分摂取する。また，十分な摂取が望めない場合は，水溶性食物繊維であるグアーガム分解物・難消化性デキストリン(パインファイバー® など)など特定保健用食品の使用を考慮する。

食塩▶　6 g/日未満を目標とする。

カリウム▶　カリウムはナトリウムと拮抗し，降圧作用があるので，2〜4 g/日を目安に野菜・海藻類などで十分摂取する。

▶表 5-7　コレステロールの多い食品

食品名	常用量あたり		100 g あたりのコレステロール (mg)
	目安量(g)	コレステロール(mg)	
鶏レバー	60	222	370
牛レバー	60	144	240
若鶏もも(皮付)	60	53	89
若鶏手羽さき(皮付)	60	72	120
イカ(生)	80	168〜280	210〜350
いくら	20	96	480
かずのこ(塩蔵)	30	69	230
たらこ	20	70	350
シシャモ	50	115	230
めざし	30	30	100
しらす干し	20	50〜78	250〜390
鶏卵	50	185	370
卵黄	15	180	1,200
プロセスチーズ	25	20	78
バター	10	21	210
カステラ	30	48	160

（日本食品標準成分表 2020 年版〈八訂〉による）

③ 看護上の注意

1 栄養・摂食状態の把握

A「高血圧症」に準ずる（▶59 ページ）。

2 生活指導上のポイント

　動脈硬化症患者の生活指導の目的は，その危険因子の除去にある。自覚症状に乏しいので，患者の危険因子の程度と，それによる身体への影響についての理解を促す。また，生活習慣が改善され，危険因子が除去されても自覚症状にはあらわれにくいため，臨床検査データや体重の変化を観察しつつ，長期の援助を行うことが重要である（▶表5-8）。血液検査データは客観性があり，これが改善することで生活（とくに食事）変容による効果を実感できる。こうした臨床検査データの変化を生活態度の変化や入院治療と結びつけて，危険因子の軽減の重要性について説明する。ストレスによる影響も大きいため，日常生活の過ごし方や，仕事での様子，さらにこれを糸口に対人関係などを聞きとり，改

▶表 5-8　生活習慣の改善すべき項目

禁煙	禁煙必須。受動喫煙を防止する。
体重管理	定期的に体重を測定する。BMI<25 であれば適正体重維持，BMI≧25 の場合は，体重減少をはかる。
食事管理	適正なエネルギー量で，栄養素をバランスよく摂取。食物繊維の摂取を増やす。 飽和脂肪酸やコレステロールを過剰摂取しない。トランス脂肪酸の摂取を控え，n-3 系多価不飽和脂肪酸の摂取を増やす。 食塩摂取量は 6 g/日未満を目ざす。
身体活動・運動	中等度以上の有酸素運動を中心に習慣的に行う(毎日 30 分以上を目ざす)。座位行動を減らし，活動的な生活を送る。
飲酒	アルコールはエタノール換算 25 g/日以下におさえ，休肝日を設ける。

(日本動脈硬化学会編：動脈硬化性疾患予防ガイドライン 2022 年版，p.155，日本動脈硬化学会，2022 をもとに作成)

善策について話し合う。適度な運動は，ストレスの軽減や消費エネルギー量の増大，HDL コレステロールの増加効果が期待できる。運動を規則的に行うことでライフスタイルの改善につながればさらに効果的である。

C｜虚血性心疾患

① 栄養食事療法の原則

　虚血性心疾患は，冠状動脈の狭窄などにより血流量が減少して，心筋が必要としている酸素供給が保たれなくなった状態(虚血)で，その程度によりおもに狭心症と心筋梗塞に分かれる。

　治療の目的は心筋梗塞の予防・再発防止で，高血圧・喫煙・脂質異常症・高尿酸血症・糖尿病・肥満・ストレスなどの冠状動脈硬化の危険因子の除去を目ざす。したがって，栄養食事療法の基本は動脈硬化症と同様である。心筋梗塞では胸痛が消失するまでは絶食とし，まずは胸痛の除去がはかられる。経静脈栄養から徐々に経管・経腸栄養，経口摂取へと移行する。

② 栄養食事療法の実際

エネルギー▶ 軽い労作で 25〜30 kcal/kg/日，ふつうの労作で 30〜35 kcal/kg/日とし，適正体重維持を目標とする。

タンパク質▶ 日本人の食事摂取基準(2020 年版)を目安に 1.0〜1.2 g/kg/日とする。

脂質▶ 脂質エネルギー比率は 20〜25％(70 歳以上では 15〜25％)とし，脂質異常症予防の観点から，動物性脂肪へかたよらないようにする(▶60 ページ)。

食塩▶ 摂取量は 6.5〜7.5 g/日，高血圧症がある場合は 6 g/日未満とする。糖尿

病・脂質異常症などの合併症がある場合には，これらの栄養食事療法に準じて調整する。

● 心筋梗塞

心筋梗塞では，胸痛消失後の経口摂取開始時は流動食とし，経過をみながら分がゆ食，全がゆ食へと食形態を上げる。常食摂取時は，基本的には原疾患に準ずる（▶60ページ，B「動脈硬化症」）。

● 狭心症

狭心症では発症のタイプにより食生活のポイントが異なる。安定狭心症では過食後に狭心発作をおこしやすいので過食は避ける。冠攣縮性狭心症では多量飲酒を避ける。冠血栓性狭心症では食事は少量とし，消化のよいものを選択する。便秘予防のため食物繊維の摂取をすすめる。

③ 看護上の注意

患者の日常生活のなかの危険因子を評価し，改善を指導する。問題意識の不十分な患者が多いので，現在の身体状況（症状など）をふまえた十分な説明が必要となる。経時的観察目標を参考に経過を観察する。

D 心不全

① 栄養食事療法の原則

心臓が全身の各臓器に必要十分な血液量を拍出できなくなった状態を心不全という。原因となる基礎疾患の大半を虚血性心疾患と高血圧症が占める。予防は高血圧・冠動脈疾患・肥満・糖尿病のコントロール，禁煙，適量のアルコール，身体活動・運動がすすめられている。

症状▶　左心不全では左心拍出量の低下により肺にうっ血がおこり，喀血・呼吸困難・起座呼吸[1]が出現する。とくに夜間の突発性呼吸困難は左心不全の特徴的症状である。右心不全は全身の静脈にうっ血が生じ，頸静脈など表在静脈の怒張がおこり，うっ血性肝腫大・浮腫・腹水が出現する。

治療▶　治療は，心不全の病状に対して血管拡張薬（末梢血管抵抗の軽減），利尿薬（循環血液量の減少）や強心薬（心筋の収縮力増大）などの薬物療法が行われる。また，生活活動の制限・安静・原疾患に対する栄養食事療法が行われる。

1）仰臥位など身体を横にすると生じ，上体を起き上がらせると改善する呼吸困難。

　ナトリウムの過剰摂取は循環血液量を増加させ，浮腫を助長する。循環血液量を減らし，心臓の負荷を減らすには，食塩制限が最も効果的である。ただし，利尿薬を使用している場合は低ナトリウム血症に注意する。

　心臓に負担をかけないよう食事は大食を避け，頻回食とする。

② 栄養食事療法の実際

　心不全が長期にわたる場合は，食欲の低下から栄養状態が低下している場合もあるので，身体計測値(身長，体重，体重減少の有無など)や血液データによりモニタリングを行い，適正量を決定する。

エネルギー▶　日本人の食事摂取基準を参考に，適正体重の維持を目標にする。肥満が合併している場合は減量する。重症では過剰にならないよう注意する。

タンパク質▶　食欲低下，肝機能障害，消化管粘膜浮腫によるタンパク質吸収低下などにより低タンパク血症をおこすことがあるので，腎障害がない限り十分補給する(1.0〜1.2 g/kg/日)。魚類・肉類・ダイズ製品・乳製品など良質なものを選択する。

脂質▶　LDLコレステロール(低比重リポタンパク質コレステロール low density lipoprotein cholesterol)が高い場合は，動物性脂肪やコレステロールを制限して魚油や植物性の油を中心にする。

カリウム▶　利尿薬などによる尿中への排泄増加や，全身状態の悪化に伴う摂取不足により，低カリウム血症を生じやすいので，血清中カリウム濃度をモニタリングしながら補給する。野菜・果物は食物繊維だけでなく，カリウム補給の面からも十分補給する。

食塩▶　食塩摂取量は，6.0 g/日未満とする。重症ではより厳格な制限を検討する。減塩食については，献立を工夫し，食欲低下が生じないようにする(▶58ページ，表5-4)。なお，香辛料は極端に制限する必要はない。

水分▶　水分制限は必要ないが，過剰な摂取は控える。一般的には1,500〜2,000 mL/日以下に制限する。

嗜好品▶　アルコールは，末梢血管の拡張や心拍数を増加させ，心臓に負担をかけるので禁止とする。ただし，軽症では少量(純アルコール換算30 g/日未満)は可とする。

③ 看護上の注意

1 栄養・摂食状態の把握

　A「高血圧症」に準ずる(▶59ページ)。

2 食事指導上のポイント

　食塩制限の継続がポイントとなる。食塩の摂取が多くなると体内の水分貯留

が多くなることを理解してもらう。短期間での体重増加や利尿薬による体重の減少などの経験と関連づけると効果的である。

3 薬物への影響

食物が薬の効果に影響を与える場合があるので，服用者には注意を促す。

グレープフルーツに含まれるフラノクマリン誘導体により，カルシウム拮抗薬の効果が増強される。グレープフルーツやそのジュースを禁止する。

抗凝固薬(ワルファリンカリウム)はビタミンKにより効果が低下する。腸管内でビタミンKを産生する納豆やクロレラは禁止となるので注意する。また，ブロッコリーやホウレンソウなどの緑黄色野菜はビタミンKを多く含むが，日常的な摂取量ではほとんど問題にならない。神経質になりすぎないよう気を配る。とくに高齢者では偏食などから栄養不足になりやすいので注意する。

β遮断薬は，食後に狭心症発作をおこす場合では食前に服用させる。抗血小板薬(アスピリンなど)服用時は禁酒とする。

4 生活指導上のポイント

喫煙は循環器系・呼吸器系に悪影響を及ぼすので禁煙とする。

E｜脳血管障害

① 栄養食事療法の原則

脳に一過性ないし持続性の出血または虚血を生じるものを総称して，脳血管障害という。急激に生じた脳血管障害は一般に脳卒中[1] とよばれる。出血を生じるものに脳内出血・クモ膜下出血が，虚血を生じるものに脳梗塞・一過性脳虚血発作 transient ischemic attack(TIA)がある。

頭痛・片麻痺・意識障害などが出現する。また，障害の部位により，運動麻痺・感覚麻痺・言語麻痺・視野障害など，障害部位に特有の症状が出現する。

急性期には救命，神経症候や続発する脳浮腫の改善が，慢性期では後遺症のリハビリテーションと，脳卒中の予防と再発防止に向けての栄養食事療法・生活指導が行われる。

急性期▶ 意識障害・嚥下障害がある場合は経静脈栄養として，できるだけ早く経腸栄養へ移行する。

慢性期▶ 経口摂取開始にあたっては，嚥下機能を確認する。摂食機能障害がある場合

1）脳卒中の「卒」は突然に，「中」はなにかにあたって倒れることを意味していて，「突然倒れる」という疾患の状態をあらわした言葉である。

▶表 5-9　誤嚥や窒息を避けるための食品の条件

以下の 4 つの条件を満たすもの
1. かまなくても舌で押しつぶせるかたさのもの
2. 滑るように咽頭を通過するもの
3. 口腔や咽頭でばらばらにならず付着しにくいもの
4. 密度が均一で適当な粘度や凝縮性があるもの

▶表 5-10　誤嚥や窒息をしやすい食品と調理

形状	食品・調理法
水状のサラッとした液体	みそ汁，お茶，ジュースなど
かたくて口腔内でばらばらになり，まとまらないもの	肉，かまぼこ，こんにゃく，イカ，タコ，ゴボウ，タケノコなど
極端に水分の少ないもの	パン，イモなど
口腔内や咽頭に付着しやすいもの	のり，ワカメ，菜っ葉の葉先など
粘度が高い食品	もちなど
酸味が強くむせやすいもの	かんきつ類，オレンジジュースなど
気管に入りやすいもの	種実類(ピーナッツなど)，マメ類(ダイズなど)など

は機能に合わせた嚥下食を選択し，必要栄養量確保へ向けた摂食訓練を行う(▶39～42ページ)。経口摂取が不可能な場合は経管・経腸栄養とする。長期に及ぶ場合は胃瘻などによる補給が行われる。

　脳血管障害の危険因子となる原疾患(高血圧症・糖尿病など)がある場合には，それぞれの栄養食事療法に準じて栄養量を検討する。患者には高齢者が多いので，低栄養の予防，再発防止，動脈硬化を促進しないことが目標となり，そのためにも食事管理が重要である。

② 栄養食事療法の実際

　栄養状態を評価して必要栄養量を確保する。摂食・嚥下機能障害がある場合は，適切な献立・調理法(やわらかさ)や総合栄養食品(経腸栄養剤)を選択して，必要栄養量を確保する(▶表5-9, 5-10)。経口摂取が困難な場合は，経鼻あるいは胃瘻・空腸瘻などを利用した経管・経腸栄養法が検討される。

エネルギー▶　25～30kcal/kg/日を基準とする。

タンパク質▶　1.0～1.2g/kg/日の範囲で個々の状況に適した必要量を決定する。

脂質▶　エネルギー比率20～25％を目安とする。また，エイコサペンタエン酸(EPA)・ドコサヘキサエン酸(DHA)は脳梗塞や心筋梗塞に対する予防効果が知られている。動脈硬化を予防する脂肪の選択が重要となる(▶60ページ)。

食物繊維▶　20～25g/日を目安とする。

食塩▶　6 g/日未満を目安とする。

水分▶　心不全・腎不全がなければ，40〜50 mL/kg/日として，尿量 1,500 mL/日を目安にする。

アルコール・喫煙▶　アルコールの多飲は脳梗塞の危険因子となる。予防には 1 日の摂取量を 25 g 以下にする。節酒(日本酒 1 合，ビール中 1 缶)，または禁酒とする。禁煙し，受動喫煙を避ける。

摂食・嚥下障害時の調理のポイント▶　水分の多いものは，かたくり粉・小麦粉・増粘剤・ゼラチンなどを利用してとろみをつけるか，ゼリー状にする。市販のとろみ剤を利用すると粘度調整が手軽にできる。ゼリー状・ムース状・プリン状にすると嚥下しやすい。また，固形の食品はいったんやわらかく調理したのち，ミキサーにかけ，とろみをつけたり，ゼリー状にしたりする。

③ 看護上の注意

1 栄養・摂食状態の把握

　　摂食機能の評価を行う。咀嚼障害・嚥下障害・意識障害・運動機能障害などの機能障害の度合いを把握して，摂取可能な食形態を観察し，食事介助する。

　　摂食機能障害により十分に摂取できない場合，低栄養や脱水を生じやすい。飲水や喫食量の確認とともに，体重測定，電解質バランスのチェックを行う。とくに，下痢や発熱のある患者では水分摂取不足に注意する。

2 患者・家族への指導

　　摂食機能障害がある場合は，食品選択や調理方法，誤嚥を防ぐ食事介助などについて，家族や介護者への十分な指導が必要である。教育は介護者が中心となるが，家族も含めて嚥下食についての理解を促す。また，片麻痺や言語障害などの後遺症が残った場合は，家族のサポートが重要となる。必要に応じて，その人に合ったスプーンや椀といった自助食器などを介護者へ紹介する。

　　寝たきりが予測される場合は，褥瘡予防対策も必要である。褥瘡予防の観点からも適正な栄養補給が基本となる。十分な栄養量が確保できない場合は，経静脈栄養や経管・経腸栄養の検討が必要となることから，喫食量の確認が重要となる。

3 薬物への影響

　　ワルファリンカリウムなどの薬と食物の関係についても注意する(▶66 ページ)。

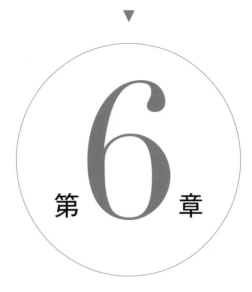

第**6**章

消化器疾患患者の
栄養食事療法

A 上部消化管疾患

① 急性胃炎

● 栄養食事療法の原則

重症の場合は絶食とするが，症状がおさまれば流動食から開始する。嘔吐や腹痛などの症状がなければ，徐々に軟食へ移行させる。

● 栄養食事療法の実際

糖質▶ 米飯，パン，めん類などの精製された穀類が，胃酸分泌亢進作用が少なく，効率のよいエネルギー源として適している。甘味の強いものは，胃内滞留時間が長くなり胃液分泌が亢進するため控える。

タンパク質▶ タンパク質は胃酸の中和・緩衝作用を有し，粘膜の修復を促進するので，高タンパク質食が望ましい。しかし，肉類や肉エキスなどのように，食品の種類や調理法によっては胃酸分泌を促進してしまうこともあるので，調理方法を工夫する。

脂質▶ 脂質は胃酸分泌を抑制するが，胃内滞留時間が長くなり，もたれや膨満感の原因ともなる。消化のよい乳化油脂(バター，マーガリン，マヨネーズ)や酸化していない良質の油を少量用いる。

食物繊維▶ 食物繊維(とくに不溶性)が多い食品は胃酸の分泌を促進するため，量・調理法を工夫する。

香辛料・嗜好品▶ 辛い香辛料，塩辛いもの，カフェインは胃粘膜を刺激し，胃酸分泌を促進するので控える。アルコールも胃粘膜にびらんなどを引きおこしやすく，胃酸分泌を亢進し増悪因子となるので，とくに活動期には禁忌である。

その他▶ 過食や過飲を避け，規則正しい食生活を心がける。

② 慢性胃炎

1 過酸性胃炎

● 栄養食事療法の原則

治療は，誘因と考えられるものを取り除き，全身の安静を保つことである。おもな誘因として，外因性では副腎皮質ステロイド薬や非ステロイド性抗炎症薬などの内服薬，カフェイン・アルコール・香辛料などの嗜好品，アニサキス・黄色ブドウ球菌などの毒素，内因性では手術，熱傷，外傷，疲労，精神的

ショックなどによるストレス，食物などの胃粘膜アレルギーなどがあげられる。胃の運動や胃液の分泌を亢進しないよう，消化のよい食事とする。

● 栄養食事療法の実際

肉類▶ 　肉類・肉エキスはガストリンを刺激し胃液を分泌させるので，控え目にする。

脂質▶ 　脂質は胃液分泌を抑制するが，とりすぎは胃内滞留時間が長くなり胃に負担をかけるので，消化のよい乳化油脂を適量用いる。

香辛料・嗜好品▶ 　アルコール飲料・カフェイン飲料・香辛料・酸味料・炭酸飲料などは控え目にする。

食物繊維▶ 　食物繊維を多く含む食品は胃内滞留時間が長くもたれやすいので，量を少なくするか，やわらかくして提供する。

その他▶ 　できるだけ空腹は避ける。

2 無(低)酸性胃炎

● 栄養食事療法の原則

　無(低)酸状態では，胃の運動や胃液の分泌などが低下し，胃もたれなどの不快感や食欲不振・消化不良を生じやすい。そのため，胃の運動や胃液の分泌を促進する食事が望ましい。

● 栄養食事療法の実際

タンパク質▶ 　塩酸・ペプシンの分泌量の低下によりタンパク質の消化がわるくなっているので，過量にならないように注意する。また，消化しやすいように加熱時間や調理形態も工夫する。胃内殺菌作用も低下しているため，新鮮な材料を選び，清潔に調理する。

脂質▶ 　脂質は胃内滞留時間が長く負担がかかるので，乳化油脂を適量摂取する。

香辛料・嗜好品▶ 　適度なアルコール飲料・香辛料・酸味料は，食欲増進や胃液の分泌を促進させるため望ましいが，過量に注意する。

その他▶ 　1回の食事量を減らし，食事回数を多くする。よくかんでゆっくり食べる。

③ 胃・十二指腸潰瘍

● 栄養食事療法の原則

　心窩部痛や嘔吐などの症状が多くみられ，それにより食事摂取量が減少し，低栄養状態に陥りやすい。低栄養状態では粘膜組織の修復が遅延するため，栄養状態の改善が必要である。

　近年，ヒスタミン H_2 受容体拮抗薬やプロトンポンプ阻害薬などの強力な胃

酸分泌抑制薬が出現し，厳しい食事制限を行う必要がなくなった。一方，寛解と再燃を繰り返し慢性に経過する疾患であることから，再燃を防ぐためにもエネルギー産生栄養素をバランスよくとり，規則正しい食生活とすることが大切である。

　食事に際しては，脂質を多くとると胃内滞留時間が長くなり，胃液の分泌が増加する。また下部食道括約部 lower esophageal sphincter（LES）の作用が抑制されるため，胃内容物が食道内に逆流しやすくなる。したがって，急性期には原則として脂質の摂取を減らす。潰瘍への強い物理的刺激（過熱・過冷の飲食物，塩分など），化学的刺激（アルコール，香辛料，カフェインなど）を避けることも大切である。暴飲暴食，不規則な食生活，粘膜への刺激物といった，胃・十二指腸への負担となる食事因子を減らすことが，再発防止につながる。

● 栄養食事療法の実際

　食事摂取量の減少や嘔吐などで電解質異常がみとめられる場合は末梢静脈栄養法で補正する。潰瘍や低栄養状態の程度により中心静脈栄養法を選択する。

　経口摂取が可能であれば，流動食から開始し，状態をみながら三分，五分へと食形態を上げる。経口摂取が不十分な場合は経腸栄養剤を組み合わせる。

エネルギー▶　30〜35 kcal/標準体重 kg/日とする。

糖質▶　胃酸分泌亢進作用が少なく，効率のよいエネルギー源として精製された穀物が適している。甘味の強いものは，胃内滞留時間が長くなり胃液分泌が亢進するため控える。

タンパク質▶　1.2〜1.5 g/標準体重 kg/日とする。タンパク質は胃酸の中和・緩衝作用があり，また粘膜の修復を促進するので，高タンパク質食が望ましい。しかし，肉類や肉エキスなどは胃酸分泌を促進する場合もあるので，調理方法を工夫する。

脂質▶　エネルギー比率20〜25％とする。脂質は胃酸分泌を抑制するが，胃内滞留時間が長くなり，もたれ，膨満感の原因ともなるので，消化のよい乳化油脂や酸化していない良質の油を少量用いる。

食物繊維▶　食物繊維（とくに不溶性）が多い食品は胃酸分泌を促進する。そのため，量や調理法を工夫する必要がある。

香辛料・嗜好品▶　辛い香辛料，塩辛いもの，カフェインは胃粘膜を刺激し，胃酸分泌を促進するため控える。アルコールも胃粘膜にびらんなどを引きおこしやすく，胃酸分泌を亢進し増悪因子となる。とくに活動期には禁酒とする。

● 看護上の注意

　空腹時に痛みがあるときには，軽食や牛乳をとることで症状が改善することがある。その場合には間食をすすめる。過度な食事制限は不要であり，規則正しい食生活，バランスのとれた食事が大切であることを指導する。慢性に経過する疾患であるので，症状が軽減したら，ある程度患者の症状やライフスタイ

ル・嗜好に合わせた食事指導を行う。

● 手術を必要とする胃・十二指腸潰瘍の栄養食事療法

第 13 章 B-②「胃の摘出手術」の項を参照されたい（▶185 ページ）。

● 内視鏡治療後に生じる潰瘍に対する栄養食事療法

近年，早期胃がんに対して内視鏡治療が一般的になっている。内視鏡治療の利点は，身体への負担が少なく，胃が温存できることである。対象は，胃の粘膜内にとどまり，リンパ節転移のない早期胃がんである。内視鏡治療には，胃の粘膜病変を挙上して鋼線のスネアをかけ，高周波により焼灼切除する内視鏡的粘膜切除術 endoscopic mucosal resection（EMR），高周波ナイフを用いて病巣周囲の粘膜を切開し，さらに粘膜下層を剝離して切除する内視鏡的粘膜下層剝離術 endoscopic submucosal dissection（ESD）がある。

これらの治療で病変を取り除いた部分は，人工的な潰瘍となる。したがって，内視鏡治療後の食事は，胃・十二指腸潰瘍の栄養食事療法に準じる。

◉ 内視鏡治療直後の食事

手術当日と術後 1 日目は絶食となる。切除した病変の大きさなどにもよるが，通常術後 2 日目から食事を開始する。胃への負担を少なくするため，胃潰瘍食に準じ，消化のよい食品を使用し，消化のよい調理法とする。胃の負担を少なくするため，よくかんでゆっくり摂取するよう指導する。

◉ 退院後の食事

治療後の潰瘍は順調に治癒していくが，切除した病変部の組織が瘢痕化（修復）するまで 1〜2 か月かかることがある。退院後 2 週間は，胃内滞留時間の長い食品，刺激の強いものや消化のわるいもの（塩辛いもの，酸味の強いもの，トウガラシなどの辛い香辛料，冷たいもの，熱いもの，コーヒー・炭酸飲料・アルコール等の嗜好品など）は避ける。

その他，激しい運動や重労働は避け，黒色便，潜血便，めまい・ふらつき，急激な腹痛，吐きけ・嘔吐などの症状があれば，受診するよう指導する。

④ 胃食道逆流症 gastroesophageal reflux disease（GERD）

● 栄養食事療法の原則

胃食道逆流症は高齢者に多く，また再発率も高い。重症例では難治性のこともあり，再発の防止や QOL の向上のためにも，栄養食事療法を含めた生活指導が重要となる。

栄養食事療法では，胃食道逆流をおこさないよう，胃排出遅延や LES 圧低下の原因となる食事を避けることが最も重要である。また胃酸濃度を抑える食

事とし，逆流物による食道粘膜障害を防ぐことも大切である。

　高度炎症，狭窄，出血などの症状がある場合は禁食とし，中心静脈栄養法を選択する。経管・経腸栄養法は，栄養剤の逆流の危険性があり，また経鼻で施行する場合でもチューブを食道に留置しなければならないため，腸瘻などを除いて適応とならない。

● 栄養食事療法の実際

　経口摂取が可能であれば，流動食から開始し，状態をみながら三分，五分へと食形態を上げる。

　胃食道逆流を防止するため，就寝前の食事摂取，食後3時間以内の仰臥は避ける。就寝時は上体を20〜30度挙上する。

　1回の食事量が多いと逆流しやすいので，食事量の調節をする。4〜5回/日の分食もよい。

エネルギー▶　25〜30 kcal/kg/日。肥満では腹圧が高くなり，胃酸の逆流がおこりやすくなるので，減量に努める。

タンパク質▶　1.2〜1.5 g/kg/日。胃液分泌を促進しないように，消化のよいタンパク質とする。胃酸の中和作用をもつ，牛乳・乳製品の摂取をすすめる。

脂質▶　エネルギー比率20〜25％とする。

香辛料・嗜好品▶　刺激物，酸味の強い果物，香辛料，コーヒーなどのカフェイン飲料，炭酸飲料は，LES圧を低下させるため避ける。高脂肪・高浸透圧食品(甘い菓子類など)は，胃排出を遅延させ，コレシストキニンを介してLES圧を低下させるため避ける。

食物繊維▶　便秘により腹圧が高くなり，逆流がおこりやすくなる。便秘のときにはオリゴ糖，ラクツロースや食物繊維の摂取をすすめる。整腸剤も有効である。

● 看護上の注意

　食事を開始し，逆流がおきないかどうかを観察する。再発があれば，食事内容，投与法を見直す。

　過度な食事制限を行うのではなく，規則正しい食生活，バランスのとれた食事が大切であることを指導する。再燃と寛解を繰り返し慢性に経過する疾患であるため，症状がおさまれば，患者の症状やライフスタイル・嗜好にある程度合わせた食事指導をする。

⑤ 機能性ディスペプシア

● 栄養食事療法の原則

　機能性ディスペプシアの症状は，腹痛または不快感，食後の胃もたれ，腹部

膨満感，げっぷ，早期飽満(満腹)感，食欲不振，吐きけ・嘔吐，胸焼け，呑酸，逆流感などであり，これらが複数存在することもある。機能性ディスペプシアの症状発現および病態には，幼少期の体験や生活上のストレスなど環境的・社会的要因と，不安や抑うつなどの心理的要因，腸管の運動や知覚などの生理機能が作用している。症状や不安の訴えが多いが，栄養障害になることは比較的少ない。患者の訴えを傾聴し，患者の QOL 向上に努める。

● 栄養食事療法の実際

　機能性ディスペプシア患者の食事内容を健常者と比較すると，摂取エネルギー量・タンパク質・糖質量などは差がないが，脂質の摂取量は少ない傾向がある。また，食事を抜いたり，早食いの傾向があることが報告されている。

糖質▶　胃酸分泌亢進作用が少なく，効率のよいエネルギー源として，精製された穀類が適している。甘味の強いものは，胃内滞留時間が長くなり胃液分泌が亢進するため控える。

タンパク質▶　タンパク質原は脂質の少ないものを選ぶ。

脂質▶　脂質は胃内滞留時間が長くなり，もたれ，腹部膨満感，満腹感，吐きけなどの原因になるため，消化のよい乳化油脂や酸化していない良質の油を少量用いる。脂質を使わない調理法を工夫する。

食物繊維▶　食物繊維(とくに不溶性)が多い食品は胃酸の分泌を促進し，また胃内滞留時間が長くなるため，量や調理法を工夫する。

香辛料▶　トウガラシに含まれるカプサイシンなど刺激のある香辛料は，上腹部の痛みや灼熱感をきたすので控える。塩辛いものやカフェインは胃粘膜を刺激し，胃酸分泌を促進するので控える。

その他▶　生活を規則正しくし，とくに食事時間を規則的にする。夜遅い時間，就寝直前の食事は胃に大きな負担がかかる。胃への負担を減らすため，よくかみ，腹八分目を心がける。

● 看護上の注意

　機能性ディスペプシアの患者は，身体的・精神的・社会的なすべての領域でQOL が低下しているとの報告がある。看護師は患者と信頼関係をつくり，心理社会的な問題点を整理し，心理的アプローチを行ったり，必要に応じて管理栄養士や専門看護師に相談することも必要である。また，服薬や生活習慣改善(ストレスの解消方法，食後の休息，十分な睡眠，適度な運動。喫煙は増悪因子であるので，禁煙をすすめるなど)の指導も大切である。

B 下部消化管疾患

① 過敏性腸症候群 irritable bowel syndrome(IBS)

● 栄養食事療法の原則

　過敏性腸症候群(IBS)は心因性ストレス，自律神経失調症状として，とくに副交感神経の障害による腸管蠕動運動の亢進，腸管の痛みや刺激に対する閾値(いきち)の低下，ライフスタイルなどの関与が考えられている。原則的に代謝異常はみとめられず，栄養障害になることもほとんどない。強い腹部症状や，長期にわたる下痢や便秘を訴えるが，炎症反応の亢進や体重減少，低タンパク血症，貧血など栄養状態の低下がみられないことが特徴である。

　IBS症状は，食事や食習慣に関連していることが多くの研究で示されている。したがって，食事内容・食事時間などの食習慣，ストレス，睡眠などのライフスタイルとの関係性についてしっかりと聞きとりを行う必要がある。

　現在のところ確立された食事療法はない。食事内容，1日の食事回数，1回の食事量，食事時間などの食習慣と消化器症状を詳しく問診し，食事によって症状が増悪しやすいことが明らかになった場合には，特定の成分を含む食物摂取の回避，不規則な食習慣の是正などの指導を個別に実施する。

● 栄養食事療法の実際

　糖質や脂質の多い食事で症状が悪化する患者が多い。糖質は大腸内で発酵すること，脂質は内臓知覚過敏を悪化させることが原因と考えられている。

糖質▶　欧米では発酵性の4つの糖類(オリゴ糖，二糖類，単糖類，ポリオール)の摂取を減らす食事療法が注目されており，これを低FODMAPダイエットという。これらの糖類は大腸内で発酵しガスを発生させるだけでなく，浸透圧により腸管内腔への水分貯留を亢進させる。具体的にはフルクタン(小麦粉，タマネギなど)，オリゴ糖(レンズマメ，ヒヨコマメなど)，乳糖(牛乳，ヨーグルトなど)，ガラクトース，果糖(果物，はちみつなど)，ポリオールの摂取を制限する。

食物不耐症▶　IBSの増悪因子として，食物不耐症がある。症状によるQOL低下が著しい場合は，食品に対するIgG抗体を測定し，症状の増悪因子となりうる食品を除去し，食物不耐症を予防することが，症状の改善に有効である可能性がある。

プロバイオ▶　IBSに対してプロバイオティクスが有効であることが示されている[1]。プロ
ティクス　バイオティクスとは，腸内細菌叢のバランスを整える作用のある生菌製品で，

1) 日本消化器病学会編：機能性消化管疾患ガイドライン2020―過敏性腸症候群(IBS)，改訂第2版．p.49，南江堂，2020.

▶表6-1 食物繊維を多く含む食品（100 g あたり）

食品名	水溶性 (g)	不溶性 (g)	総量 (g)	食品名	水溶性 (g)	不溶性 (g)	総量 (g)
干し柿	1.3	12.7	14.0	カボチャ（ゆで）	0.9	3.2	4.1
ヒヨコマメ（ゆで）	0.5	11.1	11.6	切り干し大根（ゆで）	0.6	3.2	3.7
おから	0.4	11.1	11.5	ヒジキ（ゆで）	-	-	3.7
オートミール	3.2	6.2	9.4	ホウレンソウ（ゆで）	0.6	3.0	3.6
プルーン（乾）	3.4	3.8	7.1	サツマイモ（焼き）	1.1	2.4	3.5
ダイズ（ゆで）	0.9	5.8	6.6	モロヘイヤ（ゆで）	0.8	2.7	3.5
糸引き納豆	2.3	4.4	6.7	タケノコ（ゆで）	0.4	2.9	3.3
ゴボウ（ゆで）	2.7	3.4	6.1	トウモロコシ（ゆで）	0.3	2.8	3.1
乾燥わかめ水戻し	-	-	5.8	フランスパン	1.2	1.5	2.7
きんつば	0.6	4.9	5.5	キウイフルーツ	0.6	2.0	2.6
ライ麦パン	2.0	3.6	5.6	食パン	0.4	1.9	2.3
オクラ（ゆで）	1.4	3.6	5.0	コンニャク	0.1	2.1	2.2
シイタケ（ゆで）	0.1	4.2	4.4	イチジク（生）	0.7	1.2	1.9
ブナシメジ（ゆで）	0.1	4.0	4.1	西洋梨（生）	0.7	1.2	1.9
エリンギ（ゆで）	0.1	4.7	4.8	リンゴ	0.5	1.4	1.9
甘納豆・あずき	0.3	4.5	4.8	発芽玄米	0.2	1.6	1.8
エノキタケ（ゆで）	0.3	4.2	4.5	キャベツ	0.4	1.4	1.8
ニラ（ゆで）	0.8	3.5	4.3	玄米ご飯	0.2	1.2	1.4
ポテトチップス	1.1	3.1	4.2	米飯	0.0	0.3	0.3

（日本食品成分表2020年版〈八訂〉による）

整腸剤や発酵乳，サプリメントなどが市販されている。医薬品の整腸剤だけでなく，プロバイオティクスの摂取も考慮する。

◉下痢型

(1) 不溶性食物繊維の多い食品（▶表6-1），冷たい飲み物，辛い香辛料，炭酸飲料，カフェインなどは，腸管蠕動運動を亢進するため控える。とくにトウガラシ入りの食事摂取により腹痛，腹部焼灼感が誘発されやすい。

(2) 乳糖不耐症などの食物不耐症が関与することもあるため，食事摂取と腹部症状との関係を注意深く観察する。

(3) アルコールの摂取を控える。アルコールは浸透圧が高く，また胃酸分泌促進などにより腸管蠕動運動も亢進し，悪化要因となりうる。

◉便秘型

(1) 食物繊維の摂取は，IBS患者の腹痛には無効だが，便秘型には有効とされている。また，水溶性食物繊維の摂取は便秘だけでなくIBS全体症状に対して有効性が示されている。表6-1に水溶性食物繊維を多く含む食品

を示す。一方，不溶性食物繊維（トウモロコシ，小麦など）の摂取は一部の患者に腹部膨満感を生じやすくなるなど，IBS症状が増悪する場合があるため注意する。

(2) 水分を十分にとる（2,000〜2,500 mL/日）。冷水や起き抜けの水で，胃結腸反射を刺激する。

(3) 適度な香辛料・脂肪をとる。酸味の強い果実，酢の物，梅干なども腸管の刺激となる。

● 看護上の注意

　肥満を伴う IBS 患者の減量目的の運動は，腹痛，便通異常の改善に効果がある。喫煙との直接の関連性はみとめられていないが，増悪をみとめる場合は禁煙が有効である。また，IBS 患者では睡眠障害をみとめるため，十分な安静，適度な運動などを指導し，睡眠リズムや睡眠時間を改善することが大切である。

　短期間で症状が改善することは少ないので，長期的に支援していく必要がある。排便回数や便の性状ばかりにとらわれないように指導する。

② 潰瘍性大腸炎

● 栄養食事療法の原則

　病変部が大腸に限局されているため，食事との関連性は低く，栄養食事療法は疾患自体の治療効果は示さない。治療は薬物療法が第一選択である。

　重症および劇症では絶食下に中心静脈栄養を行い，抗菌薬投与，必要に応じて輸血，血漿タンパク製剤を投与する。経管・経腸栄養法は活動期に腸管を安静に保ち，十分なエネルギーを補給するため，また食事の補助として使用されることがある。中等〜軽症の場合は食事をしつつ，薬物療法を導入する場合が多い。

● 栄養食事療法の実際

　炎症反応，栄養状態の改善がみとめられたら，中心静脈栄養投与カロリーを漸次減らし，経口摂取，経管・経腸栄養を開始する。増量しても炎症反応が亢進しなければ，食事の比率を上げ中心静脈栄養を中止する。

エネルギー▶　消耗性疾患であり，創傷治癒遅延にはエネルギーが必要なため，30〜35 kcal/kg/日の高カロリーとする。

タンパク質▶　潰瘍性大腸炎ではタンパク質に対する抗原性はみられない。1.2〜1.5 g/kg/日とする。

脂質▶　脂質制限の明確な基準はないが，腸管の蠕動運動を刺激しないように40〜50 g/日とする。脂肪酸では，n-6系脂肪酸がアラキドン酸カスケードを介し

てロイコトリエンやプロスタグランジンなどのエイコサノイドを産生し炎症を促進すること，また，魚油などに含まれるn-3系多価不飽和脂肪酸は，エイコサノイドの産生に拮抗し炎症を抑制することが明らかにされている。n-3/n-6比の目標は現在のところ0.4以上と考えられている。

食物繊維 ▶ 15〜20 g/日とする。食物繊維を補うことで，再燃予防および症状の改善が期待できる。食物繊維は腸内細菌の発酵を受け，短鎖脂肪酸を産生する。そのうち，とくに酪酸は大腸上皮細胞の重要なエネルギー源となることや，大腸の炎症抑制効果があることが明らかにされた。以前は低残渣食が推奨されていたが，水溶性食物繊維を取り入れ，高食物繊維食(15〜20 g/日)が望ましい。

その他 ▶ 乳糖不耐症が存在する場合は乳製品は避ける。それ以外では厳しい制限は必要ない。ビフィズス菌発酵乳の摂取により，腸内細菌叢が改善し，再燃が予防されたとの報告もある。

ビタミン・ ▶ 推奨量以上とする。頻回の下痢や，ストーマからの排出が多い場合には，脱
ミネラル 水や電解質(とくにナトリウム・カリウム・マグネシウム)の不足がみられることがあるので，適宜補給する。ミネラルではカルシウム・鉄・亜鉛の欠乏がみられることがある。潰瘍性大腸炎の治療薬であるサラゾスルファピリジン(サラゾピリン®)の服用による葉酸欠乏症がみとめられる場合は，葉酸を補う。

● 看護上の注意

クローン病のように厳しい食事制限は必要ない。食事に対する認識の改善，正しい食習慣を身につけるよう指導する。また，ストレス，かぜ，薬の自己中断・自己減量なども再燃の大きな理由であるため，生活上の指導も必要である。厳しい食事制限は人格にも影響を及ぼすことがあるので，患者の性格やライフステージに合わせた柔軟な指導を行う。

③ クローン病

● 栄養食事療法の原則

クローン病は，慢性的に経過する難治性の炎症性腸疾患 inflammatory bowel disease (IBD) である。著しい低栄養状態，頻回の下痢，広範な小腸病変など病勢が重篤な場合や，腸管の高度な狭窄，瘻孔・膿瘍形成，高度の肛門病変など高度な合併症を有する場合には絶食とし，中心静脈栄養法で2〜4週間経過観察する。基本的には消化管に食物を入れないことが最も有効であり，絶食下では腸管安静が保たれ，食物中の悪化因子を減らすことができる。

腸管を利用できる場合には，経管・経腸栄養が望ましい。腸管の安静をはかりつつ，効率よくタンパク質・エネルギー低栄養状態(PEM)を改善するため，高エネルギー，高ビタミン・ミネラル，低脂肪，低刺激食を原則とする。寛解

期では厳密な食事制限は必要ないが，低脂肪食が望ましい。

　原則的に，摂取によりクローン病が治癒する食事は存在しない。あくまでも，食事による病態悪化を防ぐことが重要である。食べると調子がわるくなる食品がある場合は，それを避けることが大切である。

●栄養食事療法の実際

　炎症反応・栄養状態の改善がみとめられたら，中心静脈栄養投与カロリーを漸次減らし，経口摂取もしくは経腸栄養剤をスタートする。適した食品と控える食品を表6-2に示す。経口摂取もしくは経腸栄養剤を増量しても炎症反応が亢進しなければ，食事の比率を上げ，中心静脈栄養を中止する。

経腸栄養▶　経腸栄養剤は，成分栄養剤(エレンタール®)が望ましい。成分栄養剤は，栄養状態だけでなく腸管病変を改善し，寛解導入しうることが明らかになっている[1]。寛解期では，消化態栄養剤・半消化態栄養剤でもよい。

　投与量は20〜30kcal/kg/日以上とする。食事のみで必要エネルギーを確保すると腸管への負担が大きくなり再燃率が高くなるため，成分栄養剤と組み合わせたスライド方式が望ましい(▶図6-1)。寛解期においても成分栄養剤を継続して摂取することには，寛解期維持効果がある。

　経口摂取が可能な場合も，再燃した場合に経口摂取以外の方法で全エネルギーを補給する際に備え，さらには患者が在宅で対処できるように，経鼻チューブの自己挿入の技術を取得することが望ましい。その技術の具体的な指導は看護師が行う。

エネルギー▶　30〜35kcal/理想体重kg/日(成分栄養剤含む)。

炭水化物▶　炭水化物は，消化吸収にすぐれ消化管に負担をかけない，効率のよいエネルギー源である。精製された穀類(主食)を必要エネルギー量の60％程度確保する。

タンパク質▶　1.2〜1.5g/kg/日とする。クローン病では粘膜透過性の亢進，免疫反応の異常(タンパク質に対して抗原反応を示す)がある。

脂質▶　30g/日程度とする。脂質摂取量が30g/日をこえると再燃率が高くなるという報告がある。脂質の過剰摂取によって，脂質の消化吸収に必要な胆汁酸が，回腸末端部や上行結腸で吸収されずに腸管に刺激を与え，下痢や腹痛の原因となることもある。そのため，腸管の安静を保つには脂質の制限が大切である。n-3系脂肪酸とn-6系脂肪酸の比は，0.4以上が望ましいとされる。

食物繊維▶　10〜20g/日とする。活動性の病変を有する場合や，狭窄や痙攣による一時的な通過障害のある場合には，不溶性食物繊維を多く含む食品を避ける。それ以外では厳しい制限は必要ない。狭窄がある場合は，加熱しやわらかくする，皮をむく，小さくきざむ，裏ごすなど調理方法を工夫する。一方，水溶性食物

---

1 ）日本消化器学会編：炎症性腸疾患(IBD)診療ガイドライン2020．p.36，南江堂，2020．

▶表 6-2 炎症性腸疾患に適した食品と控える食品

分類	適した食品	控える食品
穀類	米，かゆ，もち，脂肪の少ないパン，うどん，そうめん，冷や麦，そば 狭窄がなければ玄米，雑穀，シリアルなど	クロワッサン，デニッシュ類，中華めん，インスタントラーメン，トウモロコシ，ファストフード
イモ類	ジャガイモ，サトイモ，長イモ，大和イモ，サツマイモ(皮は除く)	こんにゃく類※
菓子類	さらしあん(こしあん)の和菓子，せんべい，あめ	つぶあんの和菓子※，洋菓子類，揚げ菓子，豆菓子，チョコレート，スナック菓子
油脂類	中鎖脂肪酸(マクトンオイル)，シソ油，エゴマ油，オリーブ油，キャノーラ油	マーガリン，リノール酸系サラダ油
マメ類	とうふ，豆乳，みそ，ひきわり納豆，きなこ	皮のあるマメ類(ダイズ，おから，納豆，アズキ)※
魚介類	魚一般，練り製品，カキ	イカ※，タコ※，スルメ，カキ以外の貝類※，塩辛※，くん製※
肉類	脂肪の少ない部位(ササミ，モモ肉，ヒレ肉)	脂肪の多い部位，ベーコン，サラミソーセージ
卵類	鶏卵，ウズラ卵	
乳・乳製品	ヨーグルト，低脂肪牛乳，乳酸菌・ビフィズス菌飲料	高脂肪牛乳，生クリーム
野菜類	ダイコン，ニンジン，カブ，ブロッコリー，カリフラワー，カボチャ	タケノコ※，山菜※，ゴボウ※，レンコン※，セロリ※，ニラ※，モヤシ※
果物類	リンゴ，バナナ，モモ，洋ナシ	パイナップル※，ナシ※，カキ※
キノコ類		シイタケ※，シメジ※，エノキ※
海藻類	のり，のりつくだ煮(少量)	ヒジキ※，コンブ※，ワカメ※
嗜好飲料類		アルコール，コーヒー，炭酸飲料
調味料類	トマトケチャップ，ソース，辛くない香辛料	マヨネーズ，ドレッシング，辛い香辛料，カレールウ

※狭窄がある場合はとくに注意する。

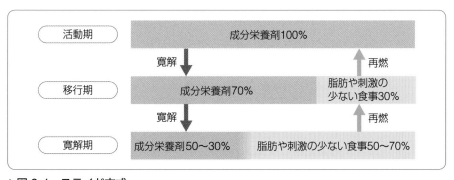

▶図 6-1　スライド方式

繊維は腸管に与える刺激が少なく，水分吸収能，ゲル化，胆汁酸吸着能によって下痢を軽減させるはたらきがある。補助食品（イサゴール®，サンファイバー®など）で食物繊維を5〜10g/日程度補うと便性を改善することができ，患者のQOLが向上する。

ビタミン▶　脂質の吸収障害により，脂溶性ビタミン（A，D，E，K）や回腸末端部で吸収されるビタミンB₁₂の欠乏がおこる。とくにビタミンKは，ほかの脂溶性ビタミンと同様に，胆汁酸の再吸収障害により吸収不良となること，また腸内細菌叢のバランスがくずれることにより，ビタミンKの産生が減少し欠乏症となりやすいことに注意する。

微量元素▶　亜鉛の吸収はタンパク質の吸収と相関し，低栄養状態では低下する。亜鉛摂取量の減少は味覚障害や食欲低下をおこし，食事摂取量減少の原因になる。またタンパク質合成にも関与するため，創傷治癒が遅延する。サプリメントなどで十分な補給を行うことが望ましい。

　その他，頻回の下痢がある場合には，ナトリウム・塩素・カリウム・マグネシウムなどの電解質の低下がおこるため，経口補水液 oral rehydration solution（ORS）などで電解質を補給する。

　セレンは通常の食事では不足することはない。しかし中心静脈栄養の基本液や微量元素製剤，成分栄養剤にはほとんど含まれていないため，中心静脈栄養や成分栄養剤のみで長期管理が必要な場合には注意が必要である。欠乏症状として，爪の白色化，筋肉痛，筋力低下，不整脈・頻脈などの心筋症がある。

ビフィズス菌や▶
乳酸菌　　　　　ビフィズス菌や乳酸菌を摂取することにより，便性の改善，ガスの減少，腹部膨満感の改善などが期待できる。

● 看護上の注意

　若年発症では，成長障害，第二次性徴の遅延をきたすことがある。身長・体重の推移だけでなく，骨のX線撮影を定期的に行い，骨端線を観察する必要がある。

　絶食が最も効果的な治療であるため，人間にとって自然な欲求である「食べる」という行為が抑えられたり，再燃の恐怖になったりする。若年者では，厳しい食事制限が人格にも影響を及ぼすことがあるため，患者の性格やライフステージに合わせた柔軟な指導を行う。

　食事が開始になったら，食事摂取により炎症反応が生じないか，また下痢や腹痛，腹部膨満感などの消化器症状が出現しないかを注意深く観察する。体調を悪化させる食品は患者によって異なるので，症状と食事の記録をつけるよう指導する。

④短腸症候群

●栄養食事療法の原則

　短腸症候群の原因となる疾患は，腸間膜動脈閉塞，絞扼性および癒着性イレウス，外傷，クローン病，壊死性腸炎などである。小腸の大量切除および残存腸管の機能障害のために，栄養素の消化吸収能が低下する。予後に大きく影響するのは，残存腸管の長さ，回盲部の有無，腸管切除後の病期などである。一般的に，残存小腸が 150 cm 以上あれば経口摂取あるいは経管・経腸栄養法で栄養状態の維持ができるが，60 cm 以下では中心静脈栄養法が必要であり，離脱はむずかしい。

切除部位と▶　小腸の吸収面積の減少と小腸通過時間の短縮により，さまざまな栄養素の消
不足栄養素　化吸収障害がおこる。栄養食事療法では，残存腸管の長さを把握し，腸管切除によりどの栄養素の吸収障害が生じているかを理解し，それを補う。おもな栄養素の吸収部位を図 6-2 に示す。

　たとえば空腸の切除では，エネルギー産生栄養素をはじめとしたほとんどすべての栄養素の消化吸収障害が生じる。回腸の切除では，ビタミン B_{12}，脂質および胆汁酸の吸収不良が生じ，脂肪性および胆汁性下痢となりやすく，頻回の水様便となる。また，胆汁酸プールが枯渇すると，脂肪の消化吸収障害が促進される。回盲弁が切除されると食物の移動時間が短くなり，水分，電解質（とくにマグネシウム，カルシウム）の吸収不良になりやすい。

回復過程▶　腸管切除後は，小腸の代償機能により徐々に回復がみられる。回復過程は，第Ⅰ期～第Ⅲ期に分けられ，術直後の第Ⅰ期（術後期）では，大量の下痢によっ

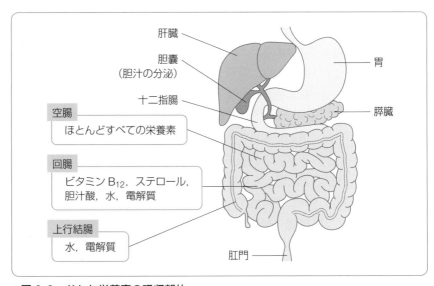

▶図 6-2　おもな栄養素の吸収部位

て水分と電解質の喪失と高度の低タンパク血症をみとめるため，基本的に中心静脈栄養管理となる。術後数か月から1年くらいの第Ⅱ期(回復適応期)では，糖質・タンパク質の吸収は徐々に回復してくるが，脂肪の消化吸収障害による栄養障害のリスクは高い。徐々に中心静脈栄養の栄養量を漸減し，経管・経腸栄養および食事を開始し，経腸からの栄養がどの程度吸収されているかを観察する。第Ⅲ期(安定期)は，術後1年くらいから数年に及ぶことがあり，経管・経腸栄養，食事を進めて残存小腸の適応を促して，中心静脈栄養からの離脱をはかる。

● 栄養食事療法の実際

◉ 中心静脈栄養

- 投与エネルギー量は15〜20 kcal/kg/日から開始し，徐々にエネルギー量を増やしていき，目標は30〜40 kcal/kg/日とする。
- 糖質の投与速度は，5 mg/kg/分/日以下が望ましい。耐糖能異常があるときは，4 mg/kg/分/日以下とする。
- アミノ酸は1.1〜2.0 g/kg/日，脂質は総エネルギーの20〜30%程度とする。非アルコール性脂肪肝を予防するためにも脂肪乳剤は必ず投与する。投与速度は0.1 g/kg/時以下である。脂肪乳剤はn-6系脂肪酸であるため，DHA・EPAなどのn-3系脂肪酸が不足することがあるので，注意を要する。
- ビタミン，微量元素は必ず投与する。長期にわたる場合は，セレン・クロム・マンガンなどの不足と鉄の過剰に注意する。
- 排便回数が多い場合は，とくに水分と電解質(ナトリウム・カリウム・マグネシウム・カルシウム)をモニタリングし，脱水状態が続くようであれば，基本液のほかに細胞外液などの補充を考慮する。
- 中心静脈栄養のみで長期間管理すると小腸微絨毛が萎縮するので，萎縮およびバクテリアルトランスロケーションを防ぐために，GFO(グルタミン・ファイバー・オリゴ糖)の投与などを検討する。
- 経口摂取，経管・経腸栄養のみでは水分管理や栄養状態の維持ができず，入院生活が長くなることが予想される場合は，在宅静脈栄養法 home parenteral nutrition(HPN)も考慮する。在宅で管理する場合，糖質・アミノ酸がバランスよく入ったキット製剤が便利であるが，糖質過多では肝機能上昇や脂肪肝のリスクが高くなるので，25〜30 kcal/kg/日とし，栄養状態および体重の増減に応じて増減する。
- 中心静脈栄養，在宅静脈栄養から離脱できるようつねに観察する。

◉ 経管・経腸栄養法および経口摂取

経管・経腸栄養法 ▶　第Ⅱ期には残存する小腸の吸収能が改善し水様便が徐々に減少することが多いため，下痢に注意しながら経管・経腸栄養を開始する。わが国では成分栄養剤および消化態栄養剤が適応となることが多い。消化管が正常ないし障害がわ

ずかな場合には，半消化態栄養剤が適応となる。脂肪便が明らかないし疑われる場合には低脂肪の栄養剤を選択する。また乳糖不耐症がある場合では乳糖不使用の栄養剤を選択する。

中心静脈栄養の▶ 広範な腸管切除により，栄養必要量が経口摂取あるいは経管・経腸栄養では
　　　　必要性　　満たされない場合は，経静脈栄養を施行する。第Ⅰ期には経静脈栄養が必須である。水分，電解質を中心に，すべての栄養素の喪失を引きおこしやすいので，1か月以上の中心静脈栄養を必要とすることが多い。

エネルギー▶ 必要エネルギーは，経管・経腸栄養および経口摂取を組み合わせた場合，腸管からの吸収不良を考慮し，基礎エネルギー消費量 basal energy expenditure (BEE)の約1.5〜2倍，30〜40 kcal/標準体重 kg/日と多めにする。

タンパク質▶ タンパク質の必要量は，吸収不良や腸管からの喪失，潜在的な栄養欠乏を補うために増加する。腎機能(Cr，BUN)，血清カリウム値などの推移をみながら1.1〜2.0 g/kg/日程度とする。

脂質▶ 脂質はほかの栄養成分と比べて腸管の蠕動運動を著しく刺激する。回腸末端から上行結腸を切除した場合，胆汁酸再吸収障害により脂肪の消化吸収不良がおこり，脂肪性下痢の原因となる。そのため腸管の安静を保つには脂質の量を制限することが大切である。胆汁酸に依存せず直接消化吸収される中鎖脂肪酸(MCT)は，脂肪便を呈している患者でも，下痢をきたすことなく高エネルギーを供給できるという利点がある。ただし，必須脂肪酸ではないため，中鎖脂肪酸のみを単独で長期に投与すると必須脂肪酸欠乏症から細胞膜異常をきたすおそれがある。近年では，小腸切除後6か月以上経過し安定している症例では，脂質摂取制限を緩和することができるとされている。

食物繊維▶ 食物繊維(とくに水溶性食物繊維)は，胆汁酸を吸着し，おだやかに体外に排出するので，脂肪性下痢に有効である。

ビタミン・▶ 脂質の吸収障害の存在により脂溶性ビタミン(A，D，E，K)やビタミン B_{12}
　微量元素　　の欠乏がみられる。微量元素では亜鉛が重要である。タンパク質の吸収と相関し，低栄養状態では吸収が低下する。亜鉛の低下は味覚障害や食欲低下をおこし，食事摂取量低下の原因ともなる。

水分・電解質▶ 頻回の水様便に伴う脱水や電解質(とくにナトリウム・カリウム・マグネシウム)の不足に注意する。脱水状態では口渇，易疲労感，食思不振などの症状がみられる。体液異常を知る重要な指標は尿量の変化である。尿量を最低でも0.5 mL/kg/時(700〜800 mL/日)確保できるよう水分補給を行う。できれば経口補水液(ORS)が望ましい。

シュウ酸▶ 大腸が残存している短腸症候群では，大腸から容易にシュウ酸が吸収されるため，シュウ酸カルシウムによる腎結石症を発症しやすくなる。シュウ酸の摂取を控え，十分なカルシウムをとることが大切である。

その他▶ 食事摂取量が少ない場合には，頻回食とする。経腸栄養剤との併用も検討する。

C 消化管全般にわたる疾患

① 吸収不良症候群

● 栄養食事療法の原則

　吸収不良症候群は，さまざまな栄養素の消化吸収機能が障害された状態であり，その程度や持続期間により低栄養状態を呈する場合がある。栄養障害の程度を知り，適切な栄養補給を行うために，栄養評価が大切である。

　臨床症状は，下痢，脂肪便，体重減少，るい痩，貧血，倦怠感，腹部膨満，浮腫などが多くみられる。吸収不良症候群でよくみられる臨床症状と原因を表6-3に示す。病態をきたす原因の理解が栄養補給に役だつ。

　エネルギー産生栄養素のなかでは，脂質の消化吸収障害が最もおこりやすい。糖質の吸収不良はまれである。タンパク質の吸収障害の程度は脂質や糖質に比して小さく，膵酵素や腸酵素の欠乏により生じることがある。

● 栄養食事療法の実際

エネルギー▶ 　経口摂取のみの場合は吸収不良を補うために基礎エネルギー消費量の約1.5

▶表6-3　吸収不良症候群の臨床症状と原因

臨床症状	原因，おもな不足栄養素
体重減少，やせ，発育障害，月経停止	エネルギー，タンパク質
浮腫	エネルギー，タンパク質
下痢	低タンパク血症，脂肪・胆汁酸吸収不全，乳糖不耐症
貧血	タンパク質，鉄，ビタミン B_{12}，葉酸，銅
皮下出血	ビタミンK，ビタミンC，プロトロンビン低下
知覚異常，末梢神経炎	ビタミン B_1，B_6
舌炎	ビタミン B_2，B_6，ナイアシン，ビオチン，葉酸，鉄
口唇炎，口角炎	ビタミン B_2，B_6，ナイアシン
テタニー	カルシウム，ビタミンD
骨軟化症	ビタミンD
腎結石	シュウ酸の過剰吸収
眼症状（夜盲症）	ビタミンA，カロチン
末端皮膚炎	亜鉛
脱毛	亜鉛，ビオチン
筋肉痛	カリウム，セレン

〜2倍のエネルギーが必要である。30〜40 kcal/標準体重 kg/日程度とする。

タンパク質▶ タンパク質の必要量は吸収不良や腸管からの喪失，潜在的な栄養欠乏を補うために増加する。1.5〜2.0 g/kg/日とする。

中心静脈栄養法▶ 中心静脈栄養法は急性期の第一義的な栄養アプローチである。経管・経腸栄養や経口摂取に耐容できないような重篤な慢性吸収不全で適応となる。通常，経口摂取，経管・経腸栄養で十分なカロリーを得られるまでは併用される。

経管・経腸栄養法▶ 経管・経腸栄養法では中等度から重症の消化吸収障害がある場合，炎症性腸疾患・短腸症候群・肝胆膵疾患など腸管の安静や消化液分泌抑制を必要とする場合には，成分栄養剤および消化態栄養剤が適応となる。消化管が正常ないしわずかの障害しかない場合には，半消化態栄養剤が適応となる。脂肪便が明らかないし疑われる場合には低脂肪の栄養剤を選択する。また乳糖不耐症がある場合では乳糖不使用の栄養剤を選択する。

脂質▶ 脂質はほかの栄養素と比べて腸管の蠕動運動を著しく刺激する。とくにクローン病では回腸末端から上行結腸に広範な病変が存在すると，胆汁酸再吸収障害により脂質の消化吸収不良がおこり，脂肪性下痢の原因となる。そのため，腸管の安静を保つには脂質の量を制限することが大切である。直接消化吸収される中鎖脂肪酸は，膵リパーゼ・胆汁の作用を受けなくても吸収され，またすみやかに分解されエネルギーになるので，吸収不良症候群には有利な栄養源である。

ビタミン・微量元素▶ ビタミンでは，脂質の吸収障害の存在により脂溶性ビタミン(A，D，E，K)やビタミン B_{12} の欠乏がみられる。微量元素では亜鉛が重要である。亜鉛の吸収はタンパク質の吸収と相関し，低栄養状態では低下する。亜鉛の低下は味覚障害や食欲低下をおこすので，食事摂取量が低下する原因ともなる。その他，頻回の下痢がある場合には，ナトリウム・塩素・カリウム・マグネシウムなどの電解質の低下がみられる。

その他▶ 食事摂取量が少ない場合には，頻回食とする。経腸栄養剤との併用も検討する。消化のよいように調理する。

② タンパク漏出性胃腸症

● 栄養食事療法の原則

タンパク漏出性胃腸症では，血漿タンパク質が消化管内に失われ，低タンパク血症を呈する。また下痢や嘔吐，腹部膨満感，食欲不振などの消化器症状を伴うこともあるため，食事摂取量が減少し，低栄養状態となりやすい。低栄養状態では粘膜組織の修復も遅延するため，栄養状態の改善が重要である。

タンパク漏出性胃腸症は，腸リンパ管の障害に基づくものが多く，脂質吸収障害を合併することが多い。リンパ管内圧を下げるために高タンパク質・低脂

肪の食事を原則とする。成分栄養剤や，中鎖脂肪酸を含む半消化態栄養剤の投与も有効である。著しい高度栄養障害の場合では，中心静脈栄養で管理する。炎症性腸疾患患者や小児では，高エネルギーを確保する。

　また，タンパク質の漏出だけでなく，脂質・脂溶性ビタミン・鉄・亜鉛・カルシウムなどの吸収障害を合併することもあり注意が必要である。

● 栄養食事療法の実際

脂質▶　脂質の摂取は腸管に負担をかけ病態を悪化させるため，低脂肪食(30〜40 g/日)とする。調理に使用する脂質は中鎖脂肪酸で補給する。中鎖脂肪酸は消化吸収されやすく，吸収後に直接門脈に入り，リンパ管内圧の上昇をきたさない。中鎖脂肪酸は膵由来のリパーゼと胆汁によるミセル化を必要とせず，肝臓ですみやかに酸化されるので，脂肪便を呈している患者でも下痢をきたさず効率よくエネルギーを補給できる。中鎖脂肪酸オイル，中鎖脂肪酸パウダー，中鎖脂肪酸入りデザートを利用するとよい。しかし，必須脂肪酸ではないため，中鎖脂肪酸のみを単独で長期に投与すると必須脂肪酸欠乏症となり，細胞膜異常をきたすおそれがあるので注意する。

エネルギー・タンパク質▶　高カロリー(35〜40 kcal/kg/日)，高タンパク質(1.5〜2.0 g/kg/日)とする。タンパク質は，脂質の少ない肉・魚・乳製品，ダイズ製品，卵などがよい。乳糖分解酵素が欠乏している場合には乳糖を控える。

ビタミン，ミネラル▶　脂質の消化吸収不良に伴った脂溶性ビタミン(A，D，E，K)や，カルシウムなどを十分に補給する。

その他▶　食事摂取量が少ない場合には頻回食とする。腸管粘膜上皮保護作用や，微絨毛のエネルギー源となるグルタミンの補給も有効である。グルタミンはサプリメントなどで補うこともある。アレルギー性胃腸炎では，食事性抗原(乳糖など)を同定し除去する。

食塩▶　胸水・腹水がみられる場合や，心疾患・ネフローゼ症候群・肝硬変などでは，食塩を制限する。

中心静脈栄養法・経管・経腸栄養法▶　腸管の炎症が強い場合や吸収不良症候群がみとめられる場合，また炎症性腸疾患では，栄養障害の程度により中心静脈栄養法や経管・経腸栄養法を選択する。腸管の安静や消化液分泌抑制を必要とする場合には，成分栄養剤が適応となる。脂肪便が明らかないし疑われる場合には，低脂肪の栄養剤または中鎖脂肪酸の入った栄養剤を選択する。

● 看護上の注意

　低タンパク血症(とくにアルブミンの低下)を主体とするため，筋骨格からのアミノ酸放出の抑制が生じ，膠質浸透圧性の浮腫が生じるので体重の減少は少ない。下肢の浮腫や胸水・腹水の程度を確認する。小児では身長・体重の推移を観察する。

食事を開始し，タンパク漏出がないことを確認する。漏出がみとめられた場合は，成分栄養剤や脂質の量や質を考慮した栄養剤を併用する。高度の漏出や栄養状態の改善がみられない場合には，在宅での中心静脈栄養法なども検討する。

D 肝・胆・膵疾患

① 肝炎（急性・慢性）

● 栄養食事療法の原則

急性肝炎▶ 極期は，多くの場合経口摂取が不能であるため，経静脈栄養や経管・経腸栄養を用いる。経口摂取が可能であれば，糖質主体の消化吸収のよい食事(軟菜食)から開始する。消化吸収能の低下がみられるときや黄疸が著明なときは，脂肪制限を行う。回復期には，糖尿病や肥満などの基礎疾患がなければ常食でもよい。

慢性肝炎▶ 肝臓の機能は保たれているため，栄養バランスを整え，食事を規則正しく摂取することで肝臓の役割を補助する。肥満は肝臓の線維化を助長し，脂肪肝や脂質異常症を引きおこすおそれがあるため，適正な栄養摂取量を守ることが望ましい。

● 栄養食事療法の実際

厳しい脂質制限の必要はないが，消化吸収能の低下や黄疸がみとめられるときには，軽度の脂質制限を行う。また，抗炎症作用のある n-3系多価不飽和脂肪酸を多く含む魚や，抗酸化物質であるビタミンC, Eが不足しないようにする。回復期には，糖尿病や肥満などの基礎疾患がなければ通常エネルギーとする。

鉄制限▶ 慢性肝炎では肝組織に鉄の沈着がみられる。鉄過剰によってフリーラジカルが発生し，肝障害をおこすため血清フェリチン値が高値の場合は鉄制限食とする。

インターフェ▶ インターフェロン療法中は比較的自由に食事をしてよい。
ロン療法

● 看護上の注意

インターフェロン療法施行時に，抑うつや食欲不振などの副作用がみとめられたときには，食事を強制的にすすめず，そのときに食べられるものや嗜好を優先する。

慢性肝炎では，栄養食事療法の効果をすぐには自覚できないことから，継続のためには患者への十分な説明が必要である。

② 肝硬変症

● 栄養食事療法の原則

　肝硬変は，あらゆる慢性肝疾患の終末像である。重症度(肝予備能)を把握し，合併症(肝がん，食道静脈瘤，耐糖能異常，肝性脳症，腎機能障害など)の有無を確認し，それぞれの症状にこまやかに対応していくことが重要である。代償性肝硬変では，栄養バランスを整え，食事を規則正しく摂取するように心がける。肝臓の脂肪化は肝がん進展の促進因子であるため，適正エネルギーを設定し，肥満にならないように気をつける。

分岐鎖アミノ酸の補充 ▶ 　肝硬変患者は，血清アルブミン量の低下や，全身の筋肉量の低下など，低栄養状態に陥りやすい。血清アルブミン値が低値の場合は，分岐鎖アミノ酸(BCAA)の補充を行う。通常の食品に含まれるアミノ酸のフィッシャー比(分岐鎖アミノ酸と芳香族アミノ酸〔AAA〕のモル比)は，肉，魚，野菜，穀物の種類にかかわらず，約3である。したがって，通常食品を用いて，フィッシャー比の高い献立を作成することは困難である。そのため，分岐鎖アミノ酸製剤を用いる必要がある(▶表6-4)。アミノ酸インバランス[1]の是正とともに，栄養状態の改善や患者の生存率，生命予後の改善にも効果がみとめられる。

　[1] 経腸栄養剤 分岐鎖アミノ酸製剤(アミノレバン®EN，ヘパン ED®)のエネルギーとタンパク質量を患者の必要量から引いた食事を提供する。分岐鎖ア

▶表6-4　分岐鎖アミノ酸製剤の組成(1包あたり)

栄養素		アミノレバン®EN (半消化態栄養剤)	ヘパン ED® (消化態栄養剤)
総エネルギー		213 kcal/50 g	310 kcal/80 g
タンパク質		13.5 g	11.2 g
アミノ酸組成	バリン	1.602 g	1.615 g
	ロイシン	2.037 g	2.122 g
	イソロイシン	1.9225 g	1.730 g
分岐鎖アミノ酸(BCAA)		6.1 g	5.467 g
フィッシャー比(BCAA/AAA モル比)		約40	61
糖質		31.5 g	61.7 g
脂質		3.7 g	2.8 g

---

1) アミノ酸のバランスがくずれること。肝硬変患者では，BCAA が低下している状態をさす。一般的には，特定のアミノ酸を過剰にとることで，相対的にほかのアミノ酸が欠乏したと身体が錯覚する状態を示す。

ミノ酸を含む経腸栄養剤は，高アンモニア血症や肝性脳症の原因となるアンモニアを低下させる効果がある。

[2] 輸液製剤　高アンモニア血症時には，分岐鎖アミノ酸を含む輸液製剤（アミノレバン®，モリヘパミン®）を使用する。血中アンモニア濃度の変動を確認しながら投与する。

就寝前夜食(LES) ▶　肝硬変患者は，肝臓にグリコーゲンを十分に蓄えることができない。そのため，就寝前夜食 late evening snack（LES）として，200 kcal 程度の夜食を供与することで飢餓時間を短縮し，早朝空腹時の飢餓を改善する。

　近年，肥満が肝がん発症の危険因子であることがわかってきた。LES を行う際は，朝食・昼食・夕食として摂取していた食事を減らし，LES を加えた 4 回食にすることで，総エネルギーが増えることがないように留意する。

● 栄養食事療法の実際

エネルギー ▶　25〜35 kcal/標準体重 kg/日（糖尿病がある場合は 25 kcal/標準体重 kg/日）とする。

タンパク質 ▶　食事摂取量が十分な場合は，分岐鎖アミノ酸顆粒（リーバクト®）を用い，食事摂取量が不十分な場合は，エネルギーを含む分岐鎖アミノ酸製剤（アミノレバン®EN，ヘパン ED®）を用いて調節する。高アンモニア血症や肝性脳症がみられる場合は，総タンパク質を制限し，血中アンモニア濃度を注意深くモニターしながら，分岐鎖アミノ酸の投与を行う。タンパク質制限が必要な場合には，分岐鎖アミノ酸の投与量も含めて計算する。血中アンモニア濃度が高い場合には，アンモニアの産生・吸収を抑制するはたらきのあるラクツロースやラクチトールなどの難消化性二糖類を服用させる。

脂質 ▶　エネルギー比 20〜25％とする。極端な脂質制限は，脂溶性ビタミンの低下につながるので行わず，通常量とする。従来，慢性肝疾患の栄養食事療法では脂質制限をすすめていたが，近年，肝硬変患者におけるエネルギー源としての脂質利用率の亢進，体内のエイコサペンタエン酸（EPA）・ドコサヘキサエン酸（DHA）の低下，それに伴う脂溶性ビタミンの欠乏などが明らかになった。したがって，必須脂肪酸を豊富に含む植物油や魚油を摂取する。とくに魚油に含まれる脂質は EPA・DHA を含むため，積極的な摂取を心がけ，食事の n-3 系多価不飽和脂肪酸/n-6 系多価不飽和脂肪酸比を高める。

食物繊維 ▶　便秘は血中アンモニア濃度を上昇させ，高アンモニア血症や肝性脳症の誘因となる。便秘を予防するため，食物繊維の多い野菜・イモ・果物をじょうずにとりいれる。

アルコール ▶　アルコールは肝臓で分解されるため，肝臓に負荷がかかる。アルコール飲料の摂取は原則として禁止する。

食塩 ▶　腹水・胸水・浮腫がある場合には減塩を行うが，食欲低下につながることがある。香辛料の利用や，塩分のメリハリをつけた献立にするなど工夫する。

鉄 ▶　鉄は，肝硬変を肝臓がんへと進展させる危険性がある。血清フェリチン値が基準値以上の場合には7mg/日以下とする。

亜鉛 ▶　肝硬変患者では亜鉛が低下しているため，亜鉛の補充を行う。

ビタミン ▶　ビタミン(野菜・果物)の適量摂取を行う。

就寝前夜食(LES) ▶　糖質と分岐鎖アミノ酸酸製剤(アミノレバン®EN，ヘパンED®)や，炭水化物中心の就寝前夜食に分岐鎖アミノ酸顆粒(リーバクト®)を合わせて摂取する。

食道静脈瘤 ▶　静脈瘤破裂の危険があるため，かたい食べ物や刺さりやすい食べ物(小骨の多い魚，揚げ物の衣，かたい食物繊維の食品など)は避け，やわらかい食品や調理法を選択する。

● 看護上の注意

食事指導上のポイント ▶　腹水が強い場合は，1回の食事量が少なくなる場合がある。1回に食事を摂取できない場合は分割し，必要エネルギーを摂取できるよう工夫する。

　　肝硬変のケアは，長期間継続が必要であるため，在宅において患者自身や家族で栄養管理が行えるように支援する。また，健康食品のなかには肝臓に負担をかけるものもあるので十分注意する。

生活指導上のポイント ▶　ベッド上安静の生活により便秘がちになる。高アンモニア血症や肝性脳症予防のため，毎日の排便を習慣づけるように指導する。どうしても排便困難であれば，浣腸(かんちょう)が必要な場合もあるので経過を観察する。

　　過度な安静は筋肉量を減らし，サルコペニアを悪化させるので，食後30分を避け無理のない範囲で積極的に運動を行う。その際には，下肢の浮腫によって歩きにくい場合があるため，転倒に注意する。

③ 脂肪肝・非アルコール性脂肪肝炎(NASH)

1 脂肪肝

● 栄養食事療法の原則

　　脂肪肝の原因には，肥満，アルコール性，内分泌性(糖尿病，クッシング症候群，甲状腺機能亢進症)，薬剤性(テトラサイクリン，副腎皮質ステロイド薬など)，無理なダイエットなどがあり，原因にあわせて対応する。多くは可逆的である。

栄養障害による脂肪肝 ▶　エネルギー過剰や運動不足などで，摂取エネルギーが消費エネルギーを上まわると，肝臓で中性脂肪が多くつくられ，脂肪肝となる。過栄養性の脂肪肝は，食事療法・運動療法が基本となるため，過食がある場合は原因を是正し，適正なエネルギー摂取を行う。低栄養性の脂肪肝の改善のためには，エネルギー・タンパク質を摂取する。

● 栄養食事療法の実際

エネルギー ▶ 25〜30 kcal/kg/日。エネルギーの過剰になりやすい脂質を多く含む食品や揚げ物，調味料を控える。急激な体重減少は，逆に脂肪肝を増悪させる危険があるため，2〜3 kg/月の体重減少を目標とする。

タンパク質 ▶ 1.0〜1.2 g/kg/日。タンパク質の不足はかえって脂肪肝を助長する可能性があるため，注意する。

ビタミン・ミネラル ▶ ビタミン・ミネラルが不足しないように，野菜・海藻・果物などを摂取する。とくに抗酸化ビタミンである，ビタミン C，E を豊富にとる。

アルコール ▶ 飲酒の習慣がある場合は，栄養バランスの乱れが生じやすい。また，飲酒時のつまみもエネルギーが高くなりがちである。飲酒により気がゆるむことが多いので，禁酒(節酒)とともに適正な食習慣への改善が必要である。

その他 ▶ 食事回数や食事摂取の時間が不規則な場合は，規則的にするように心がける。夕食過多にならないよう，また夕食が遅い時間にならないようにする。

● 看護上の注意

　脂肪肝は，多くの場合自覚症状がない。したがって，危機感をもち行動の変容を行うのは容易ではないため，生活習慣の改善と長期的な支援が必要となる。食事療法の効果を上げるには，短期的ではなく長期的に生活習慣の改善が必要であることを理解させる。

　無症状なことが多いが，倦怠感や食欲不振などの自覚症状がみられることもあり，症状が進行すると上腹部の痛みを伴う場合もある。定期的に自覚症状を聞きとり，患者の不定愁訴に注意深く耳を傾ける。また，患者の動機づけを支援し，行動変容を定着させる。

2　非アルコール性脂肪肝炎(NASH)

● 栄養食事療法の原則

　近年，明らかな飲酒歴がないにもかかわらず，肝組織所見がアルコール性肝障害に類似した脂肪肝炎が増加している。おもに大滴性の肝脂肪沈着を特徴とする肝障害を非アルコール性脂肪性肝疾患 non-alcoholic fatty liver disease (NAFLD)とよび，そのなかで肝組織の壊死・炎症や線維化を伴う脂肪肝炎を非アルコール性脂肪肝炎 non-alcoholic steatohepatitis (NASH)とよぶ。現在では NASH は NAFLD の重症型と考えられており，単なる脂肪肝ではなく，線維化が進むと，肝硬変，さらには肝がんや肝不全へ移行する可能性がある。

　糖尿病・脂質異常症・高血圧などがある場合は原因疾患の治療を行う。体重減少は，NASH の病態改善に有効である。生活習慣改善で十分な効果が得られない場合，薬物療法，さらには外科療法が選択される。

● 栄養食事療法の実際

　　現在，NASH の確実な治療法は，確立されていないが，減量と運動療法が推奨されている。ただし，急激な減量は NASH を増悪させることになるので，注意が必要である。

　　NASH で肥満がある場合は，体重の 7% を減量目標とする。急激に体重を落とすのではなく，徐々に標準体重を目ざすことがすすめられる。たとえば，体重 90 kg の人は，7% の 6.3 kg が減量目標となる。食事と運動を組み合わせて，1 日に約 230 kcal マイナスバランスにすれば，計算上 1 か月で 1 kg 減量できる。

エネルギー▶　炭水化物はエネルギー比 50〜60%，脂質はエネルギー比 20〜25% とする。これは，通常の食事の割合と同程度である。

ビタミン▶　抗酸化機能を有するビタミン C やビタミン E などを多く含む食品を積極的に献立にとり入れる。

鉄▶　NASH の約 3 割には，鉄が肝臓に過剰に沈着しているので，鉄を過剰に摂取しないようにする。

● 看護上の注意

　　NASH は，肥満を含め，糖尿病・高血圧・脂質異常症などの，メタボリックシンドロームと関連が強い。患者は，自覚症状が少なく，危機感が少ない場合が多いため，NASH の増悪の危険性の理解を促す。治療の基本は，適正体重の維持であるため，食事と運動を含めた生活習慣の改善をすすめる。

④ 胆石症・胆嚢炎

● 栄養食事療法の原則

胆石症▶　胆石は，胆石のできる部位によって，胆嚢結石症，総胆管結石症，肝内結石症に分けられるが，一般的な胆石は胆嚢結石症をさす。胆石は，組成によってコレステロール胆石と色素胆石に分けられる。色素胆石には，ビリルビンカルシウム石や黒色石がある。

　　胆嚢結石は，成分の 70% がコレステロールでできたコレステロール胆石が多い。コレステロール胆石は，脂肪の代謝異常，妊娠，急激なダイエット，胃切除術後が発症に関連があるとされている。

胆嚢炎▶　急性胆嚢炎と慢性胆嚢炎に分けられる。急性胆嚢炎は入院，絶飲食とし，輸液と抗菌薬を投与する。慢性胆嚢炎は，痛みがほとんどなく，発熱や黄疸を繰り返す。一般に胆嚢炎では，規則的に胆嚢を収縮させ，胆汁のうっ滞を防ぐことが必要である。朝食を抜いたり，夕食が遅くなるような食生活では，食事の間隔が長くなり，胆汁が胆嚢内で濃縮され内圧が高まり胆石発作の誘因になる。

胆囊の収縮に負担のないようにするため，規則正しく食事を摂取することが望ましい。また，胆囊炎は胆石を併発しておこることが多いため，胆石を予防する食事療法が重要になる。

● 栄養食事療法の実際

● 急性期

急性胆囊炎の発症初期には疼痛，吐きけ・嘔吐の傾向が強く，発熱も加わるため食事摂取も困難である。急性期には胆道の安静をはかり胆囊の収縮を防ぐために絶食とし，非経口的に水分，その他栄養素を補給する。症状の軽減に伴い，胆囊の刺激作用の強い脂質や刺激物が少ない，水，重湯，果汁，くず湯，野菜スープなど糖質を主体とした流動食から開始する。患者の症状や食欲の改善にそって，食形態を上げる。胆囊の収縮作用が強い脂質は 10 g/日以下とする。

● 回復期

栄養食事療法が長期化すると必要な栄養素の不足が生じる場合がある。過度に制限し栄養不足にならないように気をつける。

● 安定期

緑黄色野菜や果物，マメ類など，食物繊維，抗酸化ビタミン(ビタミン C，E)を積極的に摂取する。

脂質 ▶ 　極端な低脂肪食は，必須脂肪酸の摂取不足を引きおこし，脂溶性ビタミンの吸収をわるくする。また，長期の脂質制限は胆汁の排泄がわるくなり，胆道の洗浄作用も低下し細菌が繁殖しやすくなる。安定期に入ったら揚げ物，炒め物などの油料理を控えめにする程度に制限し，脂質は 30 g/日以下とする。経過に従って卵，牛乳，脂質の少ない魚，さらに食物油，牛肉と進めていく。

嗜好品 ▶ 　過度のアルコール類，コーヒー，炭酸飲料は胆石を形成することがあるので，適度な量の摂取となるよう注意する。

その他 ▶ 　かたいものは，消化管の負担になる。胃の運動，胃液の分泌を亢進し，十二指腸粘膜が刺激され，胆囊収縮による二次的な胆石発作の誘因になる可能性がある。やわらかく調理し，味も薄味とする。

● 胆石の生成予防と発作

暴飲・暴食や長時間の空腹は胆石発作の誘因となるため，規則正しい時間に適正な量を摂取する。

脂質 ▶ 　胆石症の栄養食事療法は，痛みが強い疝痛発作を防ぐことや，胆石が生成されるのを予防することが目標となる。そのためには脂質を制限する。この際，脂溶性ビタミンの，ビタミン A, D, E, K の不足に注意する。

食物繊維 ▶ 　食物繊維は，血清コレステロールを低下させるはたらきがある。また，便秘が腸管の内圧を高め，胆石発作の誘因になるため，便秘を予防するためにも，食物繊維は十分に摂取することが望ましい。

● 看護上の注意

　胆嚢炎・胆石症ともに食事管理の必要性や効果を説明し，症状に応じた治療目標を設定する。栄養食事療法の継続は，治療への理解と動機づけがカギとなる。

　胆石症予防のためには，栄養・生活の両面からの改善と支援が必要である。規則正しい時間に，一定量の食事を摂取することが望ましい。また，無理をせず過労を避け，ストレスの少ない生活を心がける。

　治療に対してあまり神経質になり過ぎると，不安やストレスが増すことがある。したがって，生活習慣の改善は，患者が理解でき，実現可能で具体的な提案をするように心がける。

⑤ 膵炎

● 栄養食事療法の原則

● 急性膵炎

　アルコール飲料の飲みすぎなどが原因となり，膵内で膵酵素が活性化し，膵組織や膵周辺組織を自己消化することによっておこる。急性膵炎に対する基本的な治療方針は，膵臓を安静にするため，膵外分泌を刺激する消化管ホルモン（セクレチン，コレシストキニン）を刺激しないようにすることである。急性期は絶飲・絶食とする。また，水分や電解質，栄養を補給するために十分な輸液を行い，全身状態の維持や改善に努め，苦痛を緩和するための対症療法を行う。重症急性膵炎は，腸管蠕動運動を確認し，経管・経腸栄養を発症後 3〜7 日から試みることも検討する。早期に開始すれば，合併症発症率を低下させ，生存率の向上につながる。

　食事開始する際には，腹痛，血清リパーゼの上昇を指標とする。壊死性膵炎では，より慎重に対応する必要がある。

● 慢性膵炎

　慢性膵炎は，膵臓の中で炎症が徐々におこり，正常な細胞が破壊され，線維組織におきかわり，消化吸収不良や糖尿病を引きおこす進行性の疾患である。慢性膵炎は，成因からアルコール性と非アルコール性に分類されるが，栄養食事療法においては代償期と非代償期に分け，その中間を移行期として考えたほうがよい。

代償期 ▶　代償期の痛みに対しては禁酒も有効である。痛みが生じないアルコール量を設定することはできないため，量を減らすのではなく禁酒とする。また脂肪の摂取後に痛みを感じる場合は，脂質制限を行う。以前は慢性膵炎と診断されると，再発予防のため一律に脂質を控えるよう指導された。しかし，長期にわた

る極端な脂肪制限は低栄養の原因にもなる。現在は腹痛がなければ消化酵素薬を適宜使用しながら脂質をとるように推奨されており，患者の状態をみながら脂肪の摂取量を決定する。

非代償期▶ 　非代償期は，腹痛が軽減していることが多い。この時期は，消化吸収障害と二次性糖尿病の治療を目的とした栄養管理とする。

　[1] 消化吸収障害　消化酵素の不足のため消化不良になり，栄養素の吸収ができず低栄養になる。そこで，消化酵素薬を服用し栄養状態の低下を予防する。また，胃酸により消化酵素の活性を減弱させないため，制酸薬や H_2 受容体拮抗薬を投与する。

　[2] 二次性糖尿病　非代償期では糖尿病を発症しやすい。膵内分泌機能であるインスリンの反応の低下に加え，グルカゴンの反応も低下する。脂質制限によって糖質を中心に摂取しているため，食後の高血糖に注意が必要であると同時に，低血糖への注意も必要となる。一方で，血糖コントロールは困難で不安定である。

● 栄養食事療法の実際

◉ 急性膵炎

　急性膵炎の再燃を防ぐために，経口摂取の開始時期は慎重に決定する（▶表6-5）。腹痛と血中リパーゼの推移を指標として，水やむぎ茶などの水分から始める。次に膵液分泌に対して刺激の少ない重湯・くず湯・果汁などの糖質を主体とした流動食，続いて低脂肪食へ進める。徐々に脂質，タンパク質を増やして，食事開始後4週間程度で脂質の少ない常食（30g/日以下）に移行する。絶食・絶飲が1週間以上にわたった場合，消化管は廃用状態にあり，突然大量の食物が入ると腸粘膜が剥離し，下痢が出現するため注意する。

タンパク質▶ 　回復期の初期は脂質の少ない魚を選択する。肉類は回復期後半から安定期に30g/日程度から開始し，脂質の少ないものを選択する。肉の種類や使用部位により脂質の量が大きく異なるので，注意が必要である。

脂質▶ 　脂質は，膵外分泌作用が最も強い。したがって，増量する際は，腹痛，下痢

▶表6-5　急性膵炎回復期の経口摂取開始の目安

検査項目	所見
自覚症状	腹痛・背部痛は消失しているか，鎮痛薬を使わなくてもよい程度に改善している。
身体所見	膵部の圧痛や抵抗感が軽微あるいは消失している。
血中膵酵素	アミラーゼ：正常化 リパーゼ：正常上限 エラスターゼ：500 ng/dL
膵画像	仮性囊胞や膵周囲の滲出液が消失し，膵腫大も軽度あるいは消失している。

の状態を確認しながら慎重に行う。急性期は0〜5g/日とし，回復期には油を使わない調理法と脂質の少ない食品から開始し徐々に増やしていく。脂質の多い食品や揚げ物は継続的に控え，安定期も30g/日以下を目標とする。

ビタミン▶ 過度で長期的な脂質の制限により，脂溶性ビタミンであるビタミンA，D，E，Kなどが欠乏する。極端な脂質制限に注意し，必要に応じてビタミン剤を用いる。

アルコール・▶
嗜好品 禁酒とする。安定期で，調理にみりんや料理酒などのアルコールを使用する場合は，加熱しアルコールを揮発させて用いる。カフェイン飲料・香辛料・刺激物・炭酸飲料は膵液の分泌を刺激するので制限または禁止する。

●慢性膵炎

［1］代償期 急性再燃の防止が大切である。食事の開始によって症状が悪化する場合には，消化にすぐれた脂質含有量の少ない成分栄養剤の投与を行う。急性発作をおこした場合は，急性膵炎の食事に切りかえる。

エネルギー▶ 30〜35kcal/kg/日を目安とする。

脂質▶ 腹痛のある場合は30g/日以下に制限する。乳化された脂肪であるバターやマヨネーズなどは，膵リパーゼの分解を必ずしも必要としないので用いやすい。また，ごく少量を使うだけでも風味がよくなり，食欲がないときでも嗜好性が増す。中鎖脂肪酸は腸管内の膵リパーゼ濃度が低下している場合でも吸収されるため，安定期のエネルギー確保に使用してもよい。

腹痛などの症状がなくなれば，40〜60g/日とし，通常よりも多く脂肪を摂取しなければよい（日本人の平均脂質摂取量は55〜60g/日）。

タンパク質▶ タンパク質は膵外分泌を刺激するが，膵液ではタンパク質代謝が活発に行われているため，良質のタンパク質の補給が推奨される。食材により脂質の含有量が大きく異なるので，注意して選択する。

ビタミン・▶
微量元素 脂質制限や，脂肪便・下痢に伴い，脂溶性ビタミンが欠乏しやすい。慢性膵炎の食事療法は，長期間に及ぶことが多いため，脂溶性ビタミンを多く含む食品の選択や，ビタミン剤の投与も考慮に入れる。また，亜鉛やセレンなどの微量元素についても不足しやすいので注意する。

アルコール・▶
嗜好品 禁酒とする。カフェイン，香辛料，刺激物，炭酸飲料などは，胃酸分泌を促進し，腹痛を引きおこしたり，症状を増悪させる危険性が高いので避ける。

［2］非代償期

エネルギー▶ 30kcal/kg/日程度とする。

糖質▶ 糖質は膵臓への刺激が少ないが，耐糖能が低下している場合には制限する。

脂質▶ 40〜60g/日の摂取が望ましい。慢性膵炎の非代償期患者は長期的に脂質を制限してきており，多くが腹痛を経験しているため，脂質摂取に対する恐怖感をもっていることもある。膵臓の現在の状態を確認しながら脂質制限を緩和する。膵性消化障害による下痢や脂肪便は，消化酵素薬を十分量使用し改善をはかる。中鎖脂肪酸は，エネルギー確保に有用である。

ビタミン▶　脂質の消化吸収能の低下から，脂溶性ビタミンの吸収も低下しているため，脂溶性ビタミンのビタミン A, D, E, K の欠乏に注意する。

● 看護上の注意

　急性膵炎の再発率は，成因や治療の有無などによって異なるが，再発率が最も高いのはアルコール性，ついで胆石症である。アルコール性膵炎および飲酒継続例は長期転帰が不良であるので，禁酒の徹底が大切である。

　慢性膵炎では，精神的なストレスが再燃を誘発することがあるので，心身ともに休養しストレスを避けるようにする。規則正しい生活を心がける。食事はよくかんでゆっくり食べ，脱水にも気をつける。

　膵炎患者は，腹痛による不安感，消化酵素分泌不全，食事における脂質，香辛料・嗜好品の制限などから，食事が単調になり，食欲が低下しやすい。患者の状態や嗜好性を考慮して，少しでも食事が楽しめる工夫を行う。

E 消化器症状

① 便秘

● 栄養食事療法の原則

　便秘は，本来体外に出すべき糞便を十分量かつ快適に排出できない状態をさす。便の回数が3日に1回でも不快感を伴わなければ便秘とはいわない。便秘は，がん・腸閉塞などによる大腸の形態の異常や，手術による癒着など便の通過障害が原因でおこる器質性便秘と，腸の形態的変化を伴わずにおこる慢性的な機能性便秘がある。機能性便秘は，弛緩性便秘，直腸性便秘，痙攣性便秘に分類される[1]。食事内容はそれぞれ便秘の原因に応じたものとし，栄養量は，年齢，性別，生活活動強度に合わせる。

　食事の不足が便秘の要因になることもあるので，食事の摂取量，体重変化などを観察する。

● 栄養食事療法の実際

◉ 器質性便秘

絶食とし，原因に対する治療が必要である。

1）『慢性便秘症診療ガイドライン 2017』では，症状から排便回数減少型と排便困難型に分類されている。栄養食事療法においては原因別に考えるのが適切と考え，以前の分類に従った。

◉機能性便秘

[1] **弛緩性便秘** 腸管蠕動運動が低下しているため，便の大腸停滞時間が長く，水分過吸収の状態である。とくに高齢者や女性に多くみられ，日本人に最も多いタイプである。

食物繊維▶ 食物繊維を十分にとる。20g/日以上が望ましいが，現代の食事で達成することは食物繊維を意識して摂取しないとむずかしい。不溶性食物繊維の多い食品(穀類，こんにゃく，マメ類，野菜，きのこ，ココアなど)は便量を増やし，腸管蠕動運動を活発にする。水溶性食物繊維の多い食品(熟した果物，海藻，野菜，きのこ，イモなど)は，便の水分が必要以上に吸収されるのを防ぎ，排便させる作用をもつ(▶77ページ，表6-1)。通常の食事のみで十分な食物繊維が摂取できない場合や経管・経腸栄養施行時には，栄養補助食品を利用してもよい。サプリメントに含まれる難消化性デキストリンやグァーガム分解物は水溶性食物繊維である。ただし，不溶性食物繊維のとりすぎは，高齢者など腸の動きがわるい場合にイレウスの原因となるため，注意が必要である。

水分▶ 水分の不足がある場合は，便がかたくなり便秘をおこしやすい。水分は2〜2.5L/日程度を目標に，十分量摂取する。起床後の冷たい水や牛乳の摂取は，胃-結腸反射を刺激するため試してみるとよい。

香辛料など▶ 香辛料を適度にとる。酸味の強い果実，酢の物，梅干しなども腸管の刺激となる。

脂質▶ 適度の脂質摂取は腸管を刺激し，また便の滑りをよくする。

その他▶ 朝食は規則正しくとることが望ましい。また，腸内環境を整えるためビフィズス菌や乳酸菌飲料を毎日適正量摂取する。また，ビフィズス菌の増加が期待できるラクトスクロースなどのオリゴ糖などを摂取する。ただし，ラクトスクロースなどのオリゴ糖は小腸では吸収できない糖質であるため，過剰摂取は避ける。

[2] **直腸性便秘** 便が正常に移送されて直腸に停滞しているが，排便できない状態である。排便習慣が乱れていることが多いので，便意があればがまんしないですぐにトイレに行くようにする。直腸に便が停滞しているときや，腸管に狭窄があるときには，高食物繊維食は禁忌である。

[3] **痙攣性便秘** 自律神経失調により腸管が過度に緊張し，腸管蠕動運動が障害されている状態である。コロコロとしたウサギのふんのように水分が少ない便が特徴である。精神的ストレスや不安が誘因となっている場合は，生活状況を把握し，ストレスの解消，腸管への刺激を軽減するような食事内容とする。食事の改善とともに過労を避け休養をとる。

脂質▶ 摂取を控える。

香辛料・その他▶ 刺激の強い，香辛料，酸味があるもの，アルコール飲料，カフェイン，炭酸飲料を避ける。濃い味つけにしない。腸管を刺激しすぎないように，食材はやわらかく煮て，薄味にする。

食物繊維 ▶　腸管を刺激する不溶性食物繊維を控え，イモ類・果実類・海藻類から水溶性食物繊維を多く摂取する（▶77 ページ，表 6-1）。

◉全身疾患による便秘

腸管蠕動運動の低下，強皮症，アミロイドーシス，糖尿病による神経障害などにより，神経伝達が不十分となり，腸管内の内容物が滞留する場合におこる。栄養食事療法は，弛緩性便秘に準ずる。

● 看護上の注意

便秘は，単純に排便回数だけではなく，不快に思う症状を解消することへの支援が必要である。食事，運動，排便習慣の改善といった生活習慣の改善を基本とし，必要に合わせて薬剤による治療を行う。ストレスが原因の場合は，その心理的な改善が便秘の解消につながる場合もある。よい生活習慣の定着が便秘の改善につながるため，長期的な支援が必要である。

② 下痢

● 栄養食事療法の原則

通常の便の水分は 70〜80％である。通常より水分量が増加してやわらかくなり，液状または半流動性の状態になったものを下痢という。便がかたければ，排便回数が多くても下痢ではない。下痢に対しての治療は，対症療法的に行われる。急性下痢の原因は感染性や薬剤性の場合が多く，発症初期は絶食とする。慢性下痢は，非感染性の場合が多い。絶食にする必要はないが，栄養状態が低下していることが多い。経口摂取が不可能な場合や症状が激しいときは経静脈的に水分・電解質を補給する。経口摂取が可能な場合は経口的に補水を行う。食事が可能であれば，低脂質・易消化性とし，腸管を刺激し症状を増悪させる食品を避ける。

炎症により腸管の透過性が亢進し下痢をおこしている場合は，エネルギー消費量が亢進し，血液成分やタンパク質が漏出しているため，エネルギーとタンパク質を十分に補給する。

● 栄養食事療法の実際

食物摂取の開始は症状の回復に合わせて慎重にすすめる。吐きけ・嘔吐・腹痛がなく，経口摂取が可能になれば，流動食から徐々に固形食に移行する。

◉浸透圧性下痢

腸管に吸収されにくい物質が多量に存在することで，水分が管腔内に移行しておこる。高濃度の経腸栄養剤の投与が原因の場合，経腸栄養剤を薄め濃度を調整するのではなく，インフュージョンポンプを用い，投与速度を調整する。

日本人に多い，牛乳を飲むと生じる下痢も，浸透圧性下痢である。近年，人工甘味料を使用した製品が多いが，多量の摂取が浸透圧性下痢の原因となることもあり，摂取量に注意が必要である。

◉滲出性下痢

クローン病や潰瘍性大腸炎など腸に炎症がある場合，血液成分や細胞内の液体などが滲み出て，便の水分量を増加させ，腸管からの水分の吸収が低下し，滲出性下痢をおこす。食事摂取により悪化するため，原則として禁食とする。腸管の障害の度合いや栄養状態により経静脈栄養，経管・経腸栄養を選択する。

腸内細菌叢のバランスを是正することが症状の改善にもつながるため，乳酸菌飲料やビフィズス菌飲料などの栄養補助食品の摂取をすすめる。便性の改善をはかるために水溶性食物繊維を積極的に摂取する。

◉分泌性下痢

腸管に入った細菌による毒素やホルモンの影響で，腸からの水分分泌量が増え，便中の水分量が増加する。毒素が原因の場合は，腸管を安静に保つため，腸管を刺激する食品を避ける。脂肪の吸収障害がある場合は，脂肪も制限するが，中鎖脂肪酸は用いることができる。細菌感染症やその他の感染症に対しては，適切な薬物療法と補水が基本である。止痢薬や整腸剤で無理に下痢を抑えるのは好ましくない。

◉腸管運動亢進性の下痢

腸管の活動が過度に活発で，腸の通過時間が短くなっている場合は，摂取した食品が短時間で腸を通過し，水分の吸収が不十分になり下痢をおこす。過敏性腸症候群やバセドウ病が該当する。腸管の安静を保つため，腸管を刺激する香辛料・炭酸飲料・カフェインを避ける。

◉高齢者の下痢

高齢者は，咀嚼（そしゃく），消化吸収能力の低下，腸粘膜の萎縮や，胃酸の分泌低下がみられる。したがって，やわらかく消化吸収のよい食事を基本とし，水溶性食物繊維の積極的な摂取が望ましい。食事量が低下し経口摂取量が低下している場合は栄養補助食品の活用も検討する。また，腸内細菌叢の乱れも考えられるため，乳酸菌飲料の摂取もすすめられる。

● 看護上の注意

下痢が持続する場合は，脱水，アシドーシス，電解質の異常に注意する。急激な体重減少は，下痢による脱水の可能性が高いので注意する。便の形状や，下痢の回数を確認する。

下痢を誘発する食品は患者によっても異なるので，よく観察・問診する。

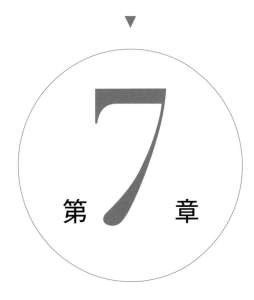

第**7**章

栄養食事療法

腎・泌尿器疾患患者の栄養食事療法

　　腎疾患の栄養食事療法は，その障害部位がどこにあるか，また障害がどの程度かにより異なる。そのため，まず診断結果を確認する。そして，タンパク質・リン・カリウム・水分の過剰がないか，腎性貧血がないか，またエネルギー不足が生じていないかを，症状・臨床検査値によりアセスメントする。この章では腎・泌尿器疾患の特性を理解し，アセスメントと症状に応じた栄養食事療法を学ぶ。

A｜腎疾患

① 腎疾患と治療の概要

　　腎臓のはたらきは，体内の水分や電解質の調節，老廃物の排泄などであり，機能低下により全身にさまざまな異常が生じる（▶表7-1）。

1 糸球体腎炎

● 急性糸球体腎炎

　　腎臓が老廃物排出・尿の濃縮・電解質調節の機能を急速に失う。小児や若年者に多い。感冒・扁桃炎・咽頭炎など，細菌感染症・ウイルス感染症などの先行感染の1〜2週間後に発病する。溶血性レンサ球菌によるものが多い。

症状▶　特徴的な症状には，血尿，タンパク尿，浮腫，乏尿，高血圧がある。これらの症状は，糸球体濾過値 glomerular filtration rate（GFR）の急激な低下によるナトリウムの貯留によって生じる。

予後▶　小児ではおよそ90％が1〜2か月で完全に治癒するが成人では60〜80％で，慢性糸球体腎炎へと進行する場合がある。また，まれに慢性腎不全へと進行する。

▶表7-1　腎臓のはたらきと機能低下による異常

腎臓のはたらき	腎機能低下（腎不全）による異常
体内の水分，ナトリウム，カリウム，リン，カルシウムなどの電解質を調節する。	浮腫や高血圧，高カリウム血症，高リン血症
とくに窒素成分を含む老廃物，毒素，薬物を含む外来物質を尿に排泄する。	BUN，Cr，尿酸などの老廃物が血液に蓄積する。
血液の水素イオン濃度の調節により血液を弱アルカリ性に保つ。	血液が酸性に傾くアシドーシスとなる。
赤血球をつくるエリスロポエチンを分泌する。	腎性貧血を生じる。
ビタミンDを活性化させてカルシウムの吸収をたすける。	カルシウム・リン代謝異常が長期間持続すると骨が弱くなる骨異栄養症となる。

● 慢性糸球体腎炎

血尿・タンパク尿が 1 年以上の長期間にわたって続く症候群をいう。IgA 腎症・微小変化群・膜性増殖性糸球体腎炎・遺伝性糸球体腎炎などがある。

症状▶ タンパク尿・円柱尿・血尿，ときには高血圧を伴う。なお，タンパク尿の程度は，ネフローゼ症候群ほどではない。

予後▶ 徐々に進行し，10 年程度で腎不全にいたる場合もあるが，20 年たっても腎機能に変化がないものもめずらしくない。

2 ネフローゼ症候群

ネフローゼ症候群とは，特定の疾患ではなく，高度のタンパク尿(3.5 g/日以上の持続)，それに伴う低タンパク血症(血清総タンパク質 6 g/dL 以下，あるいは血清アルブミン 3 g/dL 以下)，脂質異常症(高 LDL コレステロール血症)，浮腫を呈した状態をいう。タンパク尿，低タンパク血症が診断の必須条件となる。一次性ネフローゼ症候群をきたす疾患として，微小変化群・巣状糸球体硬化症・糸球体腎炎(急性糸球体腎炎・慢性糸球体腎炎・メサンギウム増殖性糸球体腎炎・膜性増殖性糸球体腎炎・IgA 腎症)がある。

二次性ネフローゼ症候群の原因では糖尿病性腎症が圧倒的に多く，ついで多いのが若い女性にみられるループス腎炎である。

症状▶ 高度のタンパク尿，低タンパク血症がみられる。下肢の浮腫は，低タンパク血症による血漿膠質浸透圧の低下と，循環血液量の減少により生じる。低タンパク血症により，肝臓でのアルブミン合成の亢進がおこり，総コレステロール・低比重リポタンパク質 low density lipoprotein (LDL)の増加がみられる。アルブミン濃度の低下と高比重リポタンパク質 high density lipoprotein (HDL)の尿中喪失の影響により，HDL は低下する。

予後▶ 微小変化群では，腎不全に移行するものはまれであり，予後は一般によい。しかし，膜性増殖性糸球体腎炎は増悪と寛解を繰り返しながら大部分は腎不全となる。ループス腎炎のなかでもびまん性糸球体腎炎と硬化性糸球体腎炎は腎不全に進行しやすく，糖尿病性腎症は確実に腎不全にいたる。

3 急性腎不全

急性腎不全とは，急激に病態が進行して，日または週単位で腎不全に陥るものと定義される。多くの場合は可逆的である。急性腎不全の原因は，①腎臓への血流の減少(腎前性)，②腎臓そのものの障害(腎性)，③尿路の閉塞(腎後性)に分けられる。腎前性・腎後性は早い回復が可能だが，腎臓以外の臓器(心臓・肝臓・脳・肺など)にも病変をもつ多臓器不全では腎機能が回復しない場合が多く，死亡率も高い。

●腎前性急性腎不全

　　腎前性急性腎不全とは，循環血液量・心拍出量の低下により腎臓に流入する血流量自体が減ったために，GFR が減少し，腎臓が十分に機能しなくなった状態をいう。細胞外液が減少する脱水・出血・浮腫などによる循環血液量の減少状態，すなわちうっ血性心不全，肝硬変，大手術後，ショックや敗血症などでみられる。生命にかかわる重篤な疾患で，障害が進行すると血液浄化治療を行う。

症状▶　尿量の減少・疲労・意識障害・錯乱・蒼白な皮膚色・速脈・口渇・浮腫があり，窒素老廃物の急速な蓄積のために，血中尿素窒素(BUN)，血清クレアチニン(Cr)，BUN/Cr 比の上昇がみられる。

●腎性急性腎不全

　　腎性急性腎不全は，腎臓自体の変化による腎不全である。急速進行性糸球体腎炎・ループス腎炎など糸球体に障害がある場合と，急性尿細管壊死，すなわち尿細管に障害がある場合，薬物や感染症により間質に障害がおこる間質性腎炎がある。このうち急性尿細管壊死が約 95％を占める。

症状▶　いずれも乏尿になる。

●腎後性急性腎不全

　　腎後性急性腎不全は，腎臓より先の尿路に障害が生じ，尿路が狭窄あるいは閉塞されるために，尿が流れ出なくなる状態をいい，GFR が低下する。原因として前立腺肥大，前立腺がん，膀胱がん，尿路結石，膀胱や後腹膜の腫瘍などがある。

症状▶　特徴的症状は，ナトリウムイオン(Na^+)濃度の高い高張尿を排泄することである。

予後▶　一般的には，原因が除去されればすみやかな腎機能の回復がみられるが，尿閉が進行すると慢性腎不全を引きおこすことがある。

4 慢性腎不全

　　慢性腎不全とは，腎臓あるいはそれ以外の原因によって，腎臓が本来もっている機能が，数か月から数十年かけて徐々に低下し，廃絶にいたる状態をいう。原因疾患としては，糖尿病性腎症が最も多く，ついで慢性糸球体腎炎が多い。ほかに腎硬化症・多発性嚢胞腎・高血圧・逆流性腎障害・閉塞性尿路疾患・腎結石など多数のものがある。

症状▶　尿に排泄されるべき代謝産物である BUN や Cr，尿酸が体内に蓄積し，高尿素窒素血症や高尿酸血症をおこす。老廃物の異常な蓄積は，食欲低下・吐きけ・嘔吐，さらには意識障害をまねく。さらに，電解質の排泄障害のために，

代謝性アシドーシスに傾くほか，高カリウム血症や水分およびナトリウムの貯留がおこる。それにより浮腫，うっ血性心不全，肺水腫が生じやすくなる。逆に腎からのナトリウム喪失が増大する多尿期または利尿薬の多用時には，低ナトリウム血症から吐きけ・嘔吐・乏尿がおこり，さらには末梢循環不全にいたることがある。

　血圧の上昇，エリスロポエチン(EPO)の減少による貧血，血清リン値の上昇や活性型ビタミンDの欠乏による低カルシウム血症，高リン血症などによる骨異栄養症など，さまざまな障害が生じる。骨異栄養症では容易に骨折しやすくなり，高カリウム血症は心停止の原因にもなるので，厳重な管理が必要である。

予後▶ 　急性腎不全が可逆的であるのに対して，慢性腎不全はいったん発生すると回復不可能である。

5　糖尿病性腎症

　糖尿病性腎症は，糖尿病期における血糖ならびに血圧のコントロールの悪化が持続することによって，細小血管のかたまりである糸球体に障害が生じる疾患である。

病期と症状▶ 　この疾患の病期は，治療法の目安になるように尿アルブミン値・GFR(eGFR)など，腎機能を示す指標をもとに5段階に分類されている[1]。

　①**第1期(腎症前期)**　正常アルブミン尿(尿アルブミン値＜30 mg/gCr)，GFR(eGFR)≧30 mL/分/1.73 m²。

　②**第2期(早期腎症期)**　微量アルブミン尿(尿アルブミン値30〜299 mg/gCr)，GFR(eGFR)≧30 mL/分/1.73 m²。厳格な血糖コントロールによって進展を阻止することができる。

　③**第3期(顕性腎症期)**　顕性アルブミン尿(尿アルブミン値≧300 mg/gCr)，あるいは持続性タンパク尿(≧0.5 g/gCr)，GFR(eGFR)≧30 mL/分/1.73 m²。改善する症例は少なく，厳格に管理しても不可逆的に進展し，やがて腎不全状態にいたる。

　④**第4期(腎不全期)**　尿アルブミン値は問わない。GFR(eGFR)＜30 mL/分/1.73 m²。腎機能の廃絶が進み，高度の尿毒症あるいはそれに伴う吐きけや嘔吐，尿の排泄障害による浮腫などの症状があらわれ，血液透析の導入にいたる。

　⑤**第5期(透析療法期)**　透析療法中。

　なお，トリグリセリド(中性脂肪)・総コレステロール・LDLのいずれも高頻度に上昇する。LDLが高くなるのは，インスリン不足に伴うLDL受容体活性の低下により，クリアランス(腎臓の排泄能力)が低下するためとされている。

1）糖尿病性腎症合同委員会：糖尿病性腎症病期分類(改訂)．2014.

予後▶　透析療法の導入となる原因疾患で最も多いのは糖尿病性腎症であり，その予後は慢性糸球体腎炎と比較すると著しく不良である。したがって第 2 期の段階の早期発見と，いかに管理するかが重要なポイントとなる。

6　慢性腎臓病 chronic kidney disease(CKD)

慢性腎臓病(CKD)は，末期腎不全から透析への導入を遅らせること，進行による心筋梗塞や脳血管障害などの心血管疾患を予防するため，"隠れ腎臓病"のうちに早期発見・早期治療することを目的につくられた病気の概念である。

CKD の定義は，IgA 腎症・糖尿病性腎症・腎硬化症など原疾患にかかわらず，0.15 g/gCr 以上の尿タンパク(30 mg/gCr 以上のアルブミン尿)が出ているなどの腎疾患の存在を示す所見，または中等度以上の腎機能低下(GFR＜60 mL/分/1.73 m^2)のいずれかまたは両方が 3 か月以上持続する場合とする。

CKD の病期(ステージ)には国際分類がある。腎臓のはたらきを GFR で示し，ステージ G1 (GFR≧90 mL/分/1.73 m^2 の正常または高値)から，ステージ G2 (GFR＜90 mL/分/1.73 m^2)，ステージ G3a (GFR＜60 mL/分/1.73 m^2)，ステージ G3b (GFR＜45 mL/分/1.73 m^2)，ステージ G4 (GFR＜30 mL/分/1.73 m^2)，末期腎不全・透析期であるステージ G5 (GFR＜15 mL/分/1.73 m^2)までに分類され，それぞれのステージごとの治療で悪化を防ぐ。

7　透析

透析は，末期腎不全の腎代替療法として行うものであり，血液透析 hemodialysis (HD)と腹膜透析 peritoneal dialysis (PD)がある。残存腎機能によるが，基本的に週に 3 回，1 回 4〜5 時間かけて血液を濾過する。腹膜透析は，尿毒症状がみとめられなくても GFR 60 mL/分/1.73 m^2 未満で残存腎機能の維持される時期の導入が推奨されている。透析患者は，透析療法によって細胞外液量が是正された時点の体重をドライウェイト dry weight (DW)として，栄養量を決める。透析間体重増加量は体液の増加量でもあり，食塩・飲水摂取量および尿量により左右される。

症状▶　透析中や透析終了後に頭痛や吐きけ，循環血液量の減少による血圧低下，その結果としての気分不快，冷や汗，生あくび，目の前が暗くなるなどの症状が出ることがある。また，透析中は血液が固まらないように抗凝固薬を投与するため，透析後数時間は，出血するととまらなくなるので注意が必要である。

予後▶　透析患者の予後・生存率で周知すべきは，肥満の患者は生存率が高く，心血管障害による死亡率が少ないことである。栄養状態は最も重要な予後予測因子であり，透析導入期にすでに低栄養状態にある患者は，厳しい制限を加えない管理が大事である。透析 3 日後の体重増量が 5% 以下と 5% 以上は予後不良とされている。すなわち，摂取量の不足，塩分・水分の過剰のいずれも予後がわるいことになる。

② 栄養食事療法の原則

1 タンパク質の制限とエネルギーの補給

タンパク質の制限▶ 腎疾患では，GFR の低下に応じたタンパク質制限食が基本となる。ただし高齢者では，制限に伴う低栄養の可能性があり，一定量のタンパク質を摂取すべきとの見解がある。

　ネフローゼ症候群では，血清アルブミンならびに血清総タンパク質が著しく低下する（▶105 ページ）。しかし，高タンパク質食は糸球体での透過性を亢進し，アルブミンの大半を尿中に排泄させるばかりか，血漿レニン活性の上昇・高リン血症を生じる。そのため，栄養状態が悪化しない程度のタンパク質制限が望ましい。透析患者では，タンパク質摂取が健常人とほぼ同程度（1.0〜1.2 g/kg/日）でよいが，1.4 g/kg/日以上，0.8 g/kg/日未満のグループは死亡率が高い。タンパク質摂取が過剰になるとリンの摂取が増えるため注意する。アミノ酸スコア[1]の高い動物性タンパク質を摂取するようにする。

十分なエネルギー▶ の補給 エネルギーとなる糖質が不足すると，筋肉のタンパク質が分解されてエネルギーとして利用される（体タンパク質異化）。これを防ぐため，一般にはタンパク質制限が高度になるほどエネルギー量を増やす必要がある。しかし，実際には十分なエネルギーがとれないことによる低栄養状態が問題になっており，とくに末期腎不全・透析期であるステージ G5 では注意が必要である。

糖質・脂質▶ タンパク質を制限しながら十分なエネルギー摂取をするためには，糖質か脂質の割合を増やすことになる。ショ糖（スクロース）は，血糖値に対する影響が大きいので，糖尿病性腎症の患者では過剰摂取を控える。脂質は，少量でエネルギー補給ができることと，また食後血糖上昇抑制効果があるので，積極的に摂取するのが望ましい。なお，オリーブ油は，総コレステロール・LDL の低下と，HDL の上昇が期待されている。

2 カリウムの制限

　体タンパク質異化作用が亢進すると，タンパク質・リン化合物などと結合していた細胞内カリウムが細胞外に流出し，血清カリウム値が高くなりやすい。カリウム摂取量の過剰あるいは体タンパク質異化作用の亢進がおこると高カリウム血症が発生しやすく，不整脈や心停止の原因になる。血清カリウム値が 5.5 mEq/L 以上では，カリウム制限を行う。6.0 mEq/L 以上では死亡リスクが高い。

1）必須アミノ酸が基準値と比較してどれだけ含有されているかを％で示すもので，100 に近いほど良質なタンパク質ということになる。

3　食塩の制限

食塩制限は，血圧低下，また尿タンパクの排出を抑制する。その結果として腎機能障害の進行抑制が期待できる。そのため，全期間を通じて 6 g/日未満とする。ただし，高齢者は減塩による食事量の低下をまねくことがあるので，適度に制限する。ここで示す食塩量とは，全食品中に含まれるナトリウムから換算した量である。

ただし，腎不全初期にみとめられる著明な多尿(2,500 mL/日以上)，夜間尿があるときには，尿量の増加に伴い体内の水やナトリウムが欠乏し，脱水を生じて腎機能の低下を進展させるので，尿中ナトリウム排泄量より厳しい制限は行わない。

透析導入期に行う食塩制限は，血圧を低下させ，口渇が抑えられるので，体液量の異常増加を防ぐ。しかし，極端な食塩制限は食欲を低下させ，低栄養状態をまねくため 3 g/日以下にならないよう留意する。

4　リンの制限とカルシウムの補給

体内のカルシウムとリンはつねに拮抗的にはたらいている。腎不全にいたると尿細管からのリンの排泄が障害され，血清リン値が上昇するため，骨からカルシウムを遊離させ，骨密度が減少し骨折しやすくなる。増加した血清カルシウムは全身の軟部組織に沈着して石灰化し(異所性石灰化)，加えてビタミンDの活性化が障害されるために，低カルシウム血症が生じやすくなる。

カルシウムは乳製品や野菜に多く含まれるため，タンパク質制限およびカリウム制限があると不足しやすい。治療用食品やサプリメントで補給を行う。

5　鉄分，ビタミンの補給

腎不全ではエリスロポエチンの産生低下に加え，慢性の失血とタンパク質制限による鉄分の供給不足があいまって貯蔵鉄が減少し，鉄欠乏性貧血が生じる。また，鉄分はタンパク質源に多く含まれるため，タンパク質制限に伴い不足しやすい。そのため，リンやタンパク質含量の少ないヘム鉄の栄養調整食品などの利用を検討して鉄分を供給する。貧血が生じた場合には食事だけでは不足を補いきれないため，エリスロポエチンが投与される。

厳しいタンパク質制限や腎機能低下の進展によって，ビタミン B_1・B_2・B_6・C，葉酸，活性型ビタミンDの不足が生じやすい。このうち，活性型ビタミンDは食事では補えないので薬物療法の適用となる。活性型ビタミンD製剤を投与する場合には，高カルシウム血症に注意する。ほかのビタミンも通常の食品のみでは満たせないため，栄養調整食品あるいはサプリメントで補う。

③ 栄養食事療法の実際

1 エネルギー

エネルギーの評価▶ エネルギー量は，病期・原疾患・体格・体重変動・栄養状態などを考慮して決定する。エネルギー量が適正であるかどうかは，浮腫・脱水がなければ平常時体重に対する変動率と体格指数(BMI)を組み合わせて評価する。

体重減少がある場合は，利尿薬の影響も確認する。食事量と体重の極端な減少とともに BUN/Cr 比と血清カリウム値の増加がある場合は，エネルギー不足による体タンパク質異化亢進を推測する。なお，タンパク質を減らそうとすると同時にエネルギーも減ってしまうことが多いので，体重減少は要注意である。

体重増加では，まず浮腫を確認する。浮腫がみとめられない場合は，エネルギー摂取量の増加が原因である。透析患者は，ドライウェイトで評価する。

摂取量▶ CKD では，CKD 患者に対する適正なエネルギー摂取のエビデンスはないので，日本人の食事摂取基準を参考に，推定エネルギー必要量を算出し，以後体重の変化で調整する。なお，BMI18.5〜24.9 の群と比べ，25 以上で死亡リスクが少ない。肥満は是正する(▶128 ページ)。ただし，ステージ G3 以上ではタンパク質制限が必要であるため，体タンパク質異化が生じないように十分なエネルギー摂取が必要である。

エネルギーを増やす工夫▶ 少ないタンパク質を有効に利用するためには，エネルギーを十分に摂取することがきわめて重要であり，タンパク質制限が高度になるほど多めにする。エネルギー源としては，タンパク質が含まれないかあるいはきわめて含有量が少ない，デンプンや砂糖などの糖質と，油脂を利用する。

しかし，砂糖・デンプン・油脂だけでエネルギーを補おうとすれば，食事としての形態が貧弱になり，甘すぎる，油っこいなどの問題もあるため，料理にあきて毎日は続かない。そのため，中鎖脂肪(MCT)を含む低甘味ブドウ糖重合体製品やデキストリン，デンプン食品や低タンパク質穀物で代用する。

[1] **低甘味ブドウ糖重合体製品，デキストリン** ゼリーや飲料として製品化されている。低甘味ブドウ糖重合体製品は，甘さが少なくコーヒーや紅茶などの飲み物 1 杯に 30 g(約 100 kcal)入れることができ，調味料にも利用できる。しかし，過剰にとると血糖値ならびにトリグリセリドを上昇させることがある。

[2] **デンプン食品，低タンパク質穀物** ごはん・パン・めん・もち・小麦粉として主食向きに開発されているので，通常の食形態に近い状態で無理なくエネルギーを確保しやすい。主食をこれらに切りかえることが有効である。透析導入後は，通常の穀物で問題ない。

2 タンパク質

タンパク質の評価▶ ネフローゼ症候群以外の腎疾患では，アルブミン値・BUN/Cr 比・浮腫・

尿タンパクを組み合わせて評価する(▶図 7-1)。

　[1]アルブミンが低値の場合(3.5 g/dL 以下)　まずネフローゼ症候群による尿タンパクの排出，浮腫の影響を確認する。ネフローゼ症候群がなく，アルブミンが低値であることに加えて BUN/Cr 比が 10 以下の場合は，タンパク質不足である。

　[2]アルブミンが基準値の場合　脱水があるとアルブミン値が高めになるので，利尿薬の服用あるいは増量の有無，検査直前の飲食不足などを確認しておく。脱水がなくアルブミンが基準値である場合は，BUN/Cr 比が 10 以上であればタンパク質過剰摂取であり，これに加えて血清リン値 4 mg/dL 以上の高値の場合はタンパク質源(肉・魚・卵・乳製品)のとりすぎを推測する。なお，BUN/Cr 比が 8 以下であればタンパク質は適正であることが多い。

　透析患者において，BUN が低すぎる場合は，タンパク質が不足していることを意味し，余命も短い。

タンパク質の制限▶　GFR の低下に応じて 0.6〜1.3 g/kg/日の範囲の制限食が基本となる。

　[1]CKD　GFR<60 mL/分/1.73 m², ステージ G3a では 0.8〜1.0 g/標準体重 kg/日，G3b 以上は 0.6〜0.8 g/標準体重 kg/日を基本にする。0.6 g/kg/日以下が腎機能低下を遅らせることができるかは明らかになっていない。また，高齢者は制限に伴う低栄養の可能性があるので，厳しい制限をしない。

　[2]ネフローゼ症候群

(1)微小変化型ネフローゼ症候群(治療に対する反応性が良好)：1.0〜1.1 g/kg/日を基本とする。

(2)それ以外：0.8 g/kg/日を基本とする。

　[3]透析患者　0.9〜1.2 g/kgDW/日と過剰にならない程度が基準量である。アミノ酸スコアの高い動物性タンパク質を摂取する。

食品の選択，▶
**　献立の工夫**　タンパク質は，腎機能低下の進展に伴い制限が厳しくなるので，必須アミノ

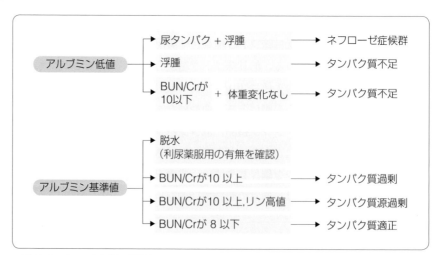

▶図 7-1　タンパク質の評価

▶表7-2 タンパク質制限食の食品選択の目安

	食品	量(g)	目安量	エネルギー(kcal)	タンパク質(g) 常食	タンパク質(g) 1/15 低タンパク質穀物利用の場合
主食	ごはん	600	1.5杯×3食	1,008	15	1
	イモ	50	1/2個	38	0.8	
	小麦粉	20	大さじ2	74	1.6	
	デンプン	10	大さじ1	33	0	
副食	野菜	300		20	2	
調味料など	調味料	適宜		80	5	
	油	25	大さじ2弱	230	0	
	砂糖	25	大さじ2弱	100	0	
小計				1,583	24.4	10.4
タンパク質源	卵	50	1個	76	6.2	
	サバ	40	1/2切れ	81	8.3	
	ロース肉	50	薄切り2枚	131	9.6	
	絹どうふ	100	1/3丁	56	5	
小計				344	29.1	
合計				1,927	53.5	39.5

酸を多く含んだ卵・肉，および n-3 系脂肪酸を含有する脂肪の多い魚などを可能な限り利用する。

　40 g/日以下のタンパク質制限食とした場合は，主食を低タンパク質穀物に切りかえると，おかずとなるタンパク質源は**表7-2**のように通常の1/2に減らす程度ですむ。通常の穀物のままでは，1日分のタンパク質源として，肉または魚を50〜60 g程度しか食べられず，おかずが著しく少なくなる。食品選択の目安を**表7-2**に示す。

　タンパク質制限では，低タンパク質食品がとれない患者への対応が問題となる。こうした患者は，1食分の主食にかたくり粉やはるさめなどを利用し，ほかの2食は通常のごはんを100 g程度（女茶碗8分目）に減らし，腎疾患用の濃厚流動食品（125 mL あたり200 kcal）を毎食補うことをすすめる。これもむずかしい場合は，中鎖脂肪酸や通常の油脂と低甘味ブドウ糖重合体製品を料理に使う。

3 糖質

糖質の評価 ▶ [1] **保存期の腎不全**　末梢におけるインスリンの感受性が低下し，インスリンの分泌が尿毒症により抑制されるため，血糖・尿糖ともに高くなることがある。

　[2] **糖尿病性腎症**　ヘモグロビン A1c（HbA1c）の増加，血糖値の上昇，尿糖

の排出があれば，糖質のとりすぎがないかどうかを調べる。

[3] **その他**　肥満がなく，総コレステロール，γ-GTP が高値ではないにもかかわらずトリグリセリドが高い場合は，糖質のなかでもショ糖の過剰摂取を推測し，摂取状況を確認する。トリグリセリドに加え血清カリウム値の上昇がみとめられれば，果汁のとりすぎを推測する。

糖質の調整▶　糖質量は，総エネルギーに対し 55〜60％程度にし，タンパク質分を差し引いた残りを脂質にあてる。糖尿病性腎症など血糖値が高めであれば糖質の割合を 50〜60％に減らし，オレイン酸(オリーブ油に多い)を増やして経過観察をする。タンパク質制限がある場合は，低甘味ブドウ糖重合体製品，デンプン食品，低タンパク質穀物を活用する(▶111 ページ)。

4 脂質

脂質の評価▶　[1] **ネフローゼ症候群**　高コレステロール血症は原疾患の影響によるものであり，一般に原疾患の治療が進むにつれ改善される。

[2] **糖尿病性腎症**　脂質代謝異常がある場合は，まず腎機能障害発症前からの異常か発症後に生じた異常かを確認する。発症前からの異常であれば，遺伝あるいは飲食の影響であり，発症後に生じた異常の場合は，腎機能の低下による。腎機能の低下と関係なく増減しているようなら，飲食の影響を推測する。

摂取量▶　脂質は，必要エネルギー量からタンパク質と糖質を除いた分をあてる。

[例]標準体重 50 kg，必要エネルギー量 35 kcal/標準体重 kg/日，タンパク質 0.8 g/標準体重 kg/日，糖質比 60％の場合(体内で燃焼により発生するエネルギーを，タンパク質・糖質は 4 kcal/g，脂質は 9 kcal/g とする)

$$(50 \times 35\,kcal) - (50 \times 0.8 \times 4\,kcal) - (50 \times 35\,kcal) \times 0.6 = 540\,kcal$$

すなわち 60 g/日となり，脂質比は約 31％となる。

脂質の質▶　油脂は，質のバランスを調整することが大切である。ダイズ油に多く含まれる n-6 系脂肪酸(リノール酸)は，免疫機能を低下させやすい。オリーブ油やなたね油に多い一価不飽和脂肪酸(オレイン酸)は，コレステロールやトリグリセリドを上昇させにくい。脂肪の多い魚に含まれる n-3 系脂肪酸(エイコサペンタエン酸〔EPA〕・ドコサヘキサエン酸〔DHA〕・α-リノレン酸)は，トリグリセリドやコレステロールを低下させるだけでなく，免疫機能の低下を防ぐ作用がある。なお，脂質はどの種類においても炭水化物よりも死亡リスクを減らす。

一価不飽和脂肪酸，n-3 系脂肪酸は，総コレステロール・LDL 上昇を抑制するはたらきがある。飽和脂肪酸のなかでもパルミチン酸・ミリスチン酸は総コレステロールを上昇させるといわれているが，タンパク質を過剰にとらない限り，過剰摂取となることはない。

具体的には，揚げ物はなたね油，炒め物やサラダにはオリーブ油を用いるようすすめる。魚は，タンパク質がそれほど多くないもの(サンマ，ギンダラ，イワシなど)をタンパク質制限内でとるようにすすめる。

脂質供給源としての中鎖脂肪酸製品は，料理や菓子に利用しても脂っこさが少なく消化吸収もよいので，少量で高エネルギーが必要な患者や食欲が低下した患者に役だつ。

5 ミネラル，ビタミン

● カリウム

カリウムの評価▶ 血清カリウム値は高いが食事がとれていない，カリウムの摂取が少ない，あるいは極端な体重減少がある場合は，体タンパク質異化の影響が大きい。食事を摂取しているにもかかわらず，血清カリウム値が高い場合は，果物・野菜などからのカリウム摂取を推測する。血清カリウム値・血清リン値が高いうえにBUN/Cr 比が 10 以上のときは，タンパク質源由来のカリウムの過剰摂取である（▶図 7-2）。

摂取制限▶ 腎機能低下が進展した顕性腎症後期で 2,000 mg 以下の軽度制限を行い，腎不全期・透析導入期になると 1,500 mg 以下にする。ただし，制限は一律に行うのではなく血清カリウム値を参考に調整する。血清カリウムは 4〜5.5 mEq/L 未満とやや高めにする。4 mEq/L 以下は摂食不良が疑われ予後がわるいため，高カリウム血症がなければ過剰な制限を行わない。腹膜透析では，高カリウム血症がない限り制限は必要ない。

食品の選択・調理の工夫▶ カリウムは，魚や肉などのタンパク質源・野菜・海藻・果物に多く含有されるため，タンパク質制限に伴い摂取量が減少する。なお，カリウムはゆでるとゆで汁に逃げるが，野菜が 300 g/日前後であれば必要以上にゆでこぼすことはない。

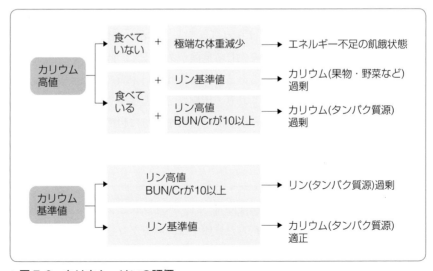

▶図 7-2　カリウム・リンの評価

　　　カリウムは，そのほかピーナッツやゴマなどの種実類，ココアや抹茶，インスタントコーヒーのような嗜好品とあらゆる食品に含まれるので，注意すべき食品をある程度覚えておくと便利である。緑黄色野菜・根菜類・バナナ・メロン・キウイフルーツ・まんじゅう・チョコレートは，カリウムがとりわけ多いので，食べすぎないよう指導する。なお，缶詰めの果肉は比較的カリウムは少ないが，食べすぎると血糖値や血清トリグリセリド値の上昇を助長しやすい。

　　　血清カリウム値が 5.5 mEq/L 以上にならないことを確認しながら調整する。

●リン

リンの評価▶　リンは魚・肉・卵などのタンパク質源や乳製品に多く含まれるため，低タンパク質食がまもられていれば制限の必要はない。血清リン値が高値であることに加え，BUN/Cr 比が 10 以上であれば，タンパク質源由来のリンの過剰摂取が推測できる（▶115 ページ，図 7-2）。

リンの制限▶　(1)尿中リン酸排泄量が 500 mg/日以上の場合：リンの制限を加える。

　　　(2)血清リン×血清カルシウム値が 70 以上の場合：異所性石灰化が生じやすいので，リン摂取量は約 500 mg/日以下に制限する。

　　　(3)維持透析では 700 mg/日以下にする。

食品の選択▶　乳製品はタンパク質量に比してリン含有量が多いので，100 mL/日程度とするか，治療用食品である低リンミルクを利用する。栄養調整食品のなかには，リンが少なくカルシウムの多い製品があるので，これらの利用も検討する。

●ナトリウム

ナトリウムの評価▶　1 日のナトリウム摂取量は排泄量と等しくなるため，尿中ナトリウム排泄量の測定は摂取量の推定に役だつ。ナトリウム摂取量を正確に知るには蓄尿して測定する。測定がなされていないときには，浮腫・口渇・血圧の上昇・摂取食塩量を組み合わせて，摂取量を推測する。

食塩制限▶　食塩制限は 6 g/日以下とするが，過度の制限は低ナトリウム血症による食欲不振などを生じる危険があるうえ，低ナトリウム血症では死亡率が上昇するという報告もあることから 3 g/日未満の制限は避ける。

食品の選択・調理の工夫▶　干物・つくだ煮・漬物などの塩蔵品や，めん・たき込みごはん・汁物・煮物などのしょうゆやみそなどを多量に利用する料理は控え，酢・香辛料・香味野菜などを利用した料理を工夫する（▶58 ページ，表 5-4）。

●鉄

　　　早期の腎機能障害では，ヘモグロビンはそれほど低値にならないが，腎機能の低下が進行した状態では，ヘモグロビンの値が低下し，腎性貧血が著しくなる。これは鉄分不足によるものではないので，エリスロポエチンの投与で治療する。しかし，タンパク質制限は同時に鉄分不足をまねくので，鉄欠乏性貧血

が重なることも多い。栄養調整食品などの利用を検討して鉄分を供給する。

● カルシウム

血清カルシウムの低値は，腎機能の低下に伴う活性型ビタミン D の産生不足によるもので，必ずしも摂取カルシウム量と一致するわけではない。しかし摂取カルシウムの不足も影響するので，摂取量を確認し，不足があるかどうかを判断する。カルシウム不足はサプリメントで補完する必要がある。

● 亜鉛

味覚異常(味を感じない)があれば，亜鉛欠乏を疑う。腎機能障害患者の多くは，血圧が高く降圧薬を長期間服用しているうえ，タンパク質制限を行っていることから，亜鉛欠乏になることがある。栄養調整食品やサプリメントで補給する。

● ビタミン

タンパク質制限のある病院食では，日本人の食事摂取基準の推定平均必要量に対するビタミン B_1・B_2・B_6・B_{12} の充足率が約 50 % である。とくに糖質と脂質摂取量が増えるので，その代謝に必要なビタミン B 群の不足がおこらないように心がける必要がある。

● 治療用食品・サプリメント

低タンパク質食▶
の場合
病院食の低タンパク質食を分析し，カルシウム・マグネシウム・鉄・亜鉛・銅の，日本人の食事摂取基準の推定平均必要量に対する充足率をみると，約 50 % である。すなわち，不足する量は，カルシウム 600 mg/日を目標とした場合 300 mg，鉄 5.5〜6.0 mg/日に対して 4 mg，亜鉛 6〜8 mg/日に対して 3〜4 mg である。

栄養素の補完▶
栄養調整食品として，亜鉛・鉄・カルシウム・マグネシウム・ビタミン含量が多い食品と，制限するための低ナトリウム・低リン・低カリウム食品がある。一般食品の組み合わせによる不足や過剰を補完する目的で，これらを利用することもある。

栄養調整食品の形状は，飲料やゼリーなどの菓子類から，ふりかけ・調味料・レトルトタイプの副食まである。ただし，食事の量が増えることになるため少食の人には向かず，長期間続けるとあきる場合もある。こうした人へのビタミンやミネラル補給には，サプリメントが役だつ。サプリメントは，胃の負担にならないよう食後に摂取する，数回に分けて摂取するなど配慮し，過剰摂取にならないよう留意する。

6　水分

一般には浮腫や尿量の減少がなければ，制限の必要はない。

水分過剰の評価▶ 浮腫・体重増加・低ナトリウム血症・心胸郭比(CTR)の増加・尿量の減少などを複数組み合わせて評価する。

　浮腫には，腎臓からのナトリウムや水の排泄が減少して毛細血管内の圧力が高まり，血管内の水分が間質に移動するものと，低アルブミン血症による膠質浸透圧の低下により血管の細胞間隙(かんげき)から水分がもれ出して生じるものがある。経静脈栄養の水分補給量過剰による溢水(いっすい)で血清ナトリウムが低値を示すこともよくあるので，ナトリウム不足か水分過剰かを見誤らないよう注意する。

　食事摂取量あるいは飲水量，補液量などの体内に入った量(イン)と，尿量・出血量など排泄された量(アウト)の水分出納(すいとう)を正確に把握し，補液・飲水量・利尿薬を調節することが大切である。体重測定も体液管理の目安となるので，スケールベッドの使用が望ましい。

水分不足の評価▶ 水分不足は，体重減少，総タンパク質(TP)の増加，アルブミン値・ヘマトクリットや BUN/Cr 比の上昇，高ナトリウム血症，口渇，頻脈，下痢，嘔吐，発熱，血圧低下，尿比重と尿浸透圧上昇，高血糖，異常な尿量の増加などを組み合わせながら評価する。水分不足は，発熱・下痢・嘔吐などによる排泄量の過剰，さらには高血糖によっても生じるので，原因が飲水不足によるものか排泄量の過剰によるものかを見きわめる。

　水分不足の脱水では，BUN 80 mg/dL, Cr 3 mg/dL のように BUN/Cr 比の乖離(かいり)が大きく，総タンパク質・アルブミン値が高めになるので，腎機能障害によるタンパク質摂取過剰と見誤らないようにする。これを見分けるには，Cr は腎機能の程度を示すため，大幅に低下することはないので，BUN/Cr 比が大幅に増減するようであれば脱水を疑う。2 週間以上食欲がなく飲食ができていないにもかかわらずアルブミン値が上昇あるいは高値であれば，脱水の可能性が高い。

　ただし，BUN/Cr 比は薬物の副作用により増加するため，脱水・腎機能障害を見きわめる際には，薬物の処方時期・種類・量を確認する。

水分量▶ 腎性腎不全では，投与水分量＝予想尿量(＝前日尿量)＋500 mL である。

(1)ネフローゼ症候群および浮腫がある場合：尿量＋不感蒸泄量(呼吸および発汗など)約 800 mL とする。

(2)乏尿(400 mL/日以下)や，著しい浮腫がある場合：通常の薬物服用程度の300 mL/日以下＋調理水 800〜1,000 mL/日を調整し，前日の尿量程度に制限する。

(3)多尿期で尿が多量に出ている場合：脱水が生じないように調理水とは別に700〜1,500 mL の水分をとらせる。

(4)透析導入時：経口飲水を 15 mL/kgDW/日以下に抑える。腹膜透析では制

限がない。尿量に除水量を加えた量とする。

水分制限と
食塩制限 ▶ 　制限が必要な時期には，アイスクリーム・ジュースなどの嗜好品や，汁物・鍋物・煮物・めん・かゆなど水分の多い料理を控え，揚げ物・炒め物・焼き物などの水分が少ない調理法にかえる。ただし，塩分が多いとのどが渇き，水分摂取量が増えるため，水分制限が必要な患者は食塩制限を優先すべきともいえる。

アルコール ▶ 　アルコールは，γ-GTP・AST・ALT が高くなければ制限する必要がない。ただし，アルコールの飲用は水分の過剰になり，さらにアルコールが体内で分解される際に水分が必要になるので，浮腫がある場合は制限する。

④ 看護上の注意

1 栄養・摂食状態の把握

　腎疾患における栄養・食事摂取状態の把握にあたって注意すべきは，十分なエネルギー摂取とタンパク質制限ができているかどうかを中心に，食べた量を評価することである。しかし，秤量調査をしているわけではないため，提供した量，摂取量のいずれについても，摂取栄養量の正確な把握は困難である。したがって，エネルギー摂取に関しては，主食が低タンパク質食品であるかどうか，それが食べられているか，そして体重変化をあわせて確認する。また，エネルギー補給のために菓子や油脂料理が多くなっているため，これらが食べられているかどうかも観察する。加えて，高エネルギー・低タンパク質の濃厚流動食品を利用すれば，ビタミン類の不足も最小にとどめられるので，飲用しているかどうかを確認する。

　大まかにいえば，病院で提供する腎臓病食や透析食はおかずとなるタンパク質が少量なので残すことは少ないが，主食と油脂料理・腎疾患用の菓子類を残した場合は，確実にエネルギー不足になる。この場合は管理栄養士に必ず連絡し，嗜好に配慮した料理にかえてもらう必要がある。

2 食事指導上のポイント

入院中と退院
時の食事指導 ▶ 　入院中は，治療食を食べることにより栄養食事療法を体験できるので，実際の料理を参考にしながら指導を行う。ただし，腎疾患の悪化あるいはほかの疾患のために入院している患者は，食欲がなく，アルブミン値の低下がみられることが多い。その場合は，あえて一般食品の穀物やタンパク質源を多くしたり，末梢静脈栄養を併用したりすることもあり，提供した料理が必ずしも家庭での栄養食事療法の参考になるとは限らないので注意する。

　退院後の家庭の状況，調理ができる人がいるかどうか，患者・家族の理解力などに合わせて指導の方法をかえる。むずかしいと判断された患者には，低タンパク質宅配弁当をすすめるのもよい。食事指導は状態の回復後に行い，食欲

がないときの対応についてもあわせて指導する。

タンパク質源の▶
計量

　タンパク質を厳しく制限するには，計量の徹底と食品成分表による栄養量の計算が必要である。しかし，これは慣れるまでに時間がかかり，高齢者や単身者，外食が多い人にはむずかしい。患者・家族の状況と理解力に配慮した指導を行う。

　[1] 高齢者や計算に慣れていない患者　まず，必ず使う調味料・野菜・海藻・果物・イモ類・穀物のタンパク質量をおおまかに説明する。1日のタンパク質許容量からこれらを差し引いた分をタンパク質源にあてるということだけ，計量できるようになってもらう。

　[2] 計量・計算がむずかしそうな患者　食品群別に，魚1/2切れ・卵1個・薄切り肉2枚など，目安量で説明する（▶113ページ，表7-2）。エネルギーをとるためには，毎食低タンパク質ごはんと，揚げ物・炒め物・サラダドレッシングなど油を利用した料理を1品とるようすすめる。

　[3] 多少詳細にわかる患者　魚介類と肉類は100gあたりのタンパク質が20g以上か以下か，あるいは15g以下か（▶表7-3, 7-4），また，卵・牛乳・絹どうふと比べてほかの食品はそれ以上か以下か（▶表7-5）がわかる食品一覧表を渡して説明する。

　[4] 計量　計量は加熱後に行ってもよい。そもそも肉やイモは生では食べられないので，加熱したあとに計量すると継続しやすい。加熱前との数値の違いを

▶表7-3　魚介類に含まれるタンパク質の量（100gあたり）

食品名	タンパク質(g)	エネルギー(kcal)	食品名	タンパク質(g)	エネルギー(kcal)
シラス干し	40.5	187	タラバガニ	17.5	77
カツオ	25.8	108	イカ	17.5	77
ウナギ	23.0	285	タラ	17.4	72
マグロ赤身	21.6	88	ホッケ	17.3	103
ヒラメ	21.6	115	ウニ	17.2	172
ブリ	21.4	222	メルルーサ	17.0	73
マアジ	19.7	112	マダコ	16.4	70
マサバ	20.6	211	ギンダラ	13.6	210
サケ	20.1	218	ホタテガイ	13.5	66
サワラ	20.1	161	さつま揚げ	12.5	135
サンマ	19.3	232	はんぺん	9.9	93
マイワシ	19.2	156	カキ	6.9	58
アマエビ	19.8	85	ハマグリ	6.1	35
キンメダイ	17.8	147	アサリ	6.0	27

（日本食品標準成分表2020年版〈八訂〉による）

▶表 7-4　肉類に含まれるタンパク質の量（100 g あたり）

食品名	タンパク質 （g）	エネルギー （kcal）	食品名	タンパク質 （g）	エネルギー （kcal）
生ハム	25.7	253	鶏むね皮つき	19.5	229
ささ身	24.6	105	豚ロース脂身つき	19.3	248
鶏むね皮なし	24.4	113	和牛もも脂身つき	19.2	235
鶏手羽	23.0	182	和牛ヒレ	19.1	207
豚ロース赤身	22.7	140	ロースハム	18.6	211
豚ヒレ赤身	22.2	118	サーロイン脂身つき	17.4	273
豚もも赤身	22.1	119	鶏もも皮つき	17.3	234
牛サーロイン赤身	22.0	127	和牛サーロイン赤身	17.1	294
鶏もも皮なし	22.0	128	ベーコン	12.9	400
和牛もも赤身	21.3	176	和牛サーロイン脂身つき	11.7	460
豚もも脂身つき	20.5	171	ウインナー	11.5	319

（日本食品標準成分表 2020 年版〈八訂〉による）

▶表 7-5　卵，牛乳，絹どうふとのタンパク質量の比較

	食品名	量(g)	タンパク質(g)	エネルギー(kcal)
卵・乳製品	全卵	50	6.1	71
	アイスクリーム	100	3.9	178
	ヨーグルト	100	3.6	56
	普通牛乳	100	3.3	61
	クリーム	10	0.2	40
ダイズ製品	生揚げ	100	10.7	143
	糸引き納豆	40	6.6	76
	木綿どうふ	100	7.0	73
	絹どうふ	100	5.3	56
	ゆでアズキ缶詰	100	4.4	202
	油揚げ	20	4.7	75
	調製豆乳	100	3.2	63

（日本食品標準成分表 2020 年版〈八訂〉による）

気にする患者には，可能な限り加工後の食品成分を参照するように説明する。

カリウムの多い食品を覚える ▶　カリウムが多い食品を個別に覚えてもらう。とくに高齢者には，ダイズや魚・牛乳は身体によい食品であると思われていることが多いが，これらはタンパク質・カリウム・リンの含有量が多いことを説明しておく。ただし，淡色野菜やかんきつ類，スイカなどはカリウムが少ないことも同時に教え，「食べる

ものがない」など悲観的にならないようにする。

**タンパク質制限の▶
治療用食品の利用**　少食あるいは厳しいタンパク質制限がありながら必要エネルギーが多い患者は，濃厚流動食品(1本125 mLあたり200 kcal，タンパク質0.76 g)や，無タンパク質のゼリーなどをすすめる。また，自分で料理をつくることがむずかしい患者には，レトルトや宅配のタンパク質制限の治療用食品の利用をすすめる。

外食が多い場合▶　社会活動をしている患者は，タンパク質の制限がきわめてむずかしくなる。そのため，可能な限り外食を避け，弁当の持参をすすめる。この場合は，レトルトになった低タンパク質穀物を時間がたってもかたくならないように保温ジャーで持参するか，冷めても食べやすいチャーハンやバターライス，酢飯，おにぎりなどにする，あるいは出先で電子レンジや湯せんであたためるなどの方法をとるとよい。

　この方法が不可能な場合は，低タンパク質穀物のみ持参し，通常の外食弁当の副食を半分食べるなど工夫をする。これもできない場合は，外食での昼食にとると予測されるタンパク質量約25 gを1日のタンパク質量からさし引き，朝食5 g，夕食10 gなどに調整する。しかし，外食ではタンパク質を20～25 gに抑えても，エネルギーやビタミン，ミネラル不足をまねきやすい。不足分は，腎機能障害用に開発された経腸栄養食品や高エネルギー食品で補わなければならない。

　タンパク質制限量が1日30 g食では，外食でのコントロールがむずかしいが，日常の栄養食事療法を遵守できれば，週に1食程度普通食を食べても腎機能には影響しない。タンパク質制限により必要なエネルギーが補給できない場合は，タンパク質を増やすほうが予後がよい。

かぜへの対処▶　かぜを契機に，腎機能が急速に低下することが多いため，対処が必要である。発熱・食欲低下によるエネルギー不足があるときには，タンパク質含量の多い腎疾患用の経腸栄養食品や通常の牛乳などで，エネルギー・タンパク質・水分を補うようにする。

　一般食品では確実にビタミン・カルシウム・鉄分の不足が生じるので，日ごろからかぜ対策として普段と異なる食品をすすめておく必要もある。あるいは日常的にスポーツ飲料などを用意しておくのもよい。微量の電解質が含まれているため，真水を飲むよりは脱水が生じにくい。

**モニタリング・▶
再評価**　患者の食欲・嗜好・病状の変化や薬物療法などによる摂取量の減少，不適切な計画などのために，体重減少・血糖値やBUNの上昇・浮腫などが生じることがある。個々の状況に応じて生化学的検査を行い，必要に応じて栄養ケアプランをたて直す。意図しない体重減少は，低栄養状態をまねき，余命を短くするので，浮腫のないことが確認できた体重は，栄養状態の評価に必須である。

B 泌尿器疾患

ここでは**尿路結石症**について述べる。

腎臓から尿道までの尿路に通過障害や変形があると，シュウ酸カルシウム，リン酸カルシウム，尿酸などの結晶が形成されてかたまりができ，結石が生じる。尿路感染や代謝異常がある場合，また壮年男性と閉経後女性に高頻度にみられる。尿の pH がアルカリ性の場合はリン酸カルシウム結石，リン酸マグネシウムアンモニウム結石，酸性の場合は尿酸結石やシスチン結石が形成されやすくなる。

症状▶ 繰り返す疝痛発作，尿路感染の合併，血尿，排尿時の激痛などが生じやすい。高齢者では無症状のこともある。

予後▶ 再発の可能性があるため，予防が重要である。

① 栄養食事療法の原則

結石の成分分析に基づいて食生活を改善する。肥満の防止も重要である。

シュウ酸摂取の制限 尿中のシュウ酸が増えると，シュウ酸カルシウム結石を発生させやすいため，シュウ酸の制限が重要である。

カルシウムの摂取▶ カルシウムには腸管内でシュウ酸と結合し便として排泄させる作用がある。そのため，一定量の摂取が必要である。カルシウム摂取を制限すると，糞便中に排泄されていたシュウ酸が，腸管から過剰に吸収され，結石形成の危険性が高まると考えられている。

高プリン食品の制限▶ 高プリン食品の過剰摂取は，尿酸結石の再発を促進させる可能性が高い。尿代謝異常を有する患者は，プリン体摂取や総エネルギー摂取に関する栄養食事指導がすすめられる。

クエン酸の摂取▶ クエン酸の摂取は，とくに尿酸結石，シスチン結石の再発予防や溶解に有用である。

タンパク質▶ 動物性タンパク質は，尿中のカルシウム，シュウ酸，尿酸を増加させ，クエン酸を減少させる。

マグネシウム▶ マグネシウムは，腸管内でシュウ酸と結合してシュウ酸の吸収を妨げ，尿中でシュウ酸と結合し，シュウ酸カルシウム結石の形成を抑制する。

食物繊維▶ 食物繊維は，海藻や緑黄色野菜に多い。食物繊維はカルシウムと結合して吸収を抑制する。一方，カルシウムと結合することでシュウ酸の吸収が増長される。

糖類▶ ショ糖の過剰摂取は，尿中カルシウム排泄を増加させるので，高カルシウム尿を呈する場合は控える。

食塩の制限▶ とくに高カルシウム尿や低クエン酸尿を呈する場合には，食塩摂取制限を行う。過剰摂取は，尿中のカルシウム排泄量が増加し，尿酸塩ができやすくなり，

結果としてカルシウム含有結石再発の危険因子となる。日本人の食事摂取基準(2020年版)の目標量である，男性7.5g/日未満，女性6.5g/日未満を目安とする。

水分の摂取▶ 　十分な水分摂取で尿量を増加させることは，結石の形成を予防し，洗い流す効果もありきわめて重要である。

② 栄養食事療法の実際

シュウ酸・▶
クエン酸 　シュウ酸は，ホウレンソウ・タケノコ・イモ類・チョコレート・紅茶などに多いため，とりすぎないことが大切である。カルシウムと一緒にとると吸収が抑えられる。したがってチョコレートならミルクチョコレート，紅茶ならミルクティにする，あるいはカルシウムが強化された乳製品をすすめる。なお，ホウレンソウはゆでるとシュウ酸を逃がすことができる。

　クエン酸は果物や野菜に多いが，多すぎると同時にシュウ酸を多量に摂取する可能性があることから，野菜は350g/日程度が無難である。

タンパク質▶ 　結石だけではなく，肥満や動脈硬化，高コレステロール血症，高尿酸血症があれば，卵や脂肪の多い肉を控え，ダイズ製品を増やすように指導する。日本人の食事摂取基準(2020年版)における成人タンパク質推奨量65g/日を目安にし，肉・卵は週3回くらいが望ましい。

糖質▶ 　穀物の摂取は大事であり，マグネシウムや食物繊維が多量に含まれているので太らない程度に摂取する。肥満や糖尿病がなければ，とくに制限する必要はない。糖尿病があれば，菓子や飲料の砂糖を控え，むずかしい場合は食直後に食べるように指導する。

カルシウム▶ 　600〜800mg/日の摂取が必要とされている。牛乳にして600mL，木綿どうふ2丁弱とるのがすすめられるが，なかなかむずかしいので，カルシウムが強化された乳製品を補うのが確実である。

水分▶ 　2,000mL/日以上を目安にとる。結石関連物質の尿中排泄にいたるのが食事摂取の約2〜4時間後であり，尿が濃縮され，結石ができやすいピークになる。そのため，夕食から就寝までは4時間以上空け，水分を補給してから就寝する。そのほか，発汗で尿量が減る夏季や入浴後，運動時も補給を多くする。

アルコール▶ 　アルコールは，シュウ酸，プリン体が多く含まれる。ワイン以外は尿を酸性に傾け，結石形成の要因になるので摂取を控える。

③ 看護上の注意

食事指導上のポイント

　基本は，肉と卵は週に3回にし，毎食「主食」「主菜」「副菜」をそろえた食事をすれば，おおむね過不足なくとることができる。2,000mL/日の水分は，

意識しないと摂取できないため，記録する，容器を決めるなどして不足しないようにする。カルシウムは，一般の牛乳を 600 mL/日飲みつづけることはむずかしく，コレステロールが上昇する場合もあるため，カルシウム含有量の多いヨーグルトやスキムミルクを使用すると継続しやすい。アルコールの制限が必要な患者は，できる範囲を聞いて減らすように指導する。

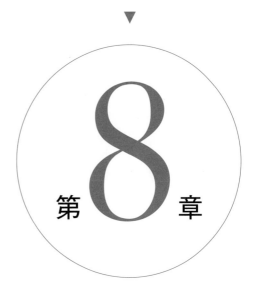

第**8**章

栄養代謝性疾患患者の
栄養食事療法

A 肥満

① 栄養食事療法の原則

　肥満は脂肪組織が過剰に蓄積した状態をあらわしている。日本肥満学会では，肥満に関連して発症する健康障害を有し，医学的に減量の必要な状態を「肥満症」と定義している。

判定基準▶　肥満の判定基準については，わが国をはじめ，国際的にも体格指数(BMI)が用いられている。BMI は水分や骨，筋肉量などの除脂肪体重も反映するため，浮腫やサルコペニアなど病態によっては正確な体脂肪を反映しないことに注意が必要である。

　世界保健機関(WHO)の診断基準では，BMI 25 以上を前肥満，30 以上を肥満と定義している。わが国の BMI 30 以上の者の割合は 3.5％程度であり，高度な肥満が少ないが，日本人は軽度な肥満でも健康障害につながりやすいことが報告されている。そのため，わが国における肥満の判定基準は，BMI 25 以上を肥満(肥満 1〜4 度)と分類し，BMI 35 以上を高度肥満と定義している(▶表 8-1)。

基本方針▶　肥満は病因が不明の原発性肥満と，特定の疾患に起因する二次性肥満(内分泌性肥満，遺伝性肥満，視床下部性肥満など)に分類されるが，肥満の多くは摂取エネルギーが消費エネルギーを上まわることによって生じるエネルギー代謝異常であるため，エネルギー摂取量の制限が栄養食事療法の基本となる。

　[1]原因の特定　肥満は原発性肥満と二次性肥満に分類される。二次性肥満には，内分泌性肥満，遺伝性肥満，視床下部性肥満，薬物による肥満がある。高度肥満においては，これらの二次性肥満との鑑別も重要である。

▶表 8-1　肥満の判定基準

BMI	判定		WHO 基準
＜18.5	低体重		低体重
18.5≦〜＜25	普通体重		正常
25≦〜＜30	肥満(1 度)		前肥満
30≦〜＜35	肥満(2 度)		肥満Ⅰ度
35≦〜＜40	肥満(3 度)	高度肥満	肥満Ⅱ度
40≦	肥満(4 度)		肥満Ⅲ度

注)ただし，肥満(BMI≧25)は，医学的に減量を要する状態とは限らない。
(日本肥満学会：肥満症診療ガイドライン 2022 による，一部改変)

[2] **エネルギー摂取量の制限**　エネルギー摂取量の制限が栄養食事療法の基本となるため，エネルギーの不足状態をつくり，その不足分を体脂肪の燃焼により補給させることにより，体脂肪を減少させる。ただし，この場合には，筋肉・骨格などの除脂肪組織の減少を最小限に抑える必要がある。

メタボリック▶
シンドローム　ウエスト周囲長の増加であらわされる内臓脂肪の蓄積を必須項目として，高血糖，脂質代謝異常，血圧高値の3項目のうち2項目以上を満たすものをメタボリックシンドロームという。メタボリックシンドロームは，心血管疾患の発症リスクを増加させ，全死亡率も上昇させる。そのため心血管疾患の発症予防には，メタボリックシンドローム対策である内臓脂肪の減少により多重危険因子を改善することが重要である。食事療法や運動療法などによる生活習慣の改善，体重と内臓脂肪を減少させることが目標となる。

②栄養食事療法の実際

エネルギー▶　肥満1〜2度の肥満症では，1日の摂取エネルギー量の算定基準は，25 kcal×標準体重(kg)以下である。現在の体重から3〜6か月で3%以上の減少を目ざす。高度肥満症では，1日の摂取エネルギー量の算定基準は，20〜25 kcal×標準体重(kg)以下である。病態に応じて現在の体重から5〜10%の減少を目ざす。減量できない場合は600 kcal/日以下の超低エネルギー食 very low calorie diet(VLCD)の選択を考慮する。

タンパク質▶　指示エネルギーの15〜20%とする。エネルギー制限食ではアミノ酸の分解など異化亢進が懸念されるため，必須アミノ酸を含むタンパク質が不足しないよう注意する必要がある。

脂質▶　指示エネルギーの20〜25%とする。

糖質▶　指示エネルギーの50〜60%とする。体重減少のためには糖質の制限が有効との報告も多く，短期間であれば指示エネルギーの40%程度までの糖質制限も個々の患者の特性に応じて指示可能である。ただし，糖質制限は長期継続が困難であり，安全性が確認されていないことから，極端な制限は望ましくない。

ビタミン・▶
ミネラル　食事摂取制限下では鉄，亜鉛，銅，マグネシウム，マンガン，モリブデン，セレンといった微量元素やビタミンが不足する可能性があるため，治療開始時から多めに摂取するよう心がける。必要なタンパク質とビタミンやミネラル，微量元素も含んだフォーミュラ食[1]は肥満症食事療法の補助として有用である。

食物繊維▶　食物繊維を多く摂取しているほど腹部肥満が軽度であると報告されており，日本人の食事摂取基準(2020年版)と同様に男性21 g/日以上，女性18 g/日以

1）必須アミノ酸を十分に含むタンパク質とビタミン，ミネラルを含んだ調整食品であり，厳しい食事摂取制限を行うときにも，骨格や筋肉，各種代謝を維持し，窒素バランスが負にならないようにすることを目的に開発された。粉末状になっており，水にといて飲料にしたものを食事とおきかえて飲む。

上の食物繊維摂取が望ましい。

食品の選択▶　食事制限下で不足する可能性のある微量元素やビタミンを確保するため，少量の赤身肉や青身魚，緑黄色野菜，海藻，キノコ類，ダイズ製品を毎日摂取するように努める。バナナ，リンゴ，ヨーグルトなどの特定の食品ばかりを食べる，いわゆる単品ダイエットはさまざまな栄養素が不足する可能性があるため避ける。

献立・調理の工夫▶　少量の油で調理できるテフロン加工の調理器具を使用するなど，指示量の油を効果的に使い，エネルギー制限食でも満足感が得られるよう工夫する。また，正常の満腹感から逸脱した過食の原因になる早食いを是正するため，食物繊維を多く含む野菜，海藻類，キノコ類，マメ類を豊富に取り入れた献立とする。

③ 看護上の注意

1 栄養・摂食状態の把握

肥満が食行動の問題から派生している場合には，栄養食事療法とあわせて行動療法を取り入れ，患者との信頼関係のもとに，患者の同意を得ながら目標の設定・修正を行い，欠食，間食や夜食，早食いなど，肥満の原因となる食行動を意識させて改善していく必要がある。

2 食事指導上のポイント

治療からの離脱やリバウンドを完全に避けることはむずかしいため，患者に対する治療者の受容的・共感的な態度が重要であり，しんぼう強い対応が求められる。

3 注意点

過体重となる体重増加の背景には，肥満以外にも浮腫や腹水・胸水などの水分貯留によるものや骨格筋量の増加も含まれるため，過体重の原因把握が重要である。

B｜やせ

① 栄養食事療法の原則

日本肥満学会およびWHOの定義では，BMI 18.5未満の者が低体重とされる（▶128ページ，表8-1）。しかし1年で10％以上あるいは半年間で5％以上の体重減少がみられる場合は臨床的に問題となる場合が多いため，やせ weight loss と診断してその原因を検討する必要がある。

原因▶ やせがおこる原因としては大きく分けて 3 つあり，①エネルギー摂取量の減少，②エネルギー消費量の増大，③栄養素の吸収不良や流出である。やせをきたす疾患として，消化器疾患(食欲不振，通過障害，吸収障害，神経・筋の異常による嚥下障害など)，悪性腫瘍(炎症性サイトカインの関与による異化亢進)，糖尿病(インスリン分泌能低下)，内分泌疾患(甲状腺機能亢進症におけるエネルギー消費量の増加など)，精神神経疾患(うつ病や神経性やせ症などにおける食欲不振)，感染症(炎症によるエネルギー消費量の増大)，呼吸器疾患(換気障害によるエネルギー消費量の増大)，高齢者のフレイル(口腔機能の低下，食事摂取量の減少)などがあげられる。

② 栄養食事療法の実際

疾患によるやせは，さまざまな背景をかかえているため，原疾患の治療とそれに応じた栄養食事療法を行う。高齢者に見られるやせについては，第 17 章「高齢者の栄養食事療法」を参照されたい(▶238 ページ)。

③ 看護上の注意

やせが食行動の問題から派生している場合には，栄養食事療法とあわせて行動療法を取り入れ，患者との信頼関係のもとに，患者の同意を得ながら目標の設定・修正を行っていく必要がある。また，体重だけでなく，体組成である脂肪・筋肉・骨・水分のどれが変化したのかをモニタリング・再評価することが重要である。短期間での体重変化だけではなく，改善された体重の維持が望まれるため，定期的な支援を行う体制が必要である。

C｜エネルギー・タンパク質欠乏症

① 栄養食事療法の原則

総エネルギーとタンパク質の欠乏によっておこる栄養失調症を，エネルギー・タンパク質欠乏症という。代表的なものに，タンパク質・エネルギー低栄養状態 protein energy malnutrition(PEM)がある。エネルギーは十分補給されているが，タンパク質が欠乏している栄養障害をクワシオルコル kwashiorkor といい，低タンパク血症だけでなく，浮腫，腹水，免疫機能の低下，創傷治癒の遅延などの症状があらわれる。一方，エネルギーとタンパク質の両方が欠乏している栄養障害をマラスムス marasmus といい，体質的に体重が少ない「や

せている」場合とは異なり，「やせてくる」状態をさす。活動量，体力や持続力，寒冷に対する抵抗力，免疫機能などの低下がおこり，合併症として貧血や内臓下垂症などがみられる。

基本方針▶ [1] **エネルギー摂取量の確保**　エネルギー摂取量の不足が原因のことが多く，また，タンパク質の利用効率を高めるためにも，栄養食事療法ではその充足が重要である。エネルギー投与は少量より開始し，少しずつ増量させる。とくに低栄養状態が長期間続いていた場合に急激なエネルギー投与を行うと，血管内から細胞内に体液や電解質の急激な移行がおこり，低リン血症，うっ血性心不全，浮腫などを引きおこすおそれがあるため，慎重に行わなければならない。

[2] **原因疾患の治療**　原因となる疾患がある場合には，その治療を優先する。生命の危機がある場合には，経口だけでなく経管・経腸栄養法や経静脈栄養法を段階的に進める。

② 栄養食事療法の実際

エネルギー▶ 35 kcal/標準体重 kg/日以上，またはエネルギー消費量以上とする。

タンパク質▶ 1.2〜1.5 g/標準体重 kg/日以上とする。

脂質▶ 指示エネルギーの 25% 以上とする。

糖質▶ 指示エネルギーの 50〜60% とする。

ビタミン・ミネラル▶ 日本人の食事摂取基準(2020 年版)の推奨量または目安量以上とする。

食物繊維▶ 日本人の食事摂取基準(2020 年版)の目標量である 18〜21 g/日以上を目安とするが，経口摂取量が少ない場合や消化能力が低下している場合は控える。

食品の選択，献立・調理の工夫▶ 消化・吸収のよい脂質である中鎖脂肪酸(MCT)を料理に使用したり，高エネルギー・高タンパク質食品や栄養補助食品などの特殊食品を使用する場合もある。アイスクリーム・プリン・ババロア・クッキー・乳製品などの間食を提供し，頻回食でエネルギー量を確保する場合もある。

③ 看護上の注意

1 栄養・摂食状態の把握

体重，体脂肪量，体脂肪率，除脂肪体重などの測定を定期的に行い，これらの減少率と増加率を把握する。体重や栄養状態を反映するヘマトクリット・血清総タンパク質・血清アルブミン・血清脂質・窒素バランスなどの臨床検査値を確認する。食事からの摂取量調査は管理栄養士に依頼し，エネルギー，タンパク質をはじめとする栄養摂取量，摂取食品のかたよりなどについて情報共有する。

2 食事指導上のポイント

栄養摂取量の増加につながるよう，食欲増進のための調理の工夫，食事全体量のかさが多くならないようにするための献立の工夫，消化のよい食品や調理法の選択などについて指導する。

3 注意点

栄養摂取量や投与量に比べて体重増加量が少ない場合がある。吸収能力の低下を伴う場合には，経口栄養法だけでなく，経静脈栄養などの検討も行う。

D ビタミン・ミネラル欠乏症

① 栄養食事療法の原則

1 ビタミン欠乏症

ビタミンの不足状態が長期に続いた場合の生理機能障害をビタミン欠乏症といい，皮膚や粘膜の乾燥，出血傾向，口角炎，貧血などの臨床症状が出現する。臨床症状はあらわれないが，体内の貯蔵量の減少による生化学的変化のみられる潜在性の欠乏状態も存在する（▶表8-2）。ビタミンの不足状態は，食品選択のかたよりによる摂取不足，消化・吸収能力の低下，ストレスや身体活動量の増大，疾患による必要量の増大，薬剤の影響などによりおきる。ビタミンには

▶表8-2　ビタミンの欠乏による症状・疾患

ビタミンの種類	欠乏による症状・疾患
ビタミン B_1	脚気，多発性神経炎，ウェルニッケ脳炎，食欲不振，神経障害
ビタミン B_2	成長障害，口内炎，口唇炎，口角炎，皮膚炎，シビガッチャキ病
ビタミン B_6	成長障害，舌炎，皮膚炎，神経炎，てんかん様発作，発疹，貧血
ビタミン B_{12}	悪性貧血
ナイアシン	ペラグラ皮膚炎
パントテン酸	成長障害，体重減少，吐きけ，めまい，痙攣
葉酸	巨赤芽球性貧血
ビタミン C	壊血病，出血，色素沈着
ビタミン A	夜盲症，皮膚乾燥，結膜乾燥症
ビタミン D	小児のくる病，成人の骨軟化症
ビタミン E	不妊（動物実験），赤血球の破壊（溶血）
ビタミン K	血液凝固時間の延長，出血

水溶性ビタミンと脂溶性ビタミンがあり，水溶性ビタミン欠乏症と脂溶性ビタミン欠乏症に大別される。ビタミンの摂取状況，欠乏症状，血中濃度などをアセスメントし，欠乏しているビタミンを特定し，補充することが原則である。ビタミンの推奨量・目安量・耐容上限量を表8-3に示す。

2 ミネラル欠乏症

ミネラルの不足状態が長期に続いた場合の生理機能障害をミネラル欠乏症といい，歯や骨の形成障害，貧血，味覚低下などの臨床症状が出現する。臨床症状はあらわれないが，体内の貯蔵量の減少による生化学的変化のみられる潜在性の欠乏状態も存在する（▶表8-4）。ミネラルの不足状態は，食品選択のかたよりによる摂取不足，消化・吸収能力の低下，ストレスや身体活動量の増大，

▶表8-3　ビタミンの食事摂取基準推奨量・目安量・耐容上限量（30〜49歳の場合）

	ビタミンの種類	推奨量	目安量	耐容上限量
水溶性ビタミン	ビタミンB$_1$（mg/日）	1.4/1.1	−	−
	ビタミンB$_2$（mg/日）	1.6/1.2	−	−
	ナイアシン（mgNE/日）[1,2]	15/12	−	350/250
	ビタミンB$_6$（mg/日）	1.4/1.1	−	60/45
	ビタミンB$_{12}$（μg/日）	2.4	−	−
	葉酸（μg/日）	240	−	1,000
	パントテン酸（mg/日）	−	5	−
	ビオチン（μg/日）	−	50	−
	ビタミンC（mg/日）	100	−	−
脂溶性ビタミン	ビタミンA（μgRAE/日）[3]	900/700	−	2,700
	ビタミンD（μg/日）	−	8.5	100
	ビタミンE（mg/日）	−	6.0/5.5	900/700
	ビタミンK（μg/日）	−	150	−

注）男性/女性
1）NE：niacin equivalent（ナイアシン当量）
2）ナイアシンはニコチンアミドのmg量であらわす
3）RAE：retinol equivalent（レチノール当量）

（日本人の食事摂取基準2020年版による）

▶表8-4　ミネラルとその欠乏症状

ナトリウム（Na）	倦怠，食欲不振，のどが渇く，塩けをほしがる，筋力低下など
カリウム（K）	脱力，筋力低下，筋肉痛，しびれ，痙攣，不整脈，頻脈，消化管運動の低下，麻痺性イレウスなど
マグネシウム（Mg）	倦怠，疲れやすい，食欲不振，集中力低下，筋力低下など
カルシウム（Ca）	筋緊張低下，頻脈，頻呼吸，無呼吸，哺乳不良，神経過敏，テタニー，痙攣発作

疾患による必要量の増大，薬剤の影響などによりおきる。ミネラルは体内に比較的多く存在するものと比較的少なく存在するものとに分けられ，少なく存在するものを微量元素という。ミネラルの摂取状況，欠乏症状，血中濃度などをアセスメントし，欠乏しているミネラルを特定し，補充することが原則である。ミネラルの推奨量・目安量・耐容上限量を表8-5 に示す。

② 栄養食事療法の実際

1 ビタミン欠乏症

ビタミン含有量が示されている食品成分表を参考にして，欠乏・不足しているビタミンを多く含む食品を積極的に摂取させる（▶表8-6）。欠乏症状が著しい場合は，薬剤や経静脈栄養での投与を行う場合もあり，ビタミンが強化されている栄養機能食品の活用も検討する。ただし，脂溶性ビタミンは体内に蓄積されやすく，さまざまな過剰症の症状があらわれる可能性があるため，過剰摂

▶表8-5　ミネラルの食事摂取基準推奨量・目安量・耐容上限量（30〜49歳の場合）

ミネラルの種類		推奨量	目安量	目標量	耐容上限量
多量ミネラル	ナトリウム(mg/日)	−	−	7.5未満/6.5未満(食塩相当量 g/日)	−
	カリウム(mg/日)	−	2,500/2,000	3,000/2,600 以上	−
	カルシウム(mg/日)	750/650	−	−	2,500
	マグネシウム(mg/日)	370/290	−	−	−
	リン(mg/日)	−	1,000/800	−	3,000
微量ミネラル	鉄(mg/日)	7.5/6.5(月経なし)・10.5(月経あり)	−	−	50/40
	亜鉛(mg/日)	11/8	−	−	45/35
	銅(mg/日)	0.9/0.7	−	−	7
	マンガン(mg/日)	−	4.0/3.5	−	11
	ヨウ素(μg/日)	130	−	−	3,000
	セレン(μg/日)	30/25	−	−	450/350
	クロム(μg/日)	−	10	−	500
	モリブデン(μg/日)	30/25	−	−	600/500

注）男性/女性

（日本人の食事摂取基準 2020 年版による）

取に注意する。

2 ミネラル欠乏症

　　ミネラル含有量が示されている食品成分表を参考にして，欠乏・不足しているミネラルを多く含む食品を積極的に摂取させる（▶表8-6）。欠乏症状が著しい場合は，薬剤や経静脈栄養での投与を行う場合もあり，ミネラルが強化されている栄養機能食品の活用も検討する。

▶表8-6　ビタミン・ミネラルのおもな含有食品

[ビタミン]

栄養素		含有食品名
脂溶性	ビタミンD	魚類(サケ, カジキ, イワシ, カレイ, アジ, ウナギ蒲焼など), 卵類, 干しシイタケなど
	ビタミンE	種実類(アーモンド, 松の実, ピーナッツなど), 植物油(サフラワー油, トウモロコシ油, ナタネ油など), 魚類(ブリ, カレイ, ギンダラ, カジキなど), 卵類, カボチャ, モロヘイヤ, パプリカなど
	ビタミンK	納豆, 緑黄色野菜(モロヘイヤ, コマツナ, ホウレンソウ, ケールなど), 海藻類, 鶏肉など
水溶性	ビタミンB$_1$	豚肉, ウナギ蒲焼, 玄米, そば, レバー(鶏, 豚)など
	ビタミンB$_2$	レバー(豚, 牛, 鶏), ウナギ蒲焼, 納豆, 牛乳, 卵類, 魚類(カレイ, イワシ, ブリ, サワラなど)など
	ナイアシン	レバー(豚, 牛, 鶏), 魚類(カツオ, マグロ, ブリ, サケなど), 肉類(鶏, 豚, 牛)など
	ビタミンB$_6$	レバー(牛, 鶏, 豚), 魚類(マグロ, カツオ, サケ, サバなど), 肉類(鶏, 豚, 牛)など
	ビタミンB$_{12}$	魚介類(シジミ, アサリ, ホタテ, カキ, イワシ, サンマ, サバなど), レバー(牛, 鶏, 豚), のりなど
	葉酸	レバー(鶏, 牛, 豚), 枝豆, 納豆, 緑黄色野菜(モロヘイヤ, ブロッコリー, コマツナ, ホウレンソウなど)
	ビタミンC	果物(カキ, キウイ, イチゴ, オレンジなど), 野菜(ピーマン, ニガウリ, モロヘイヤ, ブロッコリー, カリフラワーなど), イモ類(ジャガイモ, サツマイモなど)など

[ミネラル]

栄養素	含有食品名
カリウム	果物(アボカド, バナナ, メロン, キウイなど), 野菜(ホウレンソウ, カボチャ, タケノコなど), マメ類(ダイズ, アズキ, 納豆など), イモ類(サトイモ, ヤマトイモ, サツマイモなど), 海藻類(昆布など)など
カルシウム	乳製品(チーズ, 牛乳, ヨーグルトなど), 魚介類(桜エビ, シラス干し, シシャモ, イワシなど), ダイズ製品(凍りとうふ, 厚揚げなど), 緑黄色野菜(ダイコン葉, コマツナ, シュンギク, ホウレンソウなど), ゴマなど
マグネシウム	ダイズ製品(納豆, とうふ, がんもどきなど), 魚介類(イワシ, 貝類など), 海藻類(あおさ, 青のり), 種実類(アーモンド, くるみなど)など
リン	魚類(シラス干し, シシャモ, マグロなど), 乳製品(チーズ, 牛乳, ヨーグルトなど), ダイズ製品(凍りとうふ, ダイズなど), レバー, 肉類, 加工食品*(ハム, ベーコン, カップめんなど)など
鉄	レバー, 肉類, 魚介類(シジミ, アサリなど), ダイズ製品(凍りとうふ, 納豆など)など

＊：加工食品によるリンの過剰摂取に注意する。

③ 看護上の注意

1 栄養・摂食状態の把握

食事からの摂取量調査は管理栄養士に依頼し，ビタミン・ミネラルの摂取量だけでなく，エネルギーやその他の栄養素の摂取量や摂取食品のかたよりがみられないか，摂取状況についても把握する。また，体重や体組成の変化，臨床症状の観察だけでなく，潜在性の欠乏症状を把握するために臨床検査値の推移を確認する。

2 食事指導上のポイント

ビタミン・ミネラル欠乏症にいたる原因として食習慣に問題がある場合には，その問題点を明らかにし，解決・予防のための具体的な方法を指導する。

3 注意点

糖質の過剰摂取によるビタミン B_1 不足や，厳しい脂質制限による脂溶性ビタミンの不足など，ほかの栄養素との関連性にも注意する。経管・経腸栄養法や経静脈栄養法を長期に行う場合には，とくに微量元素が不足しやすい。また，特定の食品やサプリメント，ビタミン剤などを長期間にわたり大量摂取した場合，ビタミンやミネラル過剰症が出現したり，各種ビタミンやミネラルの相互作用に影響が出る可能性があることを念頭において指導する。

E 糖尿病

本項では1型糖尿病，2型糖尿病について取り上げる。妊娠糖尿病および糖尿病合併妊娠の栄養食事療法は第15章を参照されたい（▶223ページ）。

① 栄養食事療法の原則

糖尿病は，インスリンの作用や分泌の絶対的あるいは相対的な欠乏によっておこる，種々の代謝障害による疾患である。インスリンの作用不足は，インスリンの分泌の低下またはインスリン感受性の低下による。長期間の高血糖により，網膜症・腎症・神経障害などの細小血管の合併症や動脈硬化をきたす。

糖尿病は，1型糖尿病(従来のインスリン依存型)，2型糖尿病(従来のインスリン非依存型)，そのほかの特定の機序・疾患によるもの，妊娠糖尿病に分けられる。わが国の糖尿病の大部分が2型糖尿病である。過食・運動不足・肥満・ストレスなどの生活習慣が発症因子となる生活習慣病であり，近年著し

く増加している。

　栄養食事療法は糖尿病治療の基本である。高血糖による代謝障害をできるだけ是正し，合併症の予防・進展防止をはかるようにする。エネルギー摂取量を適正な量に制限することにより，インスリンの需要量を最小限にとどめる。肥満の改善・防止によりインスリンの抵抗性を軽減できる。また，各栄養素のバランスをとり，各栄養素量は必要量を確保する。食物繊維は食後の血糖上昇の抑制効果やコレステロールの低下作用がある。

　食事回数は1日3回を基本とし，可能な限り規則正しく食事時刻をまもらせ，欠食させないことが大切である。

② 栄養食事療法の実際

　各栄養素の必要量は，1型糖尿病，2型糖尿病とも同様にして求める。

エネルギー▶　目安とする総エネルギー摂取量(kcal)は目標体重(kg)×エネルギー係数(kcal/kg)で算出する。目標体重(kg)の目安は65歳未満では[身長(m)]²×22，65歳以上では[身長(m)]²×22〜25で算出できる。ただし，75歳以上の後期高齢者においては現体重に基づき，フレイル，(基本的)ADLの低下，併発症，体組成，身長の短縮，摂食状況や代謝状態の評価をふまえ，適宜判断する必要がある。エネルギー係数(kcal/kg)の目安は軽い労作で25〜30，普通の労作で30〜35，重い労作で35〜とする。また，BMIが25以上の場合，3%以上の減量を達成するようにエネルギー量を調整すること，不規則な食事摂取は高血糖の一因となることに注意する。

タンパク質▶　タンパク質は，成人の場合は1.0〜1.2g/標準体重kg/日とする。脂肪の少ない材料(牛乳・乳製品，肉類，魚介類，ダイズ・ダイズ製品など)を選び，動物性食品にかたよらないようにする。

脂質▶　総摂取量は総エネルギー量の25%以内とし，飽和脂肪酸や多価不飽和脂肪酸はそれぞれ摂取エネルギー量の7%，10%以内とすることが推奨されている。

糖質▶　1日の指示エネルギー量の50%以上60%をこえない範囲とする。菓子類，ジャム類，清涼飲料水はショ糖を多く含み血糖値およびトリグリセリド値を上昇させるため，なるべく少なくすることが望ましい。果物は，1日1単位(▶糖尿病食事療法のための食品交換表，後述)までとする。

食物繊維▶　20〜25g/日以上とする。野菜は350g/日以上摂取することを目標とする。

ビタミン・ミネラル類▶　ビタミン・ミネラル類は不足しやすいため，不足しないように注意する必要がある。

食塩▶　糖尿病性腎症・高血圧予防の観点から男性7.5g/日未満，女性6.5g/日未満にする。過剰摂取は血圧上昇による血管障害を引きおこしたり，食欲を亢進させる。高血圧や顕性腎症以降の腎症の合併症では6g/日未満にする。

アルコール▶　禁酒が原則である。個々人に合わせて対応する必要があるが，血糖コント

ロールがわるい場合, 脂質異常症・肝臓病・膵臓病などの合併症がある場合, 薬物療法を行っている場合は禁酒する。アルコール飲料が許可された場合でも, 低血糖の危険性を減らすために食事は一緒にとることが必要である。エタノール25g/日程度を上限とし医師の指示を受ける。

食品選択, ▶
献立の工夫

食べてはいけない食品はないが, 食べすぎずバランスのよい食品選択をすることが大切である。季節感のある新鮮な材料を選ぶ, 海藻類・キノコ類・こんにゃくなど低エネルギー食品を組み合わせるなどの工夫をする。インスタント食品・加工食品や, 揚げ物・炒め物・サラダなど油を使用する料理は控える。

砂糖の代用甘味料(マルチトール, ソルビトール, アスパルテーム, エリスリトール, ラカンカ, トレハロースなど), エネルギーを減らしたマーガリン・マヨネーズ・ドレッシングなどを用いるとよい。

糖尿病食事療法の ▶
ための食品交換表

「糖尿病食事療法のための食品交換表」(日本糖尿病学会)では, 栄養素の特徴から食品を大きくⅠ～Ⅳ群に分け, さらにそのなかに含まれる栄養素の種類により表1～6および調味料に分類している(▶表8-7)。表1～6には, 80 kcalを1単位とした食品の重量(g)が示されている。また, 総エネルギー量にしめる炭水化物の割合が50%, 55%, 60%の3段階の指示単位配分例(単位配分表)も示されている。ただし, 50%および55%の場合は, 相対的なタンパク質や脂質の摂取量の増加となるため, 腎症や動脈硬化症を合併している場合には注意する。食品の交換は, 原則として同じ表の中の食品だけで行い, ほかの表との交換はできない。1日の指示エネルギー摂取量に従って, 1日に何単位摂取できるか計算する。

③ 看護上の注意

1 栄養・摂食状態の把握

糖尿病の状態を把握する。臨床検査値(血糖値・HbA1c・インスリン・ケトン体・総コレステロール・トリグリセリド・尿糖・微量アルブミンなど)を確認する。体重・BMI・体脂肪量・体脂肪率などを測定する。指示エネルギー摂取量がまもられているか確認する。

食事からの摂取量調査は, 管理栄養士に依頼し, エネルギー・タンパク質・ビタミン・ミネラルなどの摂取量および不足している栄養素, 摂取食品のかたよりなどについて, 情報収集をしておく。同時に摂取状況についても把握する。

2 食事指導上のポイント

食事指導の内容や指導方法に関しては, 医師や管理栄養士など他職種と情報交換し, 指導計画にそった一貫したものとすることが重要である。職種により指導にばらつきがあると, 患者は都合のよい内容のみ聞き入れてしまい, 食事

▶表8-7　糖尿病食事療法のための食品交換表による食品分類表

食品の分類	食品の種類		1単位(80kcal)あたりの栄養素の平均含有量		
			炭水化物(g) 1gあたり 4kcal	たんぱく質(g) 1gあたり 4kcal	脂質(g) 1gあたり9kcal
炭水化物を多く含む食品（I群）					
表1	穀物 いも 炭水化物の多い野菜と種実 豆（大豆を除く）	ごはん，食パン，めんなど じゃがいも，さつまいもなど れんこん，かぼちゃ，くりなど グリンピース，ソラ豆，あずきなど	18	2	0
表2	くだもの	いちご，すいか，かきなど	19	1	0
たんぱく質を多く含む食品（II群）					
表3	魚介 大豆とその製品 卵，チーズ 肉	たら，かれい，あじ，さけなど とうふ，納豆，大豆など 鶏卵，プロセスチーズなど 牛肉，豚肉，とり肉，加工品など	1	8	5
表4	牛乳と乳製品（チーズを除く）	普通牛乳，ヨーグルト，脱脂粉乳など	7	4	4
脂質を多く含む食品（III群）					
表5	油脂 脂質の多い種実 多脂性食品	植物油，バター，マヨネーズなど ごま，ピーナッツなど ばら肉，ベーコンなど	0	0	9
ビタミン，ミネラルを多く含む食品（IV群）					
表6	野菜（炭水化物の多い一部の野菜を除く） 海藻 きのこ こんにゃく	緑黄色野菜，淡色野菜 寒天，のり，ひじき，わかめなど えのきだけ，しいたけ，しめじなど こんにゃく，しらたき	14	4	1
調味料	みそ，みりん，砂糖など	みそ，みりん，はちみつ，砂糖，トマトケチャップ，カレールウ，ハヤシルウなど	12	3	2

（日本糖尿病学会編・著：糖尿病食事療法のための食品交換表　第7版，pp.13, 38-86，日本糖尿病協会・文光堂，2013より抜粋して作成）

指導がうまく進まないことがある。

　患者の年齢・理解力・社会環境・食習慣など問題点を把握し，個々に合わせた対応をする。「糖尿病食事療法のための食品交換表」の使用は栄養食事療法を実行するための方法であるが，患者の理解度や実践度などに応じた媒体を用いることが大切である。

　軽症の患者は自覚症状がないことが多く，栄養食事療法の継続がむずかしいため，根気よく指導する。低血糖時の対応や予防についても指導する。

F 脂質異常症

① 栄養食事療法の原則

　血清脂質のなかで，総コレステロールあるいはトリグリセリドが基準値より増加していると動脈硬化性疾患の発症率が高くなる。また，逆に HDL コレステロールが低下すると冠状動脈疾患の発症率が高くなる。脂質異常症とは，これらの動脈硬化性疾患の危険因子となる脂質の異常な状態をいう。脂質異常症の診断基準を**表** 8-8 に示す。

　治療の基本は食生活の是正である。適正な総摂取エネルギー量，さらに，糖質，タンパク質，脂質の栄養素配分およびコレステロール摂取量などの適正化をはかる。いずれのタイプでも肥満を伴うことが多いため，総摂取エネルギー量は適正体重を維持するようにする。肥満がある場合は制限し，標準体重を目ざす。高 LDL コレステロール血症，高トリグリセリド血症，低 HDL コレステロール血症の病型にそって栄養食事療法を行い，適正な脂肪酸摂取にする（▶図 8-1）。あわせて食習慣の改善を行う。

▶表 8-8　脂質異常症診断基準

LDL コレステロール	140 mg/dL 以上	高 LDL コレステロール血症
	120～139 mg/dL	境界域高 LDL コレステロール血症**
HDL コレステロール	40 mg/dL 未満	低 HDL コレステロール血症
トリグリセリド	150 mg/dL 以上 （空腹時採血）*	高トリグリセリド血症
	175 mg/dL 以上 （随時採血*）	
non-HDL コレステロール	170 mg/dL 以上	高 non-HDL コレステロール血症
	150～169 mg/dL	境界域高 non-HDL コレステロール血症**

*10 時間以上の絶食を「空腹時」とする。ただし水やお茶などカロリーのない水分の摂取は可とする。空腹時であることが確認できない場合を「随時」とする。
**スクリーニングで境界域高 LDL コレステロール血症，境界域高 non-HDL コレステロール血症を示した場合は，高リスク病態がないか検討し，治療の必要性を考慮する。
・LDL コレステロールは Friedewald 式（総コレステロール－HDL コレステロール－トリグリセリド/5）で計算する（ただし空腹時採血の場合のみ）。または直接法で求める。
・トリグリセリドが 400 mg/dL 以上や随時採血の場合は non-HDL コレステロール（総コレステロール－HDL コレステロール）か LDL コレステロール直接法を使用する。ただしスクリーニングで non-HDL コレステロールを用いるときは，高グリセリド血症を伴わない場合は LDL コレステロールとの差が＋30 mg/dL より小さくなる可能性を念頭においてリスク評価をする。
・トリグリセリドの基準値は空腹時採血と随時採血により異なる。
・HDL コレステロールは単独では薬物介入の対象とならない。
（日本動脈硬化学会編：動脈硬化性疾患予防ガイドライン 2022 年版．p.22，日本動脈硬化学会，2022 による，一部改変）

1. 総エネルギー摂取量は，一般に目標とする体重×身体活動量を目ざす
2. 脂質エネルギー比率を20〜25%，飽和脂肪酸エネルギー比率を7%未満，コレステロール摂取量を200mg/日未満に抑える
3. *n*-3系多価不飽和脂肪酸の摂取を増やす
4. トランス脂肪酸の摂取を控える
5. 炭水化物エネルギー比を50〜60%とし，食物繊維は25g/日以上の摂取を目標とする
6. 糖質含有量の少ない果物を適度に摂取し，果糖を含む加工食品の大量摂取を控える
7. アルコールの過剰摂取を控え，25g/日以下に抑える
8. 食塩の摂取は，6g/日未満を目標にする

高 LDL コレステロール血症

- 総エネルギー摂取量を管理し，飽和脂肪酸，コレステロール，トランス脂肪酸の摂取を減らす
- 飽和脂肪酸は一価不飽和脂肪酸もしくは多価不飽和脂肪酸に置換し，飽和脂肪酸は摂取エネルギー比率 7%未満，コレステロールの摂取は 200mg/日未満に制限する
- 脂肪含有量の多い肉の脂身や動物性の脂，加工肉製品，乳類，臓物類，卵類を制限する
- 緑黄色野菜を含めた野菜，ダイズ・ダイズ製品の摂取をすすめる

高トリグリセリド血症

- 適正体重を維持，または目ざすように総エネルギー摂取量を考慮する
- 炭水化物エネルギー比率を 50〜60%の設定のなかでやや低めにする
- アルコールの過剰摂取を制限する
- 果物や果物含有加工品の過剰摂取に注意する
- *n*-3 系多価不飽和脂肪酸の摂取を増加させる
- 高カイロミクロン血症では，より厳格に脂肪制限を行う：脂質エネルギー比率を 15%以下に制限し，中鎖脂肪酸を主として用いる

低 HDL コレステロール血症

- 適正体重を維持，また目ざすように総エネルギー摂取量を考慮する
- 炭水化物エネルギー比率をやや低めにする
- トランス脂肪酸を減らす

（日本動脈硬化学会編：動脈硬化性疾患予防ガイドライン 2022 年版．日本動脈硬化学会，2022 をもとに作成）

▶図 8-1　脂質異常症における食事療法の基本

② 栄養食事療法の実際

いずれの場合も体重コントロールが重要である。

エネルギー▶　エネルギー摂取量は肥満の程度に応じるが，身体活動量を考慮し，25〜30 kcal/標準体重 kg/日を目安とする。肥満のある場合，減量は 1〜2 kg/月を目安にする。炭水化物はエネルギー比率で 50〜60％とするが，高トリグリセリド血症の場合はやや低めにする。単糖類や二糖類は控え，複合多糖類で摂取する。

脂質▶　脂質はエネルギー比率で 20〜25％とする。だだし，高カイロミクロン血症では 15％以下にする。

脂肪酸組成は，飽和脂肪酸エネルギー比率を 4.5％以上 7％未満とし，*n*-3

系多価不飽和脂肪酸の摂取を増加させる。飽和脂肪酸，トランス不飽和脂肪酸を制限する。

　食事からのコレステロールは 200 mg/日未満に抑える。脂身の多い肉類，乳類，卵類，バター，ラードなど，動物性脂肪やコレステロール含有量の多い食品は，摂取頻度や量を控え，制限する。

食物繊維▶　食物繊維の摂取量を増やす。未精製穀類(玄米や大麦など)，ダイズやダイズ製品(とうふ，納豆など)，野菜類，海藻類，果物類，イモ類などの植物性食品を摂取する。

食塩▶　食塩の過剰摂取は血圧の上昇をきたし動脈硬化を促進することから，摂取量は 6 g/日未満を目標にする。

タンパク質▶　魚に含まれるタンパク質は，超低比重リポタンパク質 very low-density lipo-protein (VLDL)・トリグリセリド・低比重リポタンパク質(LDL)を減らし，高比重リポタンパク質(HDL)を増加させる。また，高コレステロール血症では，動物性タンパク質をダイズタンパク質に置きかえることにより，総コレステロール・LDL が減少する。

アルコール▶　アルコールは適量(エタノール 25 g/日以下)であれば HDL を増加させるが，過剰になるとトリグリセリドを増加させる。高トリグリセリド血症では過剰摂取を制限する。

抗酸化物質▶　ビタミン E やビタミン C，β-カロテンなどの抗酸化物質は，LDL の酸化変性を抑制する。ほかに，イソフラボンやリコピン，ポリフェノールなども効果がある。

食品の選択，　食物繊維を多く摂取させるために，野菜類は生だけでなく，お浸しや煮物な
献立の工夫▶　どにして献立に取り入れる。菓子類・ジュース・炭酸飲料などは，ショ糖を大量に摂取することになるので控える。砂糖やみりんなどの使いすぎを防ぐために，薄味とする。体脂肪や血清コレステロール低下作用のある特定保健用食品を使用するのもよい。

③ 看護上の注意

1 栄養・摂食状態の把握

　体重測定を行い，体脂肪量・体脂肪率・除脂肪組織などの変化を把握する。肥満の場合には，1〜2 kg/月程度の減量になるよう調整する。また，総コレステロール・トリグリセリド・VLDL・LDL・HDL などの血清脂質や，血糖値といった臨床検査値を確認する。

　食事からの摂取量調査は，管理栄養士に依頼し，エネルギー・タンパク質・ビタミン・ミネラルなどの摂取量および不足している栄養素，摂取食品のかたよりなどについて情報収集をしておく。同時に摂取状況についても把握する。

2　食事指導上のポイント

　　病型や肥満の程度によって栄養食事療法の内容が異なるので，病型をよく理解したうえで段階的に指導する。食事内容，食事時刻，食べ方，体重などを記録させる。脂質異常症は自覚症状がないことが多く，栄養食事療法を継続させることがむずかしい。これら食習慣の改善には行動療法を取り入れると効果的である。合併症がある場合には，検査値などを確認しながら指導を行う。

　　食事指導では，患者個々の栄養素摂取量だけでなく，食べ方や食事時刻などの生活習慣を含めたライフスタイルを把握し，対応することが重要である。

注意点▶　コレステロール制限による，動物性タンパク質の不足に注意する。

G｜高尿酸血症・痛風

①栄養食事療法の原則

　　体内で不要になったプリン体は尿酸に変換されて排泄されるが，なんらかの原因で尿酸が過剰になると血液中に蓄積され，高尿酸血症となる。蓄積した尿酸が結晶化して尿酸塩となり，関節に沈着して特異的急性関節炎発作をおこした状態を痛風という。高尿酸血症の1割程度が痛風を生じ，一般に40～50歳代の男性にみられることが多い。高尿酸血症・痛風は代表的な生活習慣病であり，生活習慣の是正を目的とした生活指導が大きな役割を果たす。

[1] プリン体の多量摂取を控える　高尿酸血症の成因は外因性のプリン体より，むしろ内因性のプリン体である。そのため，食品からのプリン体の摂取制限は従来に比べゆるやかになったが，多量の摂取は控える。プリン体の前駆体であるアミノ酸の過剰な供給を防ぐため，タンパク質の過剰摂取を避け，プリン体の多い高プリン食（100gあたり200mg以上含有）を制限する。

[2] 尿酸の尿中排泄を阻害しない　尿酸の尿中排泄を阻害しないことも大切である。高脂肪食はケトン体の生成を増加させ，尿酸の尿中排泄を阻害するので，脂質は適正量とする。多量のアルコール摂取も尿酸の排泄を阻害するため，制限する。

[3] 食事の内容　DASH食[1]，地中海食[2]，果物，野菜類を増やし肉類・脂肪

1）Dietary Approaches to Stop Hypertension の略で，高血圧を防止するための食事を意味する。具体的には，野菜や果物，木の実，マメ，魚，全粒粉のパンなどを多くとり，牛肉や豚肉，甘い菓子やソフトドリンクを控えた食事である。
2）地中海沿岸諸国の伝統的な食事をさす。オリーブ油を使用し，全粒穀物，野菜，果物，マメ，ナッツが豊富で，肉類，卵，菓子の摂取は控えめである。また，赤ワインも適度に飲む。

を減らす食事やビタミン C を多く含む食品は，尿酸値を低下させ，乳製品，コーヒーは痛風発作の頻度を低下させることがわかっている。

[4] **尿量の増加**　尿量を増加させ，腎臓からのプリン体の排泄を促進させるため，水分は十分量を補給する。

[5] **尿の pH を適切に保つ**　尿中の尿酸が過飽和になると，尿路結石や腎障害の原因となる。尿中への尿酸の溶解度には尿の pH が大きく影響しており，酸性に傾くと溶解度は低下する。痛風患者では尿が酸性になりやすいため，それを是正し，尿の pH を適切に保つことが大切である。

[6] **合併症への対応**　肥満・高血圧・脂質異常症・耐糖能異常の合併症を有していることが多い。エネルギー摂取量を適正にし，合併症の治療もあわせて行う。

② 栄養食事療法の実際

エネルギー▶　高尿酸血症・痛風の発症に肥満・過体重が関与する。そのためエネルギー摂取量は，男性 30〜35 kcal/標準体重 kg/日，女性 25〜30 kcal/標準体重 kg/日とし，肥満の程度により調整する。ただし，急激な体重減少は尿酸の排泄を阻害し，ケトン体を増加させるので注意が必要である。

タンパク質▶　1.0〜1.2 g/標準体重 kg/日とする。鶏卵や牛乳・乳製品を除き，一般にタンパク質食品にはプリン体が多く含まれるので，とりすぎないようにする(▶表 8-9)。しかし，極端に制限するとタンパク質不足になるので注意する。プリン体は 400 mg/日をこえないようにし，高プリン食は極力控える。レバーなど動物の内臓類，肉類や魚類の骨髄からとったスープはプリン体の含有量が多いので控える。プリン体は油にとけにくいが水にはとけやすいので，水にさらす，ゆでるなどの調理法を用いるとよい。

糖質▶　糖質は尿酸値を上昇させ，痛風の発症を増加させるので，エネルギー比率50〜60％以下とする。ショ糖や果糖の過剰摂取は避ける。

▶表 8-9　食品中のプリン体含有量(100 g あたり)

きわめて多い (300 mg〜)	鶏レバー，干物(マイワシ)，白子(イサキ・フグ・タラ)，アンコウ(肝酒蒸し)，干しシイタケ，健康食品(DNA/RNA，ビール酵母，クロレラ，スピルリナ，ローヤルゼリー)など
多い (200〜300 mg)	豚レバー，牛レバー，カツオ，マイワシ，大正エビ，オキアミ，干物(マアジ・サンマ)など
中程度 (100〜200 mg)	肉(豚・牛・鶏)類の多くの部位や魚類，乾燥ダイズ，納豆，ホウレンソウ(芽)，ブロッコリースプラウトなど
少ない (50〜100 mg)	肉類の一部(豚・牛・羊)，魚類の一部，加工肉類，ホウレンソウ(葉)，カリフラワーなど
きわめて少ない (〜50 mg)	野菜類全般，米などの穀類，卵(鶏・ウズラ)，乳製品，マメ類，キノコ類，とうふ，加工食品など

(日本痛風・核酸代謝学会ガイドライン改訂委員会編：高尿酸血症・痛風の治療ガイドライン，第 3 版．診断と治療社，2018 をもとに作成)

脂質▶　エネルギー比率25%以内とする。動物性脂質は避け，使用は植物性脂質とするが控えめにする。揚げ物は控える。

食塩▶　7g/日以内とする。高血圧の合併症がある場合には，6g/日未満程度の制限とする。

水分▶　尿量が四季を通じて2,000mL/日程度となるように，十分な量の水分を補給する。ジュースや炭酸飲料など砂糖入りの飲料はエネルギー摂取量が増えるため，お茶や砂糖抜きの飲料にする。

アルコール▶　アルコールは，尿酸値や痛風の発症を増加させるので，種類を問わず基本的には控える。とくに連日の飲酒，長期にわたる多量の飲酒は禁止とする。ビールは多量のプリン体を含有するので控える。1日目安量は，日本酒1合，ビール500mL，ウイスキー60mL程度である。

尿をアルカリ▶　野菜，海藻類は，尿をアルカリ化することから積極的に摂取させる。
化する食品

③ 看護上の注意

1 栄養・摂食状態の把握

体重・BMI・体脂肪量・体脂肪率などを測定する。肥満で減量している場合には，1〜2kg/月程度の減量になるよう調整する。

尿酸・C反応性タンパク質（CRP）・血中尿素窒素（BUN）・クレアチニン（Cr）・腎機能・白血球などの臨床検査値を確認する。

食事からの摂取量調査は，管理栄養士に依頼し，エネルギー・タンパク質・ビタミン・ミネラルなどの摂取量および不足している栄養素，摂取食品のかたよりなどについて，情報収集をしておく。同時に摂取状況についても把握する。

2 食事指導上のポイント

多くの患者は肉類などを好み，高タンパク質食の傾向がある。これらの食品にはプリン体が多く含まれることから，食品選択に注意するよう指導する。

高尿酸血症・痛風は肥満者に多くみられる。肥満の誘因になっている不規則な食生活や生活習慣について把握し，これらが改善できるように指導し，標準体重を目ざす。

アルコールを過剰摂取していることが多い。飲酒量だけでなく，飲酒の頻度など，食習慣・生活習慣全般を把握し，指導する。

高尿酸血症は自覚症状がないため，動機づけがむずかしいが，痛風を予防する意味からもこの時期の指導が大切である。外食や夜遅くの飲食など生活習慣が原因のことも多いため，プリン体やアルコール類などの摂取量や食事内容にのみとらわれず，生活全般について把握するように注意する。無酸素運動や過度の運動は尿酸値を上昇させるので注意する。

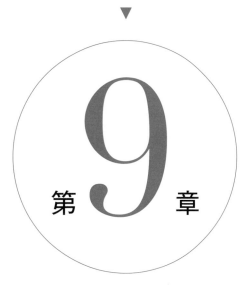

第9章

血液疾患患者の栄養食事療法

A 貧血

　　貧血とは，酸素を体組織へ運搬する赤血球が減少するために，体組織が低酸素状態にあることをいう。一般的には血中ヘモグロビン濃度が男性 13 g/dL 以下，女性 11 g/dL 以下の場合に貧血とされる。ただし，ヘモグロビン濃度が低下してもすぐに症状があらわれるとは限らない。体組織の酸素が不足すると，動悸・息切れ・めまい・頭痛・立ちくらみ・倦怠感があらわれる。また，食事摂取にかかわる症状として，吐きけ・食欲不振・腹部不快感・口内炎などがみられる。重症例では，浮腫・心不全・呼吸困難にいたる。

　　赤血球はおもに骨髄で産生され，幹細胞から，前赤芽球，赤芽球，網赤血球，赤血球へと成熟していく（▶図9-1）。この過程で，ビタミン B_{12}・葉酸・鉄などの栄養素が必要であり，これらが不足すると正常な赤血球が生成されなくなる。貧血にはいくつかの種類があるが，これらの栄養素の欠乏を原因とする巨赤芽球性貧血（ビタミン B_{12} 欠乏，葉酸欠乏）と鉄欠乏性貧血（鉄欠乏）で，栄養食事療法の治療効果が望める。

　　さらに，造血にはいくつかの栄養素が関与している（▶表9-1）。

① 鉄欠乏性貧血

● 栄養食事療法の原則

　　鉄欠乏性貧血は，鉄が不足しヘモグロビンがつくられなくなることでおこる。

体内の鉄▶ 吸収された鉄はフェリチンやヘモジデリンなどに結合して貯蔵鉄となり，肝

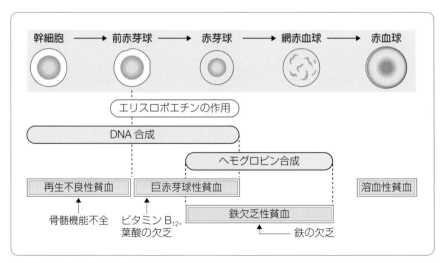

▶図 9-1　赤血球の生成と貧血

▶表 9-1　造血に関与する栄養素

栄養素	作用
タンパク質	ヘモグロビンの合成
鉄	ヘモグロビンの構成成分
銅	ヘモグロビンの合成
ビタミン B_{12}	核酸の合成，赤血球の成熟
ビタミン B_6	ヘモグロビンの合成
ビタミン C	鉄の吸収に関与
葉酸	核酸の合成，赤血球の成熟

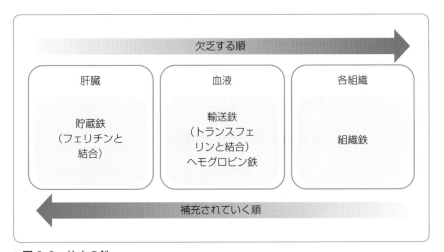

▶図 9-2　体内の鉄

臓や脾臓，骨髄に貯蔵される。各組織へ鉄を送る場合は，トランスフェリン（鉄輸送タンパク質）に結合した輸送鉄として輸送される。また，赤血球のヘモグロビン鉄としても存在する。すなわち，体内の鉄は貯蔵鉄，輸送鉄（血中鉄），筋肉や皮膚の構成成分として存在する組織鉄の 3 つに分けられる。貯蔵鉄，輸送鉄，組織鉄の順に鉄が減少して，組織鉄まで欠乏すると，鉄欠乏のさまざまな症状があらわれるようになる（▶図 9-2）。

鉄の補給 ▶　鉄欠乏の原因として多くの要因が考えらえるが，多くは無理なダイエットや偏食などによる摂取量不足である（▶表 9-2）。これらの不適切な食生活を原因とする場合，鉄のみ摂取できていないことはまれで，同時にタンパク質・ビタミン・ミネラル・微量元素など，ほかの栄養素も不足した低栄養状態であることが多い。したがって，鉄補給と不足しているすべての栄養素の補給が原則となる。徐々に摂取エネルギー量を増やして標準的な食事摂取量に近づけ，タンパク質と鉄をできるだけ多く摂取させる。

ヘム鉄と非ヘム鉄 ▶　摂取した鉄は胃酸の作用によって，二価鉄（Fe^{2+}）または三価鉄（Fe^{3+}）のイ

▶表9-2　鉄欠乏の原因と誘因

原因	誘因
摂取量不足	偏食，ダイエット，少食，摂食障害，胃腸障害など
吸収障害	胃酸欠乏，胃切除，慢性下痢など
消費量の増大	発育の盛んな思春期，妊娠・出産・授乳，月経など
排泄増加	がんや潰瘍による消化管出血，痔疾患，子宮筋腫や子宮がんなどによる性器出血

オンの状態となり，二価鉄の形で小腸上部より吸収される。ヘム鉄(おもに肉類や魚介類に含まれる鉄)はそのまま吸収され，吸収率は約30％である。一方，非ヘム鉄(おもに植物性食材に含まれる鉄)は三価鉄を多く含むため，ビタミンCで還元され二価鉄になって吸収される。この過程で吸収される鉄は，摂取量のわずか10％以下である。吸収された二価鉄は小腸上皮で三価鉄(Fe^{3+})に変換される。よって，吸収率の高いヘム鉄を多く含む肉類や魚介類，またビタミンCの摂取をすすめる。しかしながら，ほかの栄養素を摂取するためには植物性食材が必要であるため，極端に動物性食材にかたよることは望ましくない。

●栄養食事療法の実際

貯蔵鉄の補充▶　鉄補充は，組織鉄から順に行われ，組織鉄が満たされれば身体徴候などは改善する(▶図9-2)。体内の貯蔵鉄の量を戻すまでには時間がかかるので，この段階で鉄補充をやめてしまうと，鉄欠乏性貧血の症状が再びあらわれる危険性が高い。自覚症状が治まっても貯蔵鉄が満たされるまでは，薬剤をすぐに中止せず栄養食事療法を続ける。すなわち，鉄投与後のモニタリングでは，身体徴候や自覚症状が解消された段階をゴールとするのではなく，フェリチンで確認できる貯蔵鉄が十分量になるまで鉄投与を続ける。その時期に食生活の改善がみとめられ，再発の可能性がなくなれば治療終了である。

鉄剤が処方され▶ていない場合　鉄を多く含む食品を摂取して，鉄の摂取量を増やすことが基本である(▶表9-3)。日本人の食事摂取基準の推奨量を目ざし，できるだけ多く摂取する。食事だけで補うのが困難である場合は，サプリメントも有効である。

鉄剤が処方さ▶れている場合　鉄剤は通常 100 mg/日以上処方されているので，食事中の数 mg の鉄量にこだわる必要はない。鉄以外のタンパク質やほかの栄養素の確保に努める。

●看護上の注意

栄養・摂食▶状態の把握　鉄欠乏性貧血では蒼白・口角炎・口内炎・眼瞼結膜貧血・さじ状爪などの身体徴候があらわれる。さらに，食事摂取量と血液検査値(ヘモグロビン濃度，血清鉄濃度など)からも評価するが，鉄欠乏性貧血はゆっくりと進行するために，自覚症状を訴える時点でヘモグロビン濃度はきわめて低値であることが多い。BMIや血清アルブミン値などで栄養状態とあらゆる栄養素欠乏症の有無

▶表9-3　鉄を多く含む食品

食品名	1回摂取目安量		100 g 中(mg)
	重量(g)	鉄(mg)	
豚レバー	60	7.8	13.0
鶏レバー	60	5.4	9.0
牛レバー	60	2.4	4.0
イワシ(丸干し)	30	1.3	4.4
カツオ	60	1.1	1.9
アサリ	15	0.6	3.8
赤貝	15	0.8	5.0
ヤツメウナギ	60	1.2	2.0
カキ(魚介類)	100	2.1	2.1
糸引き納豆	40	1.3	3.3
凍りどうふ(乾)	20	1.5	7.5
コマツナ	80	2.2	2.8
ホウレンソウ	80	1.6	2.0
シュンギク	30	0.5	1.7
エダマメ	30	0.8	2.7
ヒジキ(鉄がま, 乾)	6	3.5	58.0

（日本食品標準成分表 2020 年版〈八訂〉による）

を評価し，鉄の摂取量だけでなく，全体的な食事の内容と量を詳しく把握する必要がある。

食生活の改善▶　鉄欠乏性貧血が多くみられる若年女性の場合，最も重要なことは，将来を見すえて食生活を改善することである。適切な食事量と食事内容を摂取できるライフスタイルが継続できるように指導する。

妊婦への注意点▶　妊娠初期に鉄欠乏性貧血がみとめられることはめずらしくない。妊婦に指導を行う場合，奇形発症率が高いレチノールの摂取を控える必要があるため，鉄が多く含まれているからといって，鶏・豚・牛のレバーや魚介類の肝などの摂取をすすめてはならない。常用量でも，高リスク量に達する。

② 巨赤芽球性貧血

● 栄養食事療法の原則

ビタミン B_{12} 欠乏▶　ビタミン B_{12} は，DNA 合成やアミノ酸代謝の過程で補酵素としてはたらき，葉酸とともに赤血球の産生(成熟)に関与するなど造血に深くかかわる。ビタミン B_{12} は回腸から吸収されるが，胃壁細胞から分泌される内因子(キャッスル

内因子)と結合しなければ吸収されない。ビタミン B_{12} は体内貯蔵量が多いため，胃全摘によってまったく吸収できない状態が続いても巨赤芽球性貧血の発症までに約5年以上経過する。萎縮性胃炎や胃切除後，吸収部位である回腸付近に疾患がある場合は，ビタミン B_{12} の吸収不良から，徐々に体内貯蔵量が減少していると考えて補給したほうがよい。

葉酸欠乏 ▶ 葉酸はホモシステイン代謝，赤血球の産生(成熟)に関与する。欠乏の原因は需要の増加や吸収能の低下などであることが多い。なお，葉酸は体内貯蔵量が少ないために，偏食などでも欠乏症がおこりえる。

吸収障害 ▶ ビタミン B_{12}，あるいは葉酸が欠乏すると赤血球が正常に成熟することなく，巨赤芽球性貧血になる。これらのビタミン欠乏は食事が原因となるだけでなく，胃切除や萎縮性胃炎などによる吸収障害も原因となる。

● 栄養食事療法の実際

エネルギー量とタンパク質量は日本人の食事摂取基準に準じる。欠乏しているビタミン B_{12} や葉酸は食事摂取基準量の確保，できればそれ以上に十分摂取する。しかし，葉酸には耐容上限値が決められており，成人の場合 900 μg/日以下にする。また，ほかの栄養素も不足がないようにバランスよく，量も適正に摂取することが重要である。ビタミン B_{12} はレバーや貝類，また葉酸はレバー，ダイズ製品，緑黄色野菜などの摂取をすすめる。ビタミン B_{12} および葉酸を多く含む食品を**表9-4** および**表9-5** に示す。

▶表9-4　ビタミン B_{12} を多く含む食品

食品名	1回摂取目安量		100 g 中(μg)
	重量(g)	ビタミン B_{12}(μg)	
豚レバー	60	15.0	25.0
鶏レバー	60	26.4	44.0
牛レバー	60	31.8	53.0
サンマ	80	12.8	16.0
マイワシ	35	5.6	16.0
ニシン	40	6.8	17.0
ホッケ	60	6.6	11.0
マサバ	60	7.8	13.0
ホタテ貝	20	2.2	11.0
カキ(魚介類)	30	6.9	23.0
シジミ	15	10.2	68.0
すじこ	15	8.1	54.0
干しのり	2	1.6	78.0

(日本食品標準成分表 2020 年版〈八訂〉による)

▶表9-5 葉酸を多く含む食品

食品名	1回摂取目安量		100 g 中(μg)
	重量(g)	葉酸(μg)	
豚レバー	60	486	810
鶏レバー	60	780	1,300
牛レバー	60	600	1,000
鶏卵卵黄	15	23	150
バターピーナッツ	15	15	98
アーモンド(乾)	30	20	65
イチゴ	100	90	90
アボカド	30	25	83
ホタテ貝	30	26	87
甘栗	30	30	100
ダイズ	10	26	260
アズキ	10	13	130
糸引き納豆	40	48	120
枝豆	60	192	320
ナバナ(和種)	30	102	340
モロヘイヤ	60	150	250
ブロッコリー	60	132	220
アスパラガス	30	57	190
シュンギク	30	57	190

(日本食品標準成分表 2020 年版〈八訂〉による)

　ビタミン B_{12} の欠乏が胃切除などによる内因子の欠乏が原因で発症している場合，内因子と結合できないためにビタミン B_{12} を摂取しても吸収できない。その場合は，非経口投与(筋肉内注射)になる。

● 看護上の注意

　妊娠時には，葉酸の需要が拡大するため注意が必要である。葉酸は，胎児・新生児の神経系発育に大きくかかわるため，妊娠前からの十分な摂取がすすめられる。欠乏すると，新生児障害(神経管閉鎖障害)のリスクが高くなる。妊婦の場合はレチノールの過剰摂取に注意する(▶151 ページ)

B 白血病

● 栄養食事療法の原則

　白血病は造血幹細胞の腫瘍化によって，造血に障害を及ぼす疾患である。赤血球・白血球・血小板など骨髄でつくられる血球がすべて減少する汎血球減少症を呈する場合もある。

　治療は，抗がん薬を用いた多剤併用化学療法，あるいは造血幹細胞移植によって，腫瘍細胞を根絶することを目的に行う。造血幹細胞移植には，自家造血幹細胞移植と他者の造血幹細胞を移植する同種造血幹細胞移植がある。移植の前処置では白血球を減少させることから，患者は易感染状態にある。また，同種造血幹細胞移植後には，ドナーリンパ球により引きおこされる移植片対宿主病 graft-versus-host disease（GVHD）を生じることがあるために，ステロイド薬（免疫抑制薬）を投与する。GVHD は，発熱・紅斑・黄疸・下痢などが症状としてあらわれ，重症感染症にいたる場合は死亡する危険性もある。このように患者はさまざまな要因から免疫機能の低下が生じているため，無菌食あるいは低菌食が提供される。

　抗がん薬の副作用として食欲低下があり，少しでも多く摂取できるように食欲不振に対応した食事を提供する。また，ステロイド薬は食欲が増し，糖・脂質代謝に影響を及ぼすため，血糖値や血清脂質濃度を継時的にモニタリングする。

● 栄養食事療法の実際

エネルギー，
タンパク質 ▶　治療中は十分なエネルギー量とタンパク質量が必要である。ただし，ステロイド療法の場合は適正エネルギー量を厳守する。

免疫機能が低下 ▶
した場合の食事　免疫機能が低下している場合は無菌食あるいは低菌食を提供する。無菌食は，ガスオーブン・オートクレーブなどを用いた高度な滅菌作業が行われる。現在では，生ものだけを禁止する程度の食事を提供する施設もあり，造血幹細胞移植後の食事の対応は施設により大きく異なる。

食欲低下への対応 ▶　食欲低下に対しては，少量で品数を多くしたり，患者の嗜好を取り入れ，盛りつけの目先を変えた食事にする。抗がん薬による吐きけがみられる場合は，においが強い煮物や炒め物，湯気がでるようなあたたかい料理を避けるが，個人の嗜好によって異なる場合もある。患者と相談しながら，食べられる食材や調理法を選択する。

　化学療法による副作用がはげしく，経口栄養が困難な場合，あるいは摂取できていても不十分な場合は，経静脈栄養によって必要な栄養量を投与する。

● 看護上の注意

抗がん薬投与によって，嘔吐・下痢・便秘・口内炎および味覚異常などの症状があらわれる。それらの症状の有無や体重減少量などを把握する。また，免疫機能低下による感染性炎症の評価を行う。

家庭でも衛生面に注意し，生ものや長時間保存されているものなどは避け，調理後すみやかに摂食するよう指導する。造血幹細胞移植患者が注意すべき食材については，「造血細胞移植ガイドライン」を参考にする（▶表9-6）。

▶表9-6 造血幹細胞移植患者が注意すべき食品と安全な代用品

食品	安全な代用品
食肉類・魚介類の生食	中心部まで加熱する。
生卵・半生卵およびそれを含む食物	75℃以上の過熱または低温殺菌の表示のある食品にする。
野菜・果物の生食	次亜塩素酸ナトリウムに10分浸漬後流水洗浄，皮をむく，または加熱処理を行う。
手作りの野菜・果物ジュース	低温殺菌したものにする。
野菜の新芽（もやし，アルファルファなど）	75℃以上の過熱を行う。
殺菌されていない乳製品・はちみつ	殺菌表示のある食品にする。
カビのはえているチーズ・生の木の実・ドライフルーツ	避ける。
みそ	加熱調理を行う。
納豆	慎重に摂取する。
とうふ	殺菌表示のあるもの，または充填製法のもの。85℃1分以上の過熱をする。生食時は，調理過程の菌の付着に厳重に注意する。
漬物・梅干	調理工程の衛生管理が確認できない場合は避ける。
缶・ペットボトル・ブリックパックなどに入った清涼飲料水	開封後はコップなど容器に移して飲用。開封後は冷蔵保存し，24時間を過ぎたら廃棄する。
飲料水	井戸水・湧き水は避ける。衛生管理されている水道水は，必ずしも煮沸する必要はない。貯水槽を経由して供給される場合には，1分煮沸して飲用することを推奨する。賞味期限表示がある水は飲用可であるが，コップなどの容器に移して飲用する。
氷	飲用可能な水を使用し，ほかの食品が付着しないように製氷する。製氷工程の衛生管理が確認できないものは避ける。
缶詰・レトルト食品	容器が破損・変形・膨脹していない製品を摂取。開封後24時間を過ぎたら廃棄する。
アイスクリーム・シャーベット・ゼリー・プリン	個別密封されている製品。一度溶解したものはさける。

（平成28学会年度日本造血細胞移植学会ガイドライン委員会編：造血細胞移植ガイドライン monograph vol.48, 造血細胞移植後の感染管理，第4版. 日本造血細胞移植学会，2017をもとに作成）

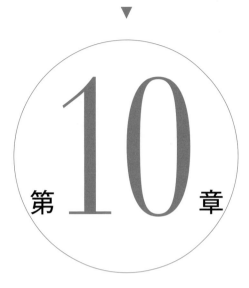

アレルギー疾患患者の
栄養食事療法

A｜食物アレルギー

アレルギーとは ▶ 　生体内に細菌やウイルスなどが侵入して異物とみなされると，これに対して抗体ができる（抗原抗体反応）。抗原（異物）が生体内に侵入してきたときに，リンパ球の T 細胞・B 細胞が関与して，抗体の産生などにより抗原を排除しようとするはたらきを免疫といい，抗原に対して過剰に反応し病的状態となってしまう免疫反応をアレルギーという。抗体は免疫グロブリン（Ig）といい，IgA・IgD・IgE・IgG・IgM の 5 種類がある。

食物アレルギー ▶ 　食物を摂取することによるアレルギー反応を食物アレルギーといい，IgE 抗体が関係している。アレルギーの原因の食物は鶏卵が最も多く，次に乳製品，小麦，甲殻類と続く。食物アレルギーは，消化機能の未熟な乳幼児におこりやすく，成長とともに軽快していくことが多い。

① 栄養食事療法の原則

　食物アレルギーの症状を引きおこさないための最も中心的な治療が栄養食事療法である。原因となるアレルゲンを見つけ，食品そのものおよび加工品中に含まれる成分を含めて除去する方法（除去食）が一般的である。ただし，その除去が過剰とならないよう，正しい診断に基づいた必要最小限の原因食物の除去を行う（▶表 10-1）。

② 栄養食事療法の実際

　除去食を行う場合，栄養素の摂取が不足しないよう代替食品やアレルギー用の特別用途食品を利用する。調理する際の注意点は，新鮮な食材を利用するこ

▶表 10-1　管理の原則

①正しい診断に基づいた除去
　食べると症状が誘発される食物（原因食物）だけを除去する。
②症状を誘発しない範囲のアレルゲン摂取
　原因食物によっては，症状が誘発されない"食べられる範囲"までは食べることを目ざす。
③安全の確保
　十分な誤食防止対策を行う。そのために周囲の人たちの理解も促す。
④必要な栄養摂取
　食物除去に伴う栄養摂取不足を未然に防ぐ。
⑤ QOL の向上
　生活上の負担や不安を軽減し，生活の質（QOL）を高めることを目ざす。
⑥誘発症状への対応
　症状が誘発されても適切に対応できるようにする。

（海老澤元宏ほか監修：食物アレルギー診療ガイドライン 2021. p.121, 協和企画，2021 による）

▶表 10-2　食品の代替方法と注意点

原因食物	代替方法	注意点	一般に除去する必要のないもの
鶏卵	・肉，魚，ダイズ製品など，ほかの動物性タンパク質，植物性タンパク質食品で代替する。	・加熱や調理条件などによって，低アレルゲン化の程度が異なる。	卵殻カルシウム，鶏肉，魚卵
牛乳	・牛乳アレルゲン除去調整粉乳やダイズ乳など，カルシウムを多く含む食品で代替する。	・加熱してもアレルゲン性は低下しにくい。 ・カルシウムが不足しないよう留意する。	乳糖，牛肉
小麦	・米粉や片栗粉，雑穀粉などでつくられた食品で代替する。	・市販の米粉パンには小麦グルテンが添加されていることがあるため，注意する。	しょうゆ，酢，麦みそ，麦茶
ダイズ	・ダイズ油，しょうゆ，みそは摂取可能なことが多く，ほかのマメ類の除去が必要なことは少ない。	・納豆は発酵により低アレルゲン化が期待できる。 ・とうふが摂取できても，豆乳に症状が出る場合がある。	しょうゆ，みそ，ダイズ油

（海老澤元宏ほか監修：食物アレルギー診療ガイドライン 2021. 協和企画，2021 をもとに作成）

▶表 10-3　特定原材料等

特定原材料（表示義務）	卵，乳，小麦，エビ，カニ，ソバ，落花生（ピーナッツ），クルミ
特定原材料に準ずるもの（表示推奨）	アーモンド，アワビ，イカ，いくら，オレンジ，カシューナッツ，キウイフルーツ，牛肉，ゴマ，サケ，サバ，ダイズ，鶏肉，バナナ，豚肉，マツタケ，モモ，ヤマイモ，リンゴ，ゼラチン

と，生食は避け加熱調理することである（▶表 10-2）。インスタント食品や加工食品の原材料には，卵・牛乳・ダイズ・小麦などのアレルゲンが含まれていることが多い。原材料が明記されていない場合もあるため，避けることが望ましい。使用する際には成分表示をよく確認することが必要である。

加工食品の▶
アレルギー表示　特定の食物は食品表示法によって，容器包装された加工食品および添加物において，必ず表示することが決められている。表示義務対象となる「特定原材料」8 品目と，表示が推奨される「特定原材料に準ずるもの」20 品目がある（▶表 10-3）。

③ 看護上の注意

除去食を行う場合，その必要性を理解してもらうため，必ず保護者に対して栄養食事指導を行う。

📖 **NOTE**
食物依存性運動誘発アナフィラキシー

　原因食物を摂取後に運動することによって，アナフィラキシーが誘発される病型である。原因食物摂取から2時間以内に誘発されることが多い。原因食物は，小麦・エビ・果物などが多く，このほか，感冒，睡眠不足や疲労などのストレス，非ステロイド性抗炎症薬（NSAIDs）やアルコール摂取なども発症の誘発因子となる。

📖 **NOTE**
口腔アレルギー症候群

　口唇・口腔・咽頭粘膜におけるIgE抗体を介した即時型アレルギー症状を呈する病型である。食物摂取直後から，口唇・口腔・咽頭のかゆみ，イガイガ，血管浮腫などの症状をきたす。原因食物は，生の果物や野菜が多い。

B｜アトピー性皮膚炎

① 栄養食事療法の原則

　一般的に，アトピー性皮膚炎＝食物アレルギーではなく，ダニやカンジダ，ペットの毛などが原因である場合が多い。血液検査や皮内テストで原因物質を見つけ，その物質を除去する。乳児では食物アレルギーが関与している割合が高く，その場合は，アレルゲンとなる食物を除去する（除去食）。

② 栄養食事療法の実際

　食物アレルギー性の場合は，アレルゲンを特定し，除去する。代替食品を利用し，野菜類やイモ類，果物類を組み合わせて，栄養のバランスのとれた食事をとるようにする。食事療法，調理上の注意点は，A「食物アレルギー」に準じる（▶158ページ）。

③ 看護上の注意

　A「食物アレルギー」の項を参照されたい（▶159ページ）。

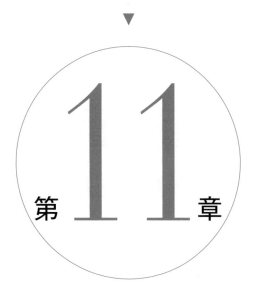

第11章

精神・神経疾患患者の栄養食事療法

　ここで取り上げる摂食障害，アルコール依存症は，いずれも食事内容や食生活と深い関連がある。とくに摂食障害の治療においては，栄養食事療法が重要な位置を占めている。予防や増悪防止，再発防止の観点からも栄養食事療法を理解し，対応できるように学習してほしい。

A 摂食障害

① 栄養食事療法の原則

　摂食障害は，やせを主徴とする神経性やせ症と，過食と嘔吐を繰り返す神経性過食症に分けられる。

　いずれも，食事については患者と話し合って合意を得ながら，患者が安心して摂取できる量から始めて段階的に増加させ，医師と取り決められた食事内容の全量摂取を目的とする。食事は規則的にとるようにする。体重や食事，食品，栄養学に関する患者の誤った知識を修正し，正常な食行動がとれるようにする。

1 神経性やせ症 anorexia nervosa(AN)

　神経性やせ症は拒食症ともいわれ，思春期から青年期にみられることが多い。器質性疾患がないにもかかわらず，極端なやせ(標準体重より20％以上の体重減少)，食行動異常(不食・過食)，やせ願望，無月経，活動性の亢進などがある。男性に比べ女性に多い。ボディイメージの障害があるため，非常にやせていても患者自身は心配をしていない。ふつうの体重に近づくことは太ることと考え，体重増加をこばむ場合が多い。

　高度なやせや身体状況が危険な状態とみとめられる場合でありながら，経口摂取が十分できない患者に対しては，強制栄養(経管・経腸栄養，中心静脈栄養)を行う。ただし，患者に必要性を納得させ合意を得る必要がある。また，中心静脈栄養は生命に危険がある場合にのみ用いる。

2 神経性過食症 bulimia nervosa(BN)

　神経性過食症は過食症ともいわれ，患者の意図に反して多量の食物を摂取(むちゃ食い)する。短時間で食べることもあれば，長時間かけてだらだらと食べることもあり，体重も肥満からやせまでさまざまである。過食は生理的な反応ではなく，拒食の反動としての心理的欲求によるものである。過食後には，食べてしまったことを後悔し，意図的な嘔吐をする。そのほか，下剤や利尿薬の乱用，過度の運動，絶食など異常行動をとり，体重増加を防ごうとする。

　過食や嘔吐があっても，絶食せず，規則的に食事をとることが重要である。

②栄養食事療法の実際

1 神経性やせ症

エネルギー摂取量は，一般的には800〜1,200 kcal/日（30〜40 kcal/kg/日）から開始し，エネルギー確保に重点をおく。

患者が食べたいものや食べられるものから始める。また，消化吸収能力が低下している場合には，消化のよいものから開始する。体重減少がとまり，体重が増加してきたら，摂取量を徐々に増やしていくが，患者の合意を得ながら対応する。

2 神経性過食症

重症度に応じて対応し，栄養不良の状態にある場合はその回復に努める。エネルギー摂取量は空腹感の程度に応じるが，過食→嘔吐→絶食の悪循環を断つために少なめにする。内容は普通食と同じでよい。安定して経口摂取ができるようになれば，摂取量は目標体重を最低限維持し日本人の食事摂取基準を満たすために，性別・年齢・身長・体重などを考慮して患者個々に対応する。

1日3回（朝・昼・夕）決まった時刻に規則的に食事をする習慣を確立させる。ゆっくりと味わって食べるようにする。1人で食べ物に近づくことや過食できそうな状況は避ける。

③看護上の注意

摂食障害患者の看護にあたっては，疾患についての正しい知識と理解が不可欠である。医師をはじめとした医療スタッフと情報を共有し，チーム医療を行う必要がある。

1 栄養・摂食状態の把握

体重測定を行う。また，ヘマトクリット値・血清アルブミン値・血清脂質などの検査値を確認する。

食事からの摂取量調査は管理栄養士に依頼し，エネルギー・タンパク質・ビタミン・ミネラルなどの摂取量，および不足している栄養素，摂取食品のかたよりなどについて，情報収集を行う。同時に，摂取状況についても把握する。神経性過食症では，過食時と拒食時に分けて問診する。嘔吐の有無・頻度・時間や，下剤や利尿薬の使用の有無・頻度などを調べる。

2 食事指導上のポイント

食行動の異常を全面的に否定せず，共感を示しながら，栄養や食事に関する

▶表11-1 注意すべき摂食障害患者の行動

行動	注意すべき点と対策
拒食	最低目標を設定する。3回以上食べなければ食事介助または強制栄養になるなど。
食事時間が長い	食事にかかる時間をはかり，少しずつ短くしていく。
食事を隠す	ティッシュの制限，服のポケットや身近なゴミ箱のチェック。
嘔吐	食後すぐにトイレに行くかどうか。食後1時間はトイレを禁止するなど。
体重の急速な増加	水分摂取の制限，浮腫の確認，衣服のチェック。
体重が増加しない	摂取量，隠れての嘔吐，下剤や利尿薬の使用がないかをチェック。
過活動	隠れて運動していないか。

正しい知識を教育し，食行動の修正をはかる。家族との問題が根底にあることが多いため，家族の協力や家族療法も必要である。

3 注意点

摂食障害をもつ患者は，治療者に挑戦したり，試そうとしたりするので，観察の際には注意が必要である（▶表11-1）。

B｜アルコール依存症

① 栄養食事療法の原則

アルコール依存症は，毎日の飲酒が欠かせないという程度ではなく，酩酊（めいてい）を求めるため，あるいはアルコールの効果が切れるとあらわれる発汗・いらいら・頻脈・発熱・不眠・抑うつ・ふるえなどの離脱症状（禁断症状）の苦痛から逃れるために，飲酒をしようとする状態をさす。精神依存（薬物探索行動）や身体依存（離脱症候群）を有し，さまざまな身体的障害や社会的障害を伴う。

大量のアルコール摂取により，肝臓に負担がかかるだけでなく，小腸粘膜があれるため，十分な栄養素の吸収ができないことも多い。また，患者はアルコールばかりを摂取し食事をしないため，栄養状態はきわめてわるい。1日のエネルギー摂取量の約80％はアルコールに置きかえられており，エネルギーやビタミン・ミネラル不足により，栄養障害をおこす危険性がある。とくにタンパク質・ビタミンの摂取量は著しく少ない。したがって，栄養食事療法においては，低栄養状態を回復するような栄養量の確保が原則となる。

肝疾患（肝炎・肝硬変・脂肪肝など），糖尿病，消化器疾患（胃炎，胃・十二

指腸潰瘍<ruby>潰瘍<rt>かいよう</rt></ruby>など），脂質異常症，高血圧，高尿酸血症，心臓疾患，膵臓疾患などの合併症がある場合には，各疾患の栄養食事療法を考慮する。

② 栄養食事療法の実際

● 経静脈栄養法

[1] **ウェルニッケ-コルサコフ症候群の発現予防**　最終飲酒が2日以内であれば，ビタミン類の点滴を行う。ビタミン B_1 欠乏によるウェルニッケ-コルサコフ症候群をきたすこともあるため，発現防止のためにはビタミン B_1 を大量投与する。

[2] **脱水・電解質の異常がある場合**　脱水・電解質の補正のためには，輸液の点滴を行う。

[3] **低血糖の場合**　食事をしないで飲酒を続けている場合には，肝臓のグリコーゲンの枯渇とともに低血糖発作をおこすことがあるので，ブドウ糖を追加する。

[4] **アルコール性ケトアシドーシスがある場合**　食事をしないで飲酒を続けている低栄養状態の常習飲酒者では，入院により突然断酒した場合に，アルコール性ケトアシドーシスをおこす場合が多い。飲酒によりケトン体生成や脂肪酸の動員が抑制されていたが，断酒によりケトン体の産生が亢進し，同時に低インスリン状態になることにより，ケトアシドーシスを増強させる。この場合，ブドウ糖の十分な補給と糖の利用を改善させるためのインスリン投与を行う。

[5] **肝性脳症がある場合**　肝性脳症を伴う場合には，フィッシャー比(分岐鎖アミノ酸と芳香族アミノ酸とのモル比)の低下があるので，アミノ酸パターンの不均一を是正する特殊組成アミノ酸輸液を点滴する。

● 経口摂取ができる場合

　高エネルギー(2,000〜2,500 kcal/日)・高タンパク質(1〜1.5 g/kg/日)食とする。また，高ビタミン食とする。とくにビタミン A・B_1・B_2 が不足していることが多い。ニコチン酸を含む総合ビタミン剤も併用する。

　患者は食事をしないことが多いため，食品の摂取もきわめてかたよっている。肉類・魚介類・卵類・ダイズ・ダイズ製品・牛乳・乳製品のタンパク質食品源の摂取はもとより，ごはん・パン・めん類・イモ類・野菜・キノコ類・果物類・海藻類など，糖質，ビタミン・ミネラル類を含む食品も摂取させる。

　抗酒薬の服用中は，食事の中にアルコールを含まないように注意する。

● 合併症がある場合

[1] **肝疾患(肝炎・肝硬変)**　アンモニア値が高値であれば，タンパク質を40

g/日程度に制限するが，ウイルス性肝疾患と異なり厳しい食事制限は必要ない。断酒をして食事摂取量が確保できれば，すみやかに改善する。腹水がある場合は，食塩制限(7〜8g/日以下)を行う。

[2] **糖尿病** 断酒をすることで半数以上は正常化するが，常習飲酒者では肝障害を伴うことも多いため，糖尿病の栄養食事療法に準じた食事内容にする。

[3] **脂質異常症・高血圧・高尿酸血症・膵臓疾患** 各疾患の栄養食事療法に準じた食事内容にする。

③ 看護上の注意

1 栄養・摂食状態の把握

体重測定を行う。また，ヘマトクリット値・血清アルブミン値・血清脂質などの検査値を確認する。

食事からの摂取量調査は管理栄養士に依頼し，エネルギー・タンパク質・ビタミン・ミネラルなどの摂取量，および不足している栄養素，摂取食品のかたよりなどについて，情報収集を行う。また，アルコールの摂取量，アルコールを含めた摂取状況についても把握する。

2 食事指導上のポイント

アルコール飲料は，栄養学上，各栄養素は含まずエネルギーのみの食品であることを理解させる。栄養のバランスのとれた食事内容とし，1日3食，規則正しい食生活にする。

断酒については，基本的には，アルコール専門医による断酒指導を援助する。飲酒をする背景を把握し，断酒が継続できるように支援する。この際，家族の協力を得ることが大切である。

3 注意点

禁酒・断酒が継続できず，もとの依存状態に戻ってしまうことも多い。

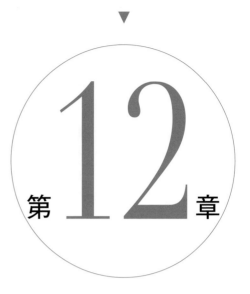

第12章

熱傷・褥瘡の
栄養食事療法

A 熱傷

① 栄養食事療法の原則

　　熱傷による広範囲の皮膚欠損は，感染の危険や体液の喪失，低タンパク血症など全身性の障害をもたらす。熱傷の治療には，補液や輸血あるいは感染予防のための抗菌薬投与などの全身処置と，熱傷創の処置や植皮などの局所処置があり，一般的には全身処置が優先される。

　　熱傷患者の栄養食事療法では，アミノ酸合成に必要な亜鉛，創傷治癒をたすけるビタミンA・C，カルシウムを必要量摂取する。また，皮膚という最初の防御機能が低下しているため，免疫機能の低下を防ぐn-3系脂肪酸が不足しないようにする。

栄養補給経路▶　栄養投与は，受傷後24時間以内に経管・経腸栄養で開始する必要がある[1]。患者は代謝亢進状態にあり，熱傷面積が20%をこえると，経口だけでは必要エネルギー量を補えないことから，経鼻胃管あるいは経鼻腸管で経腸栄養食品（経腸栄養剤）を24時間持続投与する。低タンパク血症により消化管が浮腫をおこしており，下痢が生じやすいので，低い速度から投与を開始する。重篤な下痢や繰り返す嘔吐など腸管運動機能の低下がみられる場合，また循環動態がわるい場合には，経静脈栄養の適応となる。

　　全身状態が安定すれば経口摂取が可能になり，制限すべき食品はない。ただし，経口摂取が開始されても，熱傷の治癒にいたっていない時期には，まだ代謝亢進状態にあり，一般に食事だけでは必要栄養量を満たすことがむずかしい。そのため，経管・経腸栄養あるいは経静脈栄養を併用して必要量を補給する。

② 栄養食事療法の実際

　　食事の形態は，患者の嚥下・咀嚼機能，食べられる量の程度により決定される。分がゆは栄養量が不足しやすく，代謝亢進分を補う栄養量を補給するのが困難なため，いずれの時期においても経腸栄養食品（経腸栄養剤）の経口補給は必要である。食事のほかに，1日3～5本（600～1,000 kcal）の高エネルギー・高タンパク質の経腸栄養食品（経腸栄養剤）を，経口で補う。

エネルギー▶　エネルギーは，基礎エネルギー×活動係数［1.2］×熱傷の程度によるストレス係数［1.2～2.0］で算出する（▶180ページ，表13-3）。あるいは体重あたりおよ

1）Society of critical care Medicine and American Society for Parenteral and Enteral Nutrition : Guidelines for the Provision and Assessment of Nutrition Support Therapy in the Adult Critically Ill Patient. *Journal of Parenteral and Enteral Nutrition*, 33 : 277, 2009.

そ 30〜35 kcal/kg で求めた数値の両方を考慮して推定量を決定する。入院時にはあくまで推定量しか算出できないので，現体重を用いて，体重変化で補正するのが現実的である。70 歳以上で BMI が 21.5 以下であれば，エネルギー量を増やすような設定にする。

一般の食品では，バター・マヨネーズ・油・砂糖など，少量でエネルギーが補給できるものを利用する。また，消化酵素を使わないで吸収される中鎖脂肪酸(MCFA，母乳と同じ脂肪酸成分である)や，甘さが少なくどんな料理にでも混入しやすいデキストリン(粉)を料理に混ぜて利用する。

タンパク質▶ 代謝亢進レベルが高度であることから，腎機能障害がなければ，タンパク質は 1.5〜2.0 g/現体重 kg/日の範囲で算出する。脂肪の多い肉や魚，ダイズ，卵などのタンパク質源を，通常の量の 1.5 倍程度とるようにする。また，タンパク質が多いプロテイン粉末など，治療用食品を通常の料理に混ぜて利用する。

食物繊維・ビタ▶
ミン・ミネラル 食物繊維・ビタミン・ミネラルは，食事では野菜類や海藻類から摂取するが，これらの食品はエネルギーが少ない。栄養機能食品やサプリメントで補給できるため，食品の摂取量は多少少なくても問題ない。

間食・夜食▶ 一般に，1 日 3 回の食事で必要栄養量を補給することはむずかしいため，午前・午後の間食と夜食を追加する。肉・卵などのタンパク質入りのサンドイッチ，アイスクリーム，ギリシャヨーグルト，市販のプロテイン飲料などとあわせて経腸栄養食品(経腸栄養剤)，プロテイン粉末を摂取すると栄養量が補給しやすい。どうしても経腸栄養食品(経腸栄養剤)が摂取できない患者には，ケーキ・カステラ・チョコレート・高脂肪アイスクリーム・中華菓子などの一般食品や，高エネルギー・高タンパク質になるようにつくったプリン・ミルクセーキ・フレンチトーストなどで補う。

③ 看護上の注意

1 栄養・摂食状態の把握

提供した食事摂取量の把握は，全体量ではなく，主食(穀物：ごはんなど)・主菜(タンパク質源：肉・魚・卵・とうふなど)・副菜(野菜・海藻)に分けて行う。それぞれどの程度食べたかを，全量摂取を 1 として，1/4 単位で確認しておくと栄養量が算出しやすい。詳細な栄養量の算出は，管理栄養士に依頼する。

摂取状態は，食材がかたくないか，量が多すぎないか，誤嚥はないか，時間をかけて食べているか，合併症のある場合，症状は食後どのくらいの時間であらわれたか，などを確認する。

2 食事指導上のポイント

経腸栄養食品(経腸栄養剤)には独特の味・香りのものがあるので，患者には

「牛乳に似ていますが，もっとたくさんの栄養がとれるので，早く回復させるためにがんばって飲みましょう」などと説明する。経腸栄養食品(経腸栄養剤)が飲めない場合は，管理栄養士に相談して，一般食品での補給を依頼する。

退院後は，真皮の回復のためのコラーゲン，亜鉛，カルシウム，ビタミンA・Cを積極的にとる。コラーゲンは，肉や魚の煮こごりや，ゼラチンに多いが，基本的にはタンパク質源を補うことで摂取する。亜鉛はカキ・脂肪の多い魚(ウナギ・ギンダラ・イワシなど)・牛肉・豚肉・レバー・カニ・エビ・ココアなどに多く含まれるので，これらをあきないようにじょうずにとるか，サプリメントで補う(▶亜鉛含量の多い食品については，178ページ，表13-2)。カルシウムは，主菜・副菜を含む十分な食事に加えて牛乳・ヨーグルトを300〜400 mL/日とれば補給できる。ビタミンA・Cは，1日に野菜を約350 g/日，そのうち半分を緑黄色野菜で補うほか，1日に1〜2回果物(200 g/日)をとれば足りる。

B｜褥瘡

①栄養食事療法の原則

褥瘡とは，長時間の圧迫により皮膚の細胞に十分な酸素や栄養が行きわたらなくなることで組織が壊死し，欠損や潰瘍をおこした状態をいう。

褥瘡患者は，低栄養状態であることがほとんどである。また，低栄養は褥瘡発生後の創部の治癒遅延の原因にもなる。そのため，栄養食事療法の基本は，低栄養状態改善のためのエネルギー・タンパク質量の増量である。それに加え，皮膚損傷部からの体液漏出による損失分や，創部修復に必要なタンパク質およびビタミン・ミネラルなど創傷治癒の過程に応じた栄養素の追加を考慮する。

創傷治癒にかかわる栄養素 ▶ 　創傷治癒の過程には，さまざまな栄養素が関与している。したがって，十分なエネルギー量・タンパク質量を確保したうえで，創傷治癒の過程に応じて必要な栄養素を追加するのが望ましい。

[1]炎症期　炎症期の代謝亢進時にとくに必要な栄養素はエネルギー，タンパク質，アルギニンである。

アルギニンは侵襲下においては「必須アミノ酸」といわれ，コラーゲンの合成促進，血管拡張，免疫細胞の賦活などの作用があるため，とくに炎症期に補給するのが望ましいとされる。ただし，重症敗血症患者では一酸化窒素の産生が高まり，炎症を遷延させることもあるため，患者の状態を見ながら慎重に補給する。

[2]増殖期　増殖期にとくに必要な栄養素は，タンパク質，亜鉛，鉄，ビタミンA，ビタミンCである。真皮の形成には，タンパク質やビタミンCが関与

する。また，肉芽の形成に必要なコラーゲンの合成には，タンパク質，ビタミンＡ，ビタミンＣが関与する。亜鉛はタンパク質合成には必須であり，肉芽形成時にはビタミンＣとともに大量に消費される。鉄は組織への酸素の供給というはたらきがあるため，不足すると不良肉芽となる。

[3] **成熟期** 成熟期にはカルシウム，亜鉛，銅，ビタミンＡ，ビタミンＣの補給を考慮する。カルシウムはコラーゲン合成および架橋化に必要で，不足するとコラーゲン合成能が低下する。銅はコラーゲンの架橋化に必須であるほか，造血にも関与する栄養素である。

② 栄養食事療法の実際

エネルギー▶ 日本褥瘡学会の「褥瘡予防・管理ガイドライン 第5版」では，褥瘡治癒に必要なエネルギーとして 30 kcal/kg/日以上が示されている。褥瘡患者の多くは寝たきりであり，食が細く，十分なエネルギー補給ができない場合が多い。そのため，少量でも高エネルギーである中鎖脂肪酸や，脂質の多い魚・肉類，栄養補助食品，間食などでエネルギーの増量をはかる。

適正摂取の評価は，体重増加で確認する。創傷に変化がなく，体重増加もみられないときは，さらに 200～300 kcal/日程度を追加補給し，2～3 週間をめどに再評価する。

タンパク質▶ 腎機能や肝機能に問題がなければ，高タンパク質食とすることが基本である。
国際ガイドラインである「褥瘡の予防＆治療：クイックリファレンスガイド」は，補給量は 1.25～1.5 g/kg/日を推奨し，2 g/kg/日を上限に調整するとしている。算出時に使用する体重は，患者の状態，栄養管理目標（減量なのか，体重増加なのか）をみて，理想体重か適正体重かを決定する。

食事のかさを増やさずに高タンパク質とするには，卵やチーズなどの乳製品，きなこ，豆乳，市販のプロテイン粉末や飲料を利用するとよい。

ビタミン，▶ まずは日本人の食事摂取基準（2020 年版）の推奨量を充足させることを目標
ミネラル　　とする。そのうえで，創傷治癒の過程によって基礎疾患に考慮しながら適宜補給量を調整する（▶表 12-1）。

とくに軟食・ミキサー食の場合，全量摂取していてもビタミン・ミネラルの充足率が推奨量の半分以下であることが多い。したがって食事とは別にビタミンを含有する栄養補助食品で補給することも検討する。

● 褥瘡発生時に考慮すべき疾患・症状と栄養食事療法

糖尿病▶ 血糖コントロール不良は創傷の治癒遅延をまねく。褥瘡患者は，やせで寝たきりであることが多いため，エネルギー制限ではなく，油脂や，脂質・タンパク質を多く含む青魚，脂肪の多い肉，栄養補助食品などを増やし，糖質の調整で高血糖を予防する。

▶表 12-1　創傷の修復におけるビタミン，ミネラルの必要量

区分	栄養素	ビタミンA	ビタミンC	カルシウム	鉄	亜鉛	銅	アルギニン
日本人の食事摂取基準（2020年版）推奨量	男性（75歳以上）	800 μg RAE	100 mg	700 mg	7 mg	10 mg	0.8 mg	—
	女性（75歳以上）	650 μg RAE		600 mg	6 mg	8 mg	0.7 mg	
褥瘡患者の目安量※		800 〜 900 μg RAE	500 mg 以上	800 〜 1,000 mg	12 〜 15 mg	12 〜 15 mg	0.8 〜 1.0 mg	7 g 以上

※褥瘡患者の目安量は，宮地良樹ほか編：褥瘡治療・ケアトータルガイド．照林社，2009 を参考にした。

慢性腎臓病▶　褥瘡治癒を優先する場合には，厳格なタンパク質制限を行わない。ただし，高タンパク質食にすると，尿素窒素(BUN)値の上昇による高尿素窒素症がみられることがある。脱水などほかの原因が考えられないときは，摂取タンパク質量 0.8 g/kg/日程度に調整を行い，BUN の経過を観察する。

下痢▶　仙骨部付近に褥瘡がある場合の下痢は，便汚染による創部の悪化が危惧される。下痢の原因は，薬物によることも多いので，原因が栄養かそれ以外かをまず見きわめる。腸を休めたい場合は，不溶性食物繊維の多い食品と油脂類を控える。整腸作用のある乳酸菌飲料やグァーガム配合の栄養食品は効果がある。経腸栄養剤によって引きおこされた下痢の場合は，投与速度を落とし，消化のよい栄養剤に切りかえ，3〜4 日間様子をみる。

③ 看護上の注意

1 栄養・摂取状態の把握

エネルギー量の充足は，定期的な体重測定で評価する。また，皮膚乾燥や皮膚のはりの低下は，水分不足・脂質不足のスクリーニングになるが，保湿クリームの塗布などにより判断しづらい場合もある。したがって，実際の摂取量と照らし合わせて確認する。

主食に比較して副食が摂取不良の場合は，①副食から食べるよう促す，②主食を減らして，副食・主食ともに中鎖脂肪酸を加え少量でも高エネルギーとなるようにする，③栄養補助食品を補給する，といった方法をとる。栄養補助食品を追加しても患者自身の嗜好により摂取しない場合は，漫然と経口栄養補給を続けるのではなく，ほかの栄養補給法も検討するよう医師，管理栄養士と相談する。

2 食事介助

食事介助については「高齢者の栄養管理」に準じた介助を行う（▶243ページ）。

殿部・仙骨部に褥瘡がある場合は，食事介助時や経腸栄養剤投与時の姿勢にも注意する。座位が保てる場合は90度の姿勢で，体位保持困難な場合は，セミファウラー位とし，ずれが発生しないよう姿勢を整える。ただし，セミファウラー位は，食事がむせたときの喀出がしにくいため，嚥下困難がある場合は食事摂取終了後に発声をさせて誤嚥がないことを確認する。

褥瘡患者は定期的な体位変換が必要である。ただし，食直後の体位変換は胃内容物の逆流や嘔吐による誤嚥のリスクがあるので，食後2時間程度あけてから体位変換を行う。

3 食事指導上のポイント

基本は第17章「高齢者の栄養食事療法」に準じる（▶246ページ）。褥瘡に効果があるとされる栄養素を含む栄養補助食品などを，食事に影響しないよう間食として利用するのもよい。

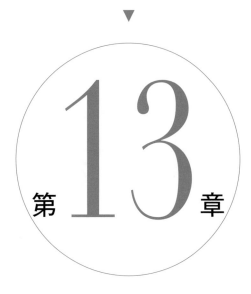

栄養食事療法

第13章

術前・術後の栄養管理

　　　　　　術前・術後の栄養管理は，消化器官への侵襲（しんしゅう）が大きい手術においてとくに必要になる。しかしそれ以外の手術であっても，術後に免疫機能の低下から感染症にいたらないようにするため，術前の栄養補給が不可欠である。また，十分な栄養量が補給されないと，術後に低栄養状態が生じやすい手術もある。この章では，術前・術後の栄養管理の原則，およびおもな手術における適正な栄養管理を学ぶ。

A 術前・術後の栄養管理の原則

① 栄養アセスメント

　　　　　　術前・術後の栄養管理においては，栄養アセスメントが重要である。

栄養スクリー▶
ニング

　　　　　　体重の変化，食物摂取量，消化器症状，歩行が可能かどうかの機能の程度，疾患および疾患からのストレス，身体検査などの情報からスクリーニングを行う（▶スクリーニングの詳細は26ページ）。

栄養アセスメント▶

　　　　　　栄養状態の低下があるかどうかはアルブミン値で評価することが多いが，術後の急性期には，半減期が短く栄養状態を早く知ることができるトランスフェリン（Tf）・プレアルブミン（PA）・レチノール結合タンパク質（RBP）などで評価する[1]。これらが測定されていない場合は，アルブミン・総コレステロール（TC）・ヘモグロビン（Hb）・総リンパ球数（TLC）などを複数組み合わせて評価することもある（▶栄養アセスメントの詳細は26ページ）。

　　　　　　なお，術前・術後の生化学検査データは，必ずしも栄養摂取量と一致しないため，摂取栄養量と体重変化から栄養状態をアセスメントすることが重要である。

② 術前の栄養管理の原則

栄養管理における留意点

　　　　　　侵襲の大きい手術では，術前に栄養状態の低下があると，術後に免疫機能が低下し，感染症をおこしやすくなるので，体重を減らさないように心がける。とくにがん患者の場合は，がんの進行や告知による精神的打撃により食欲不振に陥ることがあるので，低栄養すなわち体重を減らさないように注意する。

　　　　　　術前に栄養状態がわるい患者には，経管・経腸栄養補給を行うことがある。がんの場合は，術前7〜14日前からの投与が目安となる。十分なエネルギー摂取量が望めない場合には，鼻腔から経腸栄養食品（経腸栄養剤）を投与するこ

1）これらをラピッド–ターンオーバープロテイン rapid turnover protein（RTP）という。

とがある。なお，消化管が閉塞に近いほど狭窄している場合や，重度の下痢・嘔吐などがある場合には，術後に栄養状態の低下が生じないように，中心静脈栄養により十分な栄養量を補給する。

免疫機能低下の▶
防止
　術前の基本は，バランスよく食べることに加え，免疫機能を高める食品をとることである。免疫機能の低下を予防する栄養素には，n-3系脂肪酸・グルタミン酸・アルギニン・核酸などがあり，これらを含む食品は積極的にとる(▶表13-1)。グルタミン酸とアルギニンがともに多いのは，魚介類と肉類である。したがって，通常の食事より脂肪の多い魚介類と肉類を多く食べるように心がける。n-3系脂肪酸には，エイコサペンタエン酸(EPA)・ドコサヘキサエン酸(DHA)があり，マグロのトロ・養殖ハマチ・サバなどの魚に多く含まれるので，少なくとも毎日1切れは食べる。また，免疫機能の低下を防ぐ経腸栄養食品(インパクト®)を手術の7～10日前から摂取するとより効果的である。

創傷治癒の促進▶
　胃全摘，食道がんの手術など侵襲の大きい手術が予定されている場合は，体重を減らさないようタンパク質をとり，亜鉛不足にならないようにしておくと，傷の回復が早いという報告がある(▶表13-2)。

水分管理▶
　術前に頻回の下痢や嘔吐，摂取量不足による脱水などがあると，電解質の異常がおこりやすいので注意する。

糖尿病がある場合▶
　糖尿病があり血糖コントロールがわるい患者は，糖質を減らし，その分タンパク質と脂質を増やして血糖コントロールを行い，栄養状態を低下させないようにする。それでも改善しなければ，インスリンを使用する。高齢者の耐糖能低下は術後の高血糖の要因となるため，検査をして低下の程度を把握しておく。

腎機能障害が▶
ある場合
　腎機能は，70歳以上の高齢者では一般的に70%程度に低下している。腎機能障害がある場合には，エネルギーを十分にとり，タンパク質を制限するが，短期の栄養補給であれば極端な制限はしない。とくに高齢者には過剰にならない程度にする。

▶表13-1　免疫機能の低下を予防する食品

n-3系脂肪酸が多い食品	スジコ(イクラ)，サンマ，ミナミマグロトロ，ハマチ(養殖)，カキくん製油漬け(缶詰)，タチウオ，ブリ，マイワシ，マダイ(養殖)，サバ，ウナギ(養殖)
アルギニンが多い食品	いせエビ，クルマエビ(養殖)，シバエビ，毛ガニ，若鶏むね(皮なし)，カツオ(春どり)，豚ロース赤身，マダイ(養殖)，サワラ(切り身)，ムロアジ，そば(生)
グルタミン酸が多い食品	若鶏むね(皮なし)，マガレイ，豚ロース赤身，ヒラメ(天然)，マダイ(養殖)，カツオ(春どり)，サワラ(切り身)，若鶏もも，クルマエビ(養殖)，そば(生)，うどん(生)

▶表 13-2　亜鉛含量の多い食品

食品群	大分類	常用量あたり		100 g あたり
		亜鉛(mg)	量(g)	亜鉛(mg)
魚介類	カキ(養殖)	14.0	100	14.0
肉類	豚肝臓	6.9	100	6.9
魚介類	タラバガニ缶詰	6.3	100	6.3
肉類	牛もも赤肉(和牛肉)	4.5	100	4.5
肉類	豚かたロース赤肉(中型種肉)	3.8	100	3.8
肉類	牛肝臓	3.8	100	3.8
魚介類	毛ガニゆで	3.8	100	3.8
肉類	鶏肝臓	3.3	100	3.3
魚介類	ウナギかば焼	2.7	100	2.7
肉類	鶏もも皮なし(成鶏肉)	2.3	100	2.3
乳類	パルメザンチーズ	1.5	20	7.3
嗜好飲料類	ピュアココア	1.1	15	7.0
魚介類	マサバ	1.1	100	1.1
魚介類	サワラ	1.0	100	1.0
マメ類	糸引き納豆	0.8	40	1.9
種実類	アーモンド(フライ)	0.62	20	3.1

(日本食品標準成分表 2020 年版〈八訂〉による)

③ 術後の栄養管理の原則

1 術後の回復過程

　術後の回復過程は，ムーア Moore, F. D. によれば第Ⅰ相から第Ⅳ相の 4 つの段階に分けられる。

[1] **第Ⅰ相：傷害期**　手術後 2〜4 日続く。手術による侵襲の生体反応として各種サイトカインやホルモンが分泌され，エネルギー消費量が増大し，体タンパク質をエネルギー源として使うため，タンパク質の代謝亢進状態となる。

[2] **第Ⅱ相：転換期**　手術後 3 日目から 1〜3 日続く。この時期は，生体反応が刻一刻と変化するため，注意深い観察と適切な管理が必要である。

[3] **第Ⅲ相：筋力回復期(同化期)**　術後 7 日目ごろより始まり 2〜5 週間持続する。体タンパク質の合成とともに体力がついてくる時期であり，これ以降は，神経・内分泌・代謝系の機能が術前の状態にまで回復してくる。なお，間質に貯留していた体液が血管内に戻るため尿量が増加するが，細胞外液は過剰状態にあるため，水分の過剰投与に注意する時期である。

[4] **第Ⅳ相：脂肪蓄積期**　手術後1か月ごろより始まり2〜5か月間持続する。この時期は，体タンパク質の合成は停止し，脂肪の合成が開始され体重が増加する。

2 栄養管理における留意点

血糖管理▶　術後は，肝臓のグリコーゲンの分解により肝臓での糖新生が促され，インスリン抵抗性ホルモンの分泌が増加して，一時的に血糖値が上昇することがあるが，回復期には術前の値に低下する。また，薬物の影響により血糖値の上昇がみられる場合もある。

　　　経静脈栄養管理の場合は，必ず1日3回血糖値を確認する。糖尿病患者は，著しい高血糖・尿糖の排出・ケトアシドーシスや高浸透圧性非ケトン性昏睡へと進展する危険性が生じるので，高血糖が持続する間は1日3回もしくは4回確認してインスリンでコントロールする。

　　　なお，インスリンを使用すると，夕食前や夜間に低血糖がおこることがある。そのときは食間あるいは就寝前に，糖の吸収がゆるやかな多糖類を含んだ補食を検討する。

水分管理▶　術中の出血や体液喪失により循環系機能が抑制され，第Ⅰ相(傷害期)では心臓をはじめとして循環器系に負荷がかかりやすい状態にある。とくに，高齢者や，高血圧・心疾患が既往にある患者では，水分出納(インアウト in-out)や電解質などを経時的に観察する。

　　　術後の肺合併症予防のために投与水分量を少なくしすぎると，発作性上室性頻脈(不整脈の一種)が出現することがある。なお，術後に循環動態が安定した時期には，摂取水分が少ないと気道内分泌物が粘度を増し排出困難になるため，水分補給が必要となる。

肝機能▶　肝機能は，手術侵襲・麻酔・薬物の影響で障害をうけることもあるが，多くは一過性である。しかし，中心静脈栄養が長期にわたり，脂肪乳剤を2週間投与しない場合は，脂肪肝が生じるという報告もある。必須脂肪酸欠乏の予防目的の脂肪量は，1日エネルギー必要量の2〜4％といわれており，早期に補給を行う。

消化器系の手術の▶
留意点
　食道切除後の嚥下困難や胃切除後のダンピング，腸切除後の下痢・便秘など，消化器系の手術では後遺症を残すことが多く，それらの観察と対処が必要となる。

④ 栄養補給

1 各栄養素の補給の基本

エネルギー▶　推定エネルギー必要量は，いくつかの算出方法がある。しかしいずれの方法においても個体差が大きく，適正量を設定するのは困難である。一般的に用い

▶表13-3　活動係数とストレス係数

活動レベル		活動係数
寝たきり		1.2
ベッド以外での活動あり		1.3
疾患など	程度	ストレス係数*
手術後	低侵襲	1.1
	中等度侵襲	1.2
	高度侵襲	1.3〜1.8
外傷	長管骨骨折	1.15〜1.3
	骨折など	1.35
	頭部外傷＋ステロイド投与	1.6
感染症	軽度	1.2
	中等度	1.5
	重症	1.6
熱傷	体表面積の40%	1.5
	体表面積の40%〜100%	1.95
がん/COPD		1.10〜1.30
多臓器不全症候群		1.2〜2.0

＊：ストレス係数は推定値である。

られる方法として，術前・術後ともハリス-ベネディクト Harris–Benedict の式から基礎エネルギー（BEE）を求め，術後の活動係数とストレス係数を乗じて求める方法がある。

男：BEE（kcal）＝66.47＋13.75×現体重（kg）＋5.0×身長（cm）－6.76×年齢（歳）

女：BEE（kcal）＝655.10＋9.56×現体重（kg）＋1.85×身長（cm）－4.68×年齢（歳）

エネルギー必要量（kcal）＝BEE×活動係数×ストレス係数

　活動係数，ストレス係数を表13-3に示す。

　開胸・開腹・頸部切開およびリンパ節郭清を行う高度の侵襲を伴う手術では，術後の侵襲が大きく，ストレス係数が高くなる。ただしこの方法は，複雑である，日本人に適さない，ストレス係数にエビデンスがないなどの問題がある。

　簡便な方法では，適正体重1kgに対して25〜30kcalで設定し，適正体重を満たさなければ30〜35kcalを乗じて求める。その後の体重に応じて再評価するのがよい。

タンパク質▶　術後には，摂取（投与）エネルギーの不足によりタンパク質がエネルギー源として使われて異化亢進がおこるため，窒素平衡が負になりやすい。そのため，タンパク質量は，代謝亢進レベルに応じて補給し，窒素平衡が負になっていないことを確認する。代謝亢進時のタンパク質必要量の目安は，代謝亢進レベル

が正常であれば 0.8〜1.0 g/kg/日，軽度であれば 1.0〜1.2 g/kg/日，中等度であれば 1.2〜1.5 g/kg/日，高度であれば 1.5〜2.0 g/kg/日である。

高度の侵襲を伴う手術では，腎機能に問題がなければ代謝亢進レベルの高度にあたる 1.5〜2.0 g/kg/日の間で決定する。

脂質 ▶ 脂質のエネルギー比率は，日本人の食事摂取基準から 20〜30％を基準にする。糖尿病や呼吸器疾患をもつ患者では，脂質エネルギー比率を 30〜40％に設定し，糖質比を抑える。経静脈栄養でも同様であるが，必須脂肪酸欠乏を予防するためには総エネルギー比率 2〜4％程度の脂肪乳剤の投与が最低限必要である。なお，黄疸がある場合は，胆嚢を刺激する脂質の経口摂取は制限する。

糖質 ▶ 中心静脈栄養での糖質の上限量は，7 g/現体重 kg/日（体重 50 kg では 350 g），あるいは 5 mg/kg/分とされている。糖質は，脂質に比べ浸透圧が高くなるため末梢静脈栄養では静脈炎をおこしやすい。

ビタミン・ ▶ 術後には，創傷の治癒に必要なビタミン A・C，亜鉛の必要量が増加する。
ミネラル 呼吸器疾患の手術では，活性酸素の産生が多いため抗酸化ビタミンであるビタミン E・C をより多く補給する。なお，経静脈栄養施行時には，ビタミン B_1 が投与されているかを必ず確認する。これはブドウ糖を投与しているにもかかわらずビタミン B_1 欠乏期間が 2〜3 週間にも及ぶと，代謝性アシドーシスや重篤なウェルニッケ-コルサコフ症候群などを引きおこすためである。

水分 ▶ 水分は，尿・不感蒸泄・代謝水・発熱・糞便に異常がみとめられなければ現体重 1 kg あたり 40 mL を乗じて求める。あるいは，予測尿量（1 mL/kg/時）に不感蒸泄と代謝水の差異 10 mL/kg と排便 100 mL および発熱分（1℃につき 200 mL 追加）を加え，算出したものを予測必要量とする方法もある。これらは，脱水・浮腫などの症状をみながら水分出納を計算して経過観察を行う。

2 栄養補給法

栄養補給法は，消化管が使えるかどうかによって決定される。術後の消化管の蠕動運動は，小腸は術後数時間から十数時間，胃は 1〜2 日目，結腸は 3〜5 日目から開始する。術後の栄養補給法としては，生理的で感染をおこしにくい経口栄養，または経管・経腸栄養による早期投与が望ましく，必要に応じて手術中に胃瘻や小腸瘻を造設する。

経口栄養，経管・経腸栄養での投与栄養量が不十分な間は，末梢静脈栄養あるいは中心静脈栄養を併用する。ただし，長期の中心静脈栄養には，消化管機能が低下し，バクテリアル-トランスロケーションが生じるなどの問題がある（▶10 ページ）。したがって，消化管機能不全がなければ経口栄養，経管・経腸栄養が適応となる。

経口栄養 ▶ 経口栄養の投与にあたっては，胃管抜去後に，胸焼け・吃逆などがなく，腸蠕動が聴取され，排ガスがあることを確認する。また，消化管手術の場合には，X 線撮影により縫合不全がないかを調べる。問題がなければ，まず少量の

▶表13-4 経腸栄養投与ステップ(例)

ステップ	投与総量(kcal)	総時間(時間)	(mL/時間)
1	600	24	25
2	600	12	50
3	1,200	24	50
4	1,200	16	75
5	1,600	21.3	75
6	1,600	16	100
7	1,600	12.8	125
8	1,600	10.7	150

(経腸栄養1kcal/mLの場合)

水を与え,体温上昇や誤嚥がないことを確認する。

　術後の創部の疼痛により,摂取量不足が生じている場合は,少量でエネルギーやタンパク質が摂取できる経腸栄養食品(経腸栄養剤)を経口摂取させたり,料理にスキムミルク,中鎖脂肪(MCT),デキストリンなどを添加して,栄養量を増やすなどの工夫をする。摂取量は1回量を少なくして頻回に分け,徐々に増量していくのがよい。

経管・経腸栄養▶　経管・経腸栄養の施行時は,25mL/時かそれ以下の速度で開始する。原則として持続投与し,誤嚥や消化管症状の有無,胃内容物の残渣量が多くないことなどを確認する。これらの問題がなければ,速度を20～25mL/時ずつ上げ,段階的に3～4回/日の間欠投与に移行する。投与速度が速すぎることによる下痢や嘔吐,腹部膨満感などが生じないように配慮する(▶表13-4)。

経静脈栄養▶　末梢静脈栄養は,1～2週間程度中等量のエネルギー(1,000～1,200kcal)で栄養管理を行うことを目的としているが,十分なエネルギーやアミノ酸,ビタミンが補給できず,また静脈炎をおこすことがあるという問題がある。脂肪乳剤は,エネルギー補給と,浸透圧を下げ静脈炎を予防するのに役だつ。

　中心静脈栄養は,2週間以上腸管を使えないときに選択され,十分な栄養量が補給できる。しかし,長期投与では,カテーテル挿入部の感染が生じやすい。なお,末梢静脈栄養から中心静脈栄養に移行する場合は,移行から数日後に必要量を満たすようにする。これは,エネルギーの多くがブドウ糖であるため,血糖コントロールを乱さないようにするためである。

3 食形態

　術後は,流動食あるいは軟食(かゆ食)から開始することが多い。五分がゆ食以下の食形態が1週間以上継続するか,全がゆ・常食を全量摂取していても体重減少がみとめられる場合は,エネルギー不足である。早めに経腸栄養食品

(経腸栄養剤)や治療用食品での補給を検討する。五分がゆ食以下の食形態では，加熱により確実にビタミン・ミネラルの必要量が不足するだけでなく，エネルギー・タンパク質の不足が確実である。補助食品を追加しない限り，充足はむずかしい。

B 消化器の手術

① 食道の摘出手術

● 栄養食事療法の原則

食道の摘出手術のおもな対象は食道がんである。食道がんの治療は，がん腫が粘膜内にとどまる場合は内視鏡での切除が可能であるが，粘膜下層に達している場合は，開胸してがんを切除する外科的治療の適応となる。併用療法として放射線療法・化学療法がある。

◉ 術前の栄養食事療法の原則

術後合併症の発生を防ぐため，術前の栄養管理が重要である。症状のないがんの早期には栄養状態の変化は少ないが，食道狭窄による症状が出現していると食事摂取量が減り，栄養状態が低下していることが多い。一般に，3か月間に7.5%以上体重が減少すると低栄養状態にいたる。

飲み込みに問題がなければ，術後の免疫機能の低下を抑え，縫合不全を防ぐために，通常の食事より脂肪の多い魚介類と肉類を多く食べ，免疫機能の低下を防ぐ経腸栄養食品（インパクト®）を，手術の7〜10日前から摂取する。飲み込みがむずかしい場合は早めに入院して，鼻腔からの管が食道を通れば経管・経腸栄養を，完全な狭窄がある場合には中心静脈栄養管理を行い，栄養状態を整える必要がある。

◉ 術後の栄養食事療法の原則

食道と胃の上部を縫合する再建手術が行われた場合は，手術後に胃は本来のはたらきを失い，胃を切除した場合と同様の状態になる。そのため，体力の回復を目ざすためにも，食事はやわらかい通過のよい食品を少量ずつ何回かに分けてゆっくり食べ，徐々に慣らしていく。また，食事後ダンピング症候群で気分がわるくなる場合は，あめを摂取する（▶ダンピング症候群の栄養管理については186ページ）。

栄養補給経路の▶ 栄養補給経路は，通過障害があるかどうかで決める。手術中に空腸瘻が造設
　　　決定　　　されていれば術後当日から経管・経腸栄養を開始する。縫合不全があっても空腸瘻があれば投与可能である。瘻がないときは経静脈栄養を主として術後2日目から経口飲水とし，術後およそ4〜5日目から食事を開始する。消化管症

状や食欲不振などが原因で摂取量が増加しない場合は，経腸栄養食品(経腸栄養剤)の経口飲用あるいは中心静脈栄養を併用する。

● 栄養食事療法の実際

食形態▶　術後は，縫合不全がなく飲水の通過ができるようになったら，アイスクリーム，ゼリー，ポタージュなど流動食から開始し，経過をみながら食形態を上げていく。

　流動食や軟食が長期に及ぶ場合は，エネルギー・タンパク質・水溶性ビタミンや，創傷治癒に必要な亜鉛が不足しやすいので，これらを含んだジュース・ゼリーなどの治療用食品・経腸栄養食品(経腸栄養剤)を利用する。常食であっても病院食では各栄養素が不足しやすいので，経腸栄養食品(経腸栄養剤)や治療用食品をはじめから補給するのがよい。

通過障害が▶
ある場合　術後に，プリンなどの固形物の通りがわるかったり，よく煮た野菜でも吻合部(ふんごう)にひっかかったりする場合は，かたまりがなくかつ残渣のない嚥下食にする。吻合部の浮腫による通過障害は，手術によるうっ血もあるが，低栄養状態が原因で生じることが多く，経口栄養量の不足を意味する。そのため，一般食品の量を減らし，少量でエネルギー・タンパク質などがとれる 1.5 kcal/mL の経腸栄養食品(経腸栄養剤)を補給する。それでも十分な栄養量が補えない場合は，末梢静脈栄養を併用する。

　反回神経の麻痺が生じると，経口摂取では水分で誤嚥をおこしやすくなるため，とろみをつけた嚥下食にする。

● 看護上の注意

◉栄養・摂食状態の把握

　提供した食事摂取量の把握は，全体量ではなく，主食(穀物：ごはんなど)・主菜(タンパク質源：肉・魚・卵・とうふなど)・副菜(野菜・海藻)に分けて行う。それぞれどの程度食べたかを，全量摂取を 1 として，1/4 単位で確認しておくと栄養量が算出しやすい。詳細な栄養量の算出は，管理栄養士に依頼する。

　摂取状態は，食材がかたくないか，量が多すぎないか，誤嚥はないか，時間をかけて食べているか，合併症のある場合，症状は食後どのくらいの時間であらわれたか，などを確認する。

◉食事指導上のポイント

　制限する食品はないため，楽しく食事ができるようにする。恐怖や不安などのマイナスの精神状態は，免疫機能を著しく低下させ，病状を悪化させるため，患者には，食道は食物の通り道であって消化・吸収機能はなく，縫合がうまくいき通過障害が改善すればどんな食品でも徐々に食べられるようになることを説明する。

　食事回数は 4〜5 回とし，1 日 1〜2 回の間食をとりながら栄養量を補給する

▶表 13-5　間食としてすすめられる食品

乳製品	ヨーグルト, 牛乳, 乳酸飲料, カスタードプリン, アイスクリーム, チーズなど
果物	缶詰の果物, バナナ, リンゴ, ジュースなど
パン	バターロール, クリームパン, やわらかいパン, ホットケーキなど
菓子	ビスケット, ウエハース, 卵ボーロ, カステラなど

（▶表 13-5）。退院後も嚥下食が継続されている場合は，家族の負担を考慮し，市販食品を紹介する。

　なお，入院前に喫煙，熱いものなど粘膜に刺激を与えるものをとる習慣があった患者には，これらを中止するように指導する。

飲酒▶　一般にアルコールの摂取は，アルコール度数の低いもので，発泡の少ないものを適量飲むのであれば問題ないが，アルコール度数の高いものを飲む習慣があった患者は，もとの習慣に戻らない自信ができるまで制限するほうが無難である。

② 胃の摘出手術

● 栄養食事療法の原則

　胃の摘出手術のおもな対象は胃がんである。胃がんのうち，リンパ節への転移がない早期がんでは，抗がん薬投与，内視鏡的粘膜切除術，腫瘍の部分を切除する亜全摘術を行うが，リンパ節や胃の周囲の臓器にまで転移した進行がんでは，胃全摘術に加え，リンパ節，胆嚢にいたるまで切除される。

　なお，胃がんの発生には，過剰な塩分や喫煙習慣，ヘリコバクター–ピロリの感染がかかわっている。

◉ 術前の栄養食事療法の原則

　症状がない早期がんでは，栄養状態を整えておく程度でよい。出血がみとめられるような進行がんには，止血剤と鉄剤の投与，ならびに鉄分の多い食品を摂取する。さらに，術後縫合不全，免疫機能の低下による感染症を防ぐために，n-3 系脂肪酸，アルギニン，グルタミン酸，亜鉛含量の多い魚や肉類などを十分に摂取して，十分な栄養量を補給しておく。

◉ 術後の栄養食事療法の原則

食事のとり方▶　胃切除術後は，一時的に食べる量が減る。そのため食事は 5〜6 回に分け，1 回あたり最低 30〜40 分かけて，ゆっくりと，楽しんで食べる。ビタミンやミネラルは，栄養補助食品やサプリメントで補給する。

　胃亜全摘術後は，全がゆ食あるいは患者が食べたい食事から開始する。しかし，胃全摘術後は，食物を貯留し細かくする胃がないため，2 日ごとに，あるいは症状をみながら食形態を上げていく。それでも全量摂取できないことが多

▶表 13-6　タンパク質，鉄，ビタミン C・B₁₂ を多く含む食品

タンパク質を多く含む食品	卵，肉類，魚介類，牛乳・乳製品，ダイズおよびダイズ製品
鉄を多く含む食品	牛・豚・鶏のレバー，カキ・アサリ・シジミなどの貝類，カツオ，ダイズ製品，シュンギク，ホウレンソウ，コマツナ，プルーンなど
ビタミン C を多く含む食品	ブロッコリー，サツマイモ，コマツナ，カリフラワー，赤ピーマン，芽キャベツ，キウイフルーツ，オレンジ，イチゴ
ビタミン B₁₂ を多く含む食品	牛・豚・鶏のレバー，サンマ・ニシン・イワシ・サバなどの魚類，カキ・アサリ・シジミなどの貝類，卵黄，チーズなど

く，また頻回食は患者の負担になりやすい。全量食べることが心身に負担な場合は，容量を増やさず，中鎖脂肪酸を加えてエネルギー補給を試みる。あるいは，経静脈栄養で不足を補う。

ダンピング症候群の栄養管理▶　ダンピング症候群は，高濃度の消化物が急激に胃から十二指腸，空腸へと排泄されることと，胆汁・膵液消化ホルモンの分泌低下により生じる。

食後 20〜30 分以内におこる早期ダンピング症候群は，発汗，頻脈，熱感や腹部膨満，下痢などが出現し，45 分くらい持続する。予防のためには，胃からの排出が遅くなるようタンパク質・脂質を中心とした食物をゆっくりと咀嚼し，数回に分けて食べる。

食後 2〜3 時間ごろに生じる後期ダンピング症候群は，食後の急激な糖の吸収による高血糖状態がインスリンの分泌過剰をきたし，冷汗・頻脈・めまい・全身倦怠感などの低血糖症状をきたす。この場合もインスリン分泌を促しにくく，胃からの排出が遅いタンパク質・脂質中心の食事にする，あるいは炭水化物はあとから摂取するようにする。

下痢の予防と対処▶　胃切除後には，一般に脂肪の消化吸収機能が低下する。さらに，胃全摘術患者では，胃酸分泌の欠如によって消化管ホルモンを介する消化液分泌刺激が低下するため，下痢が生じやすい（とくにビルロート II 法で障害が著明である）。したがって，脂肪の多い食品を摂取するとしても，吸収がわるい植物油は避け，バターや中鎖脂肪酸を選ぶ。下痢が持続する場合は，脂肪（中鎖脂肪酸を除く）を制限し，水分不足とビタミン・ミネラルの吸収不良に注意し，不足しないように補給する。

術後の貧血予防▶　胃切除後には，胃酸分泌の低下により三価の鉄イオンの還元が減少するため，鉄の吸収率が低下する。それによる鉄欠乏性貧血を防ぐため，術後にはタンパク質や鉄，鉄の吸収を促進するビタミン C の多い食品や，これらを含む栄養機能食品や治療用食品を摂取する（▶表 13-6）。また，胃体部・胃底部の切除により，ビタミン B₁₂ の吸収に必要な内因子が欠乏する。それによる巨赤芽球性貧血を防ぐため，ビタミン B₁₂ の補給に努める。とくに胃全摘術の場合は，500 μg/日をサプリメントで経口補給すると血中濃度が改善するとされる。なお，ビタミン B₁₂ は肝臓に 4〜5 年分の貯蔵があるので，貧血は術後 4〜5 年経

てから出現することがある。

逆流性食道炎の
予防と対処 　胃全摘術後や胃切除後には，噴門を閉めるはたらき（括約機能）が低下し，また幽門機能の消失とあいまって食道内に胃液や胆汁の逆流をきたして食道炎をおこすことがある。胸やけ，胆汁がこみあげる感覚や胸にしみる感じなどの自覚症状の訴えがある場合，脂肪を制限したかゆ食にするか食事量を減らす。症状がひどい場合は食事を一時中止する。

● 栄養食事療法の実際

調理・献立の
特徴と留意点 　流動食は，一般の食品だけでは量が多いわりに食事摂取基準を満たす栄養素量が少なくなる。そのため，1.5〜2.0 kcal/mL の経腸栄養食品（経腸栄養剤）を補う。ただし，体重減少を止められない患者には経静脈栄養を併用する。

　三分がゆ食と五分がゆ食は，歯ごたえがなくなるまで煮ること（熟煮）が基本であり，水溶性ビタミンが加熱により破壊される。さらにもともと提供量が少ない亜鉛・鉄分は経腸栄養食品（経腸栄養剤）や治療用食品で補う。

　全がゆ食は，食品の制限はそれ以下の分がゆ食より少ないが，エネルギー，タンパク質，ビタミン E・B_6・C，亜鉛，鉄分を十分に摂取するのはむずかしい。経腸栄養食品（経腸栄養剤）を補う。

　たいていは入院前の食事量まで回復せずに退院するので，栄養補助食品の継続をすすめる。

ダンピング症候群
の対策 　ダンピング症候群の対策は，肉・魚・卵・ダイズ類・乳製品などのタンパク質源とバターやマヨネーズなど消化のよい乳化した脂質のおかずを，炭水化物より先に食べる，糖質は少量ずつゆっくりと食べることである。なお，後期ダンピング症候群の軽い症状がでた場合は，吸収のよい糖質（ジュースやあめ玉）をできるだけ早くとる。

● 看護上の注意

◉栄養・摂食状態の把握

　食事摂取量の把握は，「食道の摘出手術」の項を参照されたい（▶184 ページ）。

◉食事指導上のポイント

　消化吸収のよい食品や経腸栄養食品（経腸栄養剤）を選択するようすすめる。とくに魚や肉，卵などのタンパク質源を毎食 1 品はとるように心がけ，栄養状態（総タンパク質・アルブミン値）の低下や貧血が生じないようにする。

食事摂取方法 　食事はゆっくり，1 日に 5 回に分けて食べることを強調しておく。早食いの患者には，退院してしばらくたつともとの早食い習慣に戻り，体調をくずす場合が多いことも説明しておく。

ダンピング症候群
対策の指導 　なぜ症状が出現するのかを説明し，患者自身が腹部状態（吐きけ，腹痛，腹部膨満感）の有無・程度・出現の時期を把握できるように指導する。後期ダンピング対策としては，あめや袋入りの砂糖など糖分の高いものをつねに携帯し，

前ぶれの段階で少量を口にすれば防げることを指導する。

食品選択上の▶
留意点

基本的には，食事が苦痛とならず，楽しく食べることができればなにを食べてもよいが，トウガラシのような刺激物や，エネルギーが少なく，かさの多い野菜・海藻類は一度に大量に摂取しないよう指導する。たとえば，刺身・すし・豚かつ・ウナギ・焼肉・ラーメンなどでもゆっくりよくかんで食べる分には問題ない。トウガラシなど刺激の強いものも，少量であれば食欲増進のために摂取してもよい。

飲酒▶

経過がよければ，アルコールは少量から許可が出る。ただし，術前より少量で，かつ早く酔うようになるので，気がゆるむ時期には注意が必要である。

その他▶

食事摂取に対する不安や体重が戻らない不安などをもつ患者には，時期がたてば食べられるようになるのであせらなくてもよいことを伝える。胃腸の動きをよくするため適度の運動を行うよう指導する。

③ 大腸の摘出手術

● 栄養食事療法の原則

大腸の摘出手術のおもな対象は大腸がんである。大腸がんは，盲腸・結腸・直腸などに発生する。大腸がんの手術に伴って発生する機能障害は，がんの部位や深さ（深達度），摘出される腸の範囲，リンパ節郭清の範囲によって異なり，排便機能，排尿機能，性機能に関するものがある。また，肛門を温存できない場合は人工肛門が必要となる。ほかに炎症性腸疾患で摘出手術が行われることもある。潰瘍性大腸炎の場合，数回に分けて全摘することもある。

◉術前の栄養食事療法の原則

術前は，症状がなく早期がんであればふだんの食事と同じでよい。しかし，進行がんでは，胃がんと同様に術後の縫合不全や免疫機能の低下を防ぐための栄養食事療法を行う。通過障害がある場合は，入院して経静脈栄養を行うことが多いが，軽度の通過障害ではイレウスチューブで減圧したのち残渣の少ない経腸栄養剤を投与することもある。

◉術後の栄養食事療法の原則

食形態▶

経口摂取は，ガスが出て，縫合不全がなく，吻合部の通過障害がなければ，一般的には術後4〜5日目に開始される。食形態は，流動食から常食まで1日ごとに段階的に進める。術後1日目に経管・経腸栄養を開始すると常食への移行が早い。

経口摂取量が増加しない原因には，下痢や便秘などの消化管症状，1回の食事量や食べる速さの問題，消化に負担をかける食品の摂取などがあるので，確認して対応する。

通過障害への対処▶

大腸の摘出手術では，縫合した部位を食べたものがうまく通らず，吐きけ・

便秘がおこることがある。開腹手術のあとには，程度の差こそあれ食物の通過がわるくなり，腹部膨満感や吐きけなどの症状が生じ，腸閉塞になることもある。この場合は，食事を一時中止する。これらの症状は，退院するころには少しずつ落ち着いてくる。縫合不全がなければ経口摂取が基本となるが，縫合不全がある患者には，一般的に中心静脈栄養を行う。

排泄への対処▶ 盲腸からS状結腸までが切除されると便を固形化できず，下痢便となりやすい。また，便をためる場所である直腸の一部または全切除術では，下痢便，頻便，便意頻回，便失禁，便秘などの排便障害が発生することが多い。とくに，人工肛門造設患者は排便障害が強くなる。

　便の回数が多い場合は，水溶性食物繊維や，乳酸菌か整腸剤の服用により，回数を減らす。ただし，低位前方切除では，1日4〜5回の排便があるため，排便障害に慣れるようにする。

　便秘は，適度な運動と水分を多くとることを心がける，あるいは緩下剤をじょうずに使用する。また，大腸の蠕動運動が障害されることで，便秘になることもある。手術後，2週間以上経過すると腸の動きも安定し，便の回数は徐々に落ち着き，かたちのある便になり，排便障害は回復する。ただし，術前と同じ機能にまでは回復しない患者もいる。

● 栄養食事療法の実際

◉ 術前の栄養食事療法の実際

　必要な栄養素は，胃の摘出手術前を参考にする（▶185ページ）。下痢と便秘がおこりやすいため，とくに水溶性食物繊維やオリゴ糖，乳酸菌の摂取を試みる。下痢があれば，ナトリウム，カリウム，水分の補給が必要である。

◉ 術後の栄養食事療法の実際

　経口摂取量が十分でない場合は，エネルギー・タンパク質だけでなく，ビタミン・ミネラルが不足するので，栄養補助食品や経腸栄養食品（経腸栄養剤）で補給する。また，野菜・海藻などエネルギーの少ない食品の摂取より，肉・魚・卵・ダイズ類・乳製品などを補給する。大腸全摘術をした場合は，水分吸収能力が低下するので，脱水にならないようこまめに水分をとる。

食事の1回量と▶バランス 毎食の食事内容は，主食，主菜，副菜をそろえたものにし，バランスを整える。一度にたくさん食べ過ぎると，下痢や腸閉塞をおこしやすくなるため，1回の食事を腹七分目から八分目にし，不足分は補食でとるよう説明する。消化のわるい食品（▶表13-7）は，食べすぎると下痢や腸閉塞の原因となるため少量にする。また，食べ方が速いと下痢や頻便の原因となりやすいので，よくかんで消化吸収をたすける。

食品選択上の▶留意点 原則的に食事は制限はないが，食物繊維が多く含まれているゴボウやタケノコ，海藻，キノコ類など腸閉塞の原因となるものは，術後3か月は控えたほうがよい。便秘・下痢の対策には，水溶性食物繊維やオリゴ糖，乳酸菌を含む

▶表 13-7　消化がわるい食品

肉類	油の多い料理(かつ，ビーフステーキなど) 脂肪の多い肉(バラ肉，ハム，ベーコンなど)
魚介類	貝類，イカ，タコ，すじこ，かまぼこ，干物，つくだ煮，塩辛など
マメ	煮豆，とうふ，納豆は消化がよい
穀類	玄米，赤飯，玄米パン，胚芽入りパン，ラーメン，チャーハン，焼きそばなど油を多く使用した料理
イモ	繊維の多いサツマイモ，こんにゃく，しらたきなど
果物	繊維が多く酸味の強い果物(パイナップル，かんきつ類など)，干し物など
菓子	揚げ菓子，辛いせんべい，マメ菓子など
油脂	ラード，ヘット，油を多く使う料理(天ぷら，フライなど)
野菜	繊維の多い野菜(ゴボウ，タケノコ，ネギ，レンコン，フキ，ゼンマイ，ワラビ，キノコなど)，香りの強い野菜(ウド，ニンニクなど)，かたい漬物(たくあん，つぼ漬けなど)
海藻	コンブ，ノリ，ヒジキ，ワカメなど
調味料	からし，カレー粉，ワサビなどの香辛料
飲み物	炭酸飲料，アルコール(度数の高いものはとくに)，濃いお茶・濃いコーヒーなど

食品の摂取により便通を整える。

調理・献立の▶　食事の形態ごとの特徴は，胃の摘出手術後に準ずる(▶187 ページ)。
特徴と留意点

かゆ・軟飯・うどん・とうふ・半熟卵・野菜のやわらか煮などは消化がよいが，表 13-7 に示すような消化のわるい食品は，回復するまで控える。また，ガスが発生しやすい炭酸飲料・イモ類・マメ類・タマネギ・キノコなどは，たくさん食べないようにする。

人工肛門造設▶　人工肛門造設患者は，便のにおい・色・かたさなどに過敏になりやすい。便
患者の場合　のにおいが気になる患者は，においを強くする食品のなかでもさほど栄養状態に影響しないタマネギ・長ネギ・ニンニクは避けるとよい。なお，水分を摂取する際には，便のにおいを消す作用のあるカテキンを含む緑茶をとることも役だつ。人工肛門造設患者の栄養食事療法については次項参照とする(▶191 ページ)。

● 看護上の注意

●栄養・摂食状態の把握

食事摂取量の把握は，「食道の摘出手術」の項を参照とする(▶184 ページ)。水分をこまめにとっているか，下痢・便秘はないか，なども確認する。

●食事指導上のポイント

便秘の予防▶　便秘予防には水分をこまめにとり，とくに起床時にコップ 1 杯程度飲むようにすすめる。また，3 食あるいは補食も含めて規則的に食事をとること，規

則正しい排便の習慣をつけること，適度の運動を心がけることなどにも配慮する。注意しても便秘が続く場合は，下剤が必要となる。

下痢の予防 ▶ 少量ずつ食事回数を増やすことで，消化管の負担を軽くし，水分をこまめに補う。水分は，市販のスポーツドリンクで補給するのもよい。また，下痢が続く場合は，消化のわるい食品を控えたほうがよい。

腹部膨満感の対策 ▶ 1回の食事量を少なくする。それでも治らなければ，一度食事をやめてみる。食事をやめても腹部膨満感が続き，排ガスのない場合は，腸閉塞が疑われるので，すぐに主治医に相談する。

飲酒 ▶ アルコールは，そのものがわるいわけではないが，飲酒により食べすぎやすく，食生活を乱しやすいので，1回に飲みすぎないよう指導する。なお，ビールなどの炭酸飲料は腹部膨満感が生じ，ガスが発生しやすいので避ける。

④ 人工肛門造設患者

● 栄養食事療法の原則

人工肛門(ストーマ stoma)を造設する原因となった疾患によって栄養食事療法は異なる。また，外科的処置に伴う癒着があるか否か，人工肛門が腸管のどの位置につくられているかによっても食事内容が異なる。しかし術後の経過が順調であれば，体調の回復とともに，流動食から徐々に進めて通常の食事ができるようになる。いろいろな食品を組み合わせて，バランスのとれた食事にすることが大切である。

● 栄養食事療法の実際

- エネルギー・タンパク質・脂質などの栄養量は基礎疾患に準ずる。
- 小腸ストーマ(イレオストミー)では，大腸を利用しないため水分吸収が不十分となり脱水を生じやすくなる。
- ナトリウム・カリウム・マグネシウム・カルシウムといった電解質も回腸および大腸で吸収されるため，これらの欠乏にも注意が必要である。欠乏症状については表8-4を参照されたい(▶134ページ)。

尿量 ▶ 便がゆるくストーマからの排泄量が多い場合は，尿量の確認が必要である。尿量が少ないと腎前性腎不全，腎結石や尿路結石のリスクが高くなる。尿量が最低700〜800 mL/日確保できるよう(理想は25 mL/kg以上)，十分に水分を摂取する。のどの渇きを感じたら，少量ずつこまめに飲むことが大切である。

便の性状 ▶ [1] 便がかたいとき　第6章E「消化器症状」の弛緩性便秘の項を参照とする(▶100ページ)。

[2] 便がゆるいとき　便性を整えることで，ストーマ装具を安定して装着できるようになる。また，もれも少なくなり，皮膚のトラブルも予防できる。水様

便の場合には，米飯，もち，うどん，パン，パスタ，イモ類などの糖質をとると改善がみられる。また，リンゴ，バナナ，モモ，イチゴなどに多く含まれている水溶性食物繊維をとると，便が固形化し下痢が軽減する。一般食品で効果がみられない場合は，市販の水溶性食物繊維を試してみる。

狭窄・癒着▶　腸管の狭窄や吻合部の狭窄，または癒着が疑われる場合には，消化のわるい不溶性食物繊維を多く含む海藻類，キノコ類，野菜類，こんにゃく，シラタキ，貝類は注意が必要である。

ガス▶　ガスは，音が出ること，パウチがふくらむことで患者のQOLを著しく低下させる。原因は，マメ類，ゴボウ，こんにゃく，キノコ類など粗繊維が多い食品が消化吸収されずに発酵する，メロン，ブドウなど食品そのものに含まれるイースト菌が腸内で発酵する，炭酸飲料やビールのガスがたまる，食事と一緒に空気を飲み込んでしまう，などがある。上記の食品を控え，口を閉じてよくかんで食べるなど，食べ方の工夫も指導する。腸内環境の悪化に起因する場合もあり，ビフィズス菌，乳酸菌の入った飲料やヨーグルト，オリゴ糖の摂取も効果がある。

便臭▶　便臭は栄養素が腸内細菌や腸内酵素によって分解され，その一部が有害で悪臭の強い分解物に変化したものである。ニンニク・ネギ・ニラなどの有臭食品ではメチルカプタン・硫化水素・アンモニアなどが，また，肉類・乳製品（とくにチーズなど）の高タンパク質・高脂肪食品ではインドール・スカトール・メルカプタン・アミン類などの分解物が腸内で生成され，便特有のにおいになる。便臭が気になる場合にはこれらの食品を控えるなど工夫する。また腸内細菌叢を整えることも大切であり，乳酸菌飲料，ヨーグルトの摂取をすすめる。

C 循環器の手術

循環器の手術の代表的なものとして，ここでは冠状動脈バイパス術（CABG），弁置換術をとり上げる。

冠状動脈▶
バイパス術　冠状動脈疾患は，動脈硬化症により冠状動脈の狭窄をきたしたものであり，狭心痛をもたらし，ときには心筋梗塞にまで進展する。外科的な血行再建術として，開胸術である冠状動脈バイパス術がある。右冠状動脈バイパス術は，内胸動脈・橈骨動脈・大伏在静脈などを使ってバイパスをつくり血行を改善する手術である。

弁置換術▶　僧帽弁あるいは大動脈弁の後天性弁膜症として，弁の変性による僧帽弁閉鎖不全症や高齢者の大動脈弁狭窄症など，加齢を原因とする疾患が増加している。手術には弁置換術と弁形成術があり，弁の特性や患者の年齢，置換部位などにより適応が決まる。弁置換術に使用されるのは機械弁（金属や無機材料などの人工材料によってつくられる），または生体弁（ブタやウシなどの生体の組織に

よってつくられる)である。弁置換術後には,血栓形成予防のために抗凝固薬であるワルファリンカリウムの内服が必須となる。個人差はあるが,生体弁では術後半年,機械弁では半永久的に服用する。

● 栄養食事療法の原則

◉ 術前の栄養食事療法の原則

冠状動脈バ▶
イパス術前　冠状動脈の狭窄の原因となる動脈硬化症は,血管へのコレステロールの沈着,つまり不適切な生活習慣による栄養摂取過剰やかたよりが原因であることが多い。したがって,コレステロールが高い場合は,摂取する脂肪の質に配慮し,あらかじめコレステロールを低下させておく。

弁置換術前▶　低栄養状態は,弁膜症による呼吸困難・易疲労・心拍出量減少を増悪させるので,肉類・魚・卵・ダイズ類などでタンパク質を補給する。また,肺うっ血などをおこし浮腫が生じている場合は,食塩摂取量を 6 g/日以下に制限する。

◉ 術後の栄養食事療法の原則

冠状動脈バ▶
イパス術後　術後は,創傷の治癒と脂肪の質に注意する。

　一般には手術当日は禁食とし,腸が動き始めるまでは水分の摂取も控える。消化管には問題がないため,手術直後から腸は動くので水分は摂取できるようになる。手術当日の夕食には流動食を開始し,翌日には全がゆ食になることが多い。

　創部痛や食欲不振による摂取量の減少,また術後のストレスから栄養状態の低下が予測される場合は,脂肪の少ない肉類,n-3 系脂肪酸の多い魚などタンパク質や,創傷の治癒に必要なビタミン A・C,亜鉛が十分にとれるよう,治療用食品や経腸栄養食品(経腸栄養剤)などからも補給する。

弁置換術後▶　術後には,抗血栓薬であるワルファリンカリウムの服用が開始されるため,ビタミン K の制限が必要である。ワルファリンカリウム服用時の栄養食事療法については,第5章「循環器疾患患者の栄養食事療法」を参照されたい(▶66ページ)。

　弁置換術では血圧のコントロールが重要であるため,食塩を 6 g/日以下に制限する。

● 栄養食事療法の実際

◉ 術後の食塩制限

　食塩 6 g/日の制限食は,料理の味つけは通常と同じである。塩分の多い漬物・干物・練り製品・肉加工品などを中止し,めん類・丼物・炊き込みご飯などの回数を減らす,汁物は1日に1杯か1/2杯にするなどして調整する。ただし,食欲がなく摂取量が低下している場合は,通常の摂取量に戻るまで漬物や干物などを追加してもよい。

◉ワルファリンカリウム服用者のビタミンKの制限

　ワルファリンカリウム服用時の栄養食事療法については，第5章「循環器疾患患者の栄養食事療法」を参照されたい（▶66ページ）。

◉コレステロールを下げる食事

脂質の調整▶　肉類やバターに多い飽和脂肪酸よりも，オリーブ油に多い一価不飽和脂肪酸や脂肪の多い魚に含まれる EPA・DHA など n-3 系脂肪酸の割合が高くなるように摂取する（▶177ページ，表 13-1）。肉類・卵は週3回程度，脂肪の多い魚は毎日1切れとし，炒め物やドレッシングの油はオリーブ油やなたね油を利用する。

食物繊維を▶
増やす工夫　食物繊維は，緑黄色野菜・海藻類・キノコ類に多い。ワルファリンカリウム服用者でなければ野菜を 450 g /日程度，そのうち緑黄色野菜を 200 g 摂取し，海藻類・キノコ類の料理を毎日1品摂取して1日に必要な 20 g 以上にする。また，糖尿病や肥満により穀類の摂取量を減らす場合は，その分の食物繊維摂取量が減るため，可能であれば玄米や発芽玄米にかえる，あるいは押し麦，五穀米を加えるなど食物繊維を増やす工夫をする。

抗酸化物質の摂取▶　虚血性心疾患では，酸化ストレスが増大しやすいため，抗酸化ビタミンであるビタミン E・C，β カロテン，コエンザイム Q 10（CoQ 10）[1]を十分に摂取する。このうち，ビタミン E・C，β カロテンは緑黄色野菜に多く含まれ，CoQ 10 は魚に多く含まれるので，入院時の食事もこれらの食品を増やすのが望ましい。なお，一般食品で十分摂取できない場合は，栄養機能食品やサプリメントで補う。

● 看護上の注意

◉栄養・摂食状態の把握

　提供した食事摂取量の把握は，「食道の摘出手術」の項を参照する（▶184ページ）。

　とくにワルファリンカリウム服用者には，ビタミン K の多い青汁，クロレラは禁止し，納豆や緑黄色野菜は1回に小鉢半分程度に制限するよう説明する。

◉食事指導上のポイント

食塩制限の指導▶　入院中は，病院食以外に塩分の多い料理をとったり，調味料を持ちこんで使ったりしないように指導する。病院食をかなり薄味と感じるか，内緒でしょうゆや塩を持参して追加している患者は，ふだんの食事の塩分が多いことがわかる。こうした患者には，薄味に慣れるように説明するとともに，食事の工夫について指導する。減塩の工夫に関する指導については，第5章「循環器疾

1）ユビキノンともいわれる脂溶性のビタミン様物質。細胞膜を酸化から保護し，酸素の利用効率を高める。

患者の栄養食事療法」を参照されたい(▶58ページ)。

肥満者への指導 ▶ 　肥満は心疾患の危険因子であり，減量の必要がある。肥満の原因の多くは，間食，アルコールの多飲，夕食過食，ごはんやめんなどの糖質過剰である。指導時は食事を聞きとりながら，原因を明確にする。簡単に相手にわかる方法としては「いまより減らす」という言い方で，「間食とアルコールを入院前の半分程度にし，主食と油料理を 30％程度減らす」などでも十分である。ただし，理解はできても実行がむずかしいのが減量であり，外来通院で栄養指導を継続するようにすすめる。

脂質異常症患者への指導 ▶ 　コレステロールが高い患者には，「肉より魚とダイズ製品の摂取割合を増やし，野菜・海藻を毎食食べる」などと説明すれば理解しやすい。アルコール摂取によりトリグリセリド(中性脂肪)が高くなっている患者には，その程度によるが，禁酒か量を現在より減らすように指導する。

ワルファリン服用者への指導 ▶ 　高コレステロール血症があり，しかもワルファリンカリウムを服用している患者には，説明をせずにそれぞれの栄養食事療法を記載した資料を渡すと混乱をまねくので，ビタミン K の多い食品は繰り返し説明しておく。

　アルコールはワルファリンカリウムの代謝に影響を及ぼし，その作用を減弱または増強することがあるので，ワルファリンカリウムを服用するときは，アルコール摂取から 6〜7 時間以上はあけるのが望ましいとされている。もちろん，アルコール性肝障害に陥るような大量摂取は避ける。

便秘の対策 ▶ 　便秘は，創部痛によりいきめなかったり食事摂取量が不足していたりという原因からおこりやすく，無理にいきむと心臓に負担をかけ血圧を上昇させる。そのため，便秘気味の患者には，水分摂取と食物繊維の多い野菜や海藻，玄米や麦ご飯の摂取，オリゴ糖や乳酸菌飲料をとるように促し，リハビリテーションに準じた運動をすすめる。

NOTE
高度肥満症の特徴と減量・代謝改善手術

高度肥満(BMI≧35 kg/m²)は，糖尿病，高血圧，脂質異常症などの代謝異常に加え，腎障害，心不全，睡眠時無呼吸症候群，整形外科的疾患，月経異常といった重篤な健康障害を引きおこす。一般に，心身ストレスが蓄積すると食欲が亢進する。高度肥満症患者は，能力，性格の面で社会生活上のストレスをかかえやすい特性を有する場合が多い。また，うつ病などの精神疾患を高頻度に合併し，ストレスへの対処能力も低い。このため，代償できない慢性的な心身ストレスが食欲を亢進させ，食行動の逸脱につながっており，行動の修正がむずかしい。高度肥満症の治療は，より軽度な肥満と同様に食事・運動療法が基本となるが，上記の理由から肥満が高度なほど内科的治療では減量が得られにくい。

このような高度肥満症患者に対し，減量・代謝改善手術は長期的な減量効果をもたらすことがわかり，わが国でも普及しつつある。減量・代謝改善手術は，胃を小さくして摂取量を減らすことと，小腸をつなぎかえて消化吸収の抑制を加えることのいずれか，もしくは両方の組み合わせにより減量効果を長期に維持し，糖尿病などの健康障害を著明に改善させる治療法である。おもな術式としては，スリーブ状胃切除術，胃バンディング術，胃バイパス術，スリーブバイパス術がある(▶図 1)。2020 年 4 月より，限定的ではあるもののスリーブ状胃切除術の適応 BMI が 32.5 まで引き下げられた。

①術前の栄養食事療法
●栄養食事療法の原則

糖尿病患者ではよりよい血糖コントロールを目ざすため，また肥大した脂肪肝をもつ患者では術野の妨げにならないよう，肝臓のサイズを縮小させるために，術前減量が重要となる。また，高度肥満症患者ではビタミン D 欠乏，亜鉛欠乏，ビタミン B₁₂ 欠乏，低アルブミン血症などの栄養障害が高頻度にみとめられ，これらを適切に評価して是正することが必要である。さらに，かたよった食事内容や食行動(早食い，まとめ食い，間食，ストレス食いなど)は術後の減量効果不良につながるため，食習慣の改善も重要である。

●栄養食事療法の実際

術前減量には，低エネルギー食(20〜25 kcal/kg)，または超低エネルギー食(600 kcal/日以下)が選択される。調整食であるフォーミュラ食(約 170 kcal/袋)を用いたおきかえ療法では，タンパク質(約 20 g/袋)やビタミンやミネラルの補充が容易となるため，安全で確実な減量が得られやすい。

②術後の栄養食事療法
●栄養食事療法の原則

術後早期は胃の容積が 30〜100 mL まで小さくなっており，嘔吐や閉塞が問題となる。また，術式によっては消化吸収も抑制されるため，栄養障害に注意が必要である。とくに，タンパク質，ビタミン D，鉄，カルシウム，亜鉛などが不足しやすく，筋肉量減少，貧血や骨折などのリスクとなる。術後長期的にはリバウンドが問題となり，継続的な食習慣の是正指導が必要である。

●栄養食事療法の実際

手術翌日〜2 週間は流動食，術後 2 週間〜1 か月程度は半固形食，術後 1 か月以降は軟食，術後 3 か月以降は常食とし，段階的に進める(▶表 1)。術後は胃の容積

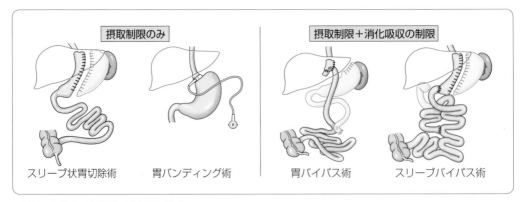

摂取制限のみ　　　　摂取制限＋消化吸収の制限

スリーブ状胃切除術　　胃バンディング術　　胃バイパス術　　スリーブバイパス術

▶図 1　減量・代謝改善手術の術式

が小さくなっているため，ゆっくりと飲食するよう心がける。また1回に食べられる量が減るので，必要な栄養量が確保できるまでは食事の回数を増やし(5～6回食)，こまめな水分摂取も習慣づけ，脱水にならないよう注意をする。食後にダンピング症候群をみとめる場合は，よくかんでゆっくり食べること，消化吸収が早く，糖質の少ない食事を指導する。

　術後の栄養障害を防ぐために，タンパク質を多く含む主菜(肉・魚・卵，乳製品，ダイズ製品など)を優先的にとり，次に副菜(野菜，海藻，キノコなど)，最後に主食(ご飯，パン，めんなど)の順に食事量を増やす。フォーミュラ食は，術後に不足しやすいタンパク質や微量元素を補充できる点ですぐれているため，栄養不足を予防する目的で1～2回/日用いることもある。

　栄養吸収の制限が加わるバイパス系の術式では，ビタミン・ミネラルの摂取不足を補うために，サプリメントの摂取・継続が必須である。術後長期的には，総エネルギー1,200～1,600 kcalとし，高タンパク質(1.0～1.2 g/kg×標準体重)を維持していくことが，減量維持にすすめられる。

参考文献
1)Sjöström, L., et al. : Swedish Obese Subjects Study : Effects of bariatric surgery on mortality in Swedish obese subjects. *The New England Journal of Medicine*, 357:741-752 , 2007.
2)Ernst, B., et al. : Evidence for the necessity to systematically assess micronutrient status prior to bariatric surgery. *Obesity Surgery*,19(1):66-73, 2009.
3)齋木厚人ほか：フォーミュラ食1食置き換えによる肥満外科治療後の栄養学的フォローアップ(術後12ヵ月間の検討). 日本臨床栄養学会36(2)：112-118, 2014.

▶表1　減量・代謝改善手術後の食事例

時期	手術翌日～2週	術後2週～1か月	術後1～3か月	術後3か月以降
食形態	流動食	半固形食	軟食	常食
献立例	具なし味噌汁 コンソメスープ 野菜ジュース 低脂肪乳	絹とうふ 温泉卵 ヨーグルト 具なし茶碗蒸し	煮魚 肉団子 オムレツ チーズ	とくに制限なし
エネルギー	400～600 kcal/日	600～800 kcal/日	800～1,000 kcal/日	1,000～1,200 kcal/日
タンパク質	40～50 g/日	50 g/日	50～60 g/日	60 g以上

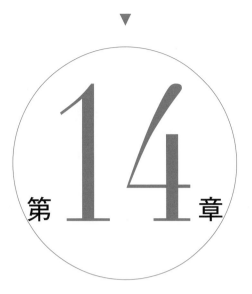

栄養食事療法

第**14**章

がん患者の栄養食事療法

A　がんの発症と食事・栄養

がんは1981年以降，日本人の死因の第1位となり続けている疾患である。現在，日本人の2人に1人ががんになるとされており，われわれにとって身近な疾病の1つである。

がんの発症▶　がんは，細胞の設計図である遺伝子の変化によってできる異常な細胞から発生する。通常，遺伝子が傷ついてできた異常な細胞は，遺伝子の修復や免疫機能による増殖の抑制・排除により，がん細胞にはならない。しかし，異常な細胞が免疫機能によって排除されず，増殖(がん化)することがある。この異常な細胞が増殖してかたまりとなったものを腫瘍といい，なかでも浸潤性増殖を示す腫瘍をがん(悪性腫瘍)という。

がんの予防▶　がんの発症には，生活習慣などの環境要因や遺伝的素因，年齢といったさまざまな要因が複雑にかかわり合っている。とくに高齢化により，損傷した遺伝子の修復機能が低下し，免疫機能がおとろえていくため，多くのがんは加齢によってリスクが高まる。そのため，がんに「ならないように」防止することはできない。一方で，がんの発症に関係する環境要因が特定されてきているため，そのような環境要因へ関与することにより，がんに「なりにくく」予防することは可能である。

① がんの発症と環境要因

がんの発症にかかわる環境要因として，喫煙・飲酒・感染・生殖要因やホルモン・化学物質への曝露・食生活・身体活動・体格(肥満，やせ)などが考えられている。そして，どのような要因の関与により，どのくらいの割合で発生するのかといった研究が，欧米を中心に各国で多数行われている。わが国では，国立がん研究センター研究班による大規模な研究が行われ，日本人のがんの発症と環境要因(喫煙・感染・飲酒・過体重と肥満・塩分摂取過剰・野菜摂取不足・果物摂取不足)とのかかわりが明らかになった。これらの結果は整理され，「日本人のためのがん予防法」が提言されている(▶表14-1)。

② 環境要因としての食物・栄養

食物・栄養とがんの発症の関連については，人々の集団を対象とした疫学研究や，動物と細胞を対象とした基礎研究などさまざまな方法で数多くの研究が行われている。そのなかから信頼できる研究の結果がまとめられ，1997年，2007年に続き，2018年に世界がん研究基金 World Cancer Research Fund (WCRF)とアメリカがん研究財団 American Institute for Cancer Research (AICR)

▶表 14-1　日本人のためのがん予防法

喫煙	たばこは吸わない。他人のたばこの煙を避ける。
飲酒	飲むなら，節度のある飲酒をする。
食事	食事はかたよらずバランスよくとる。 ・塩蔵食品，食塩の摂取は最小限にする。 ・食塩は 1 日あたり男性 8 g，女性 7 g 未満。 ・とくに高塩分食品(たとえば塩辛，練りうになど)は週に 1 回未満に控える。 ・野菜や果物不足にならない。 ・飲食物を熱い状態でとらない。
身体活動	日常生活を活動的に過ごす。
体形	成人期での体重を適正な範囲に維持する(太りすぎない，やせすぎない)。
感染	肝炎ウイルスの感染の有無を知り，感染している場合は適切な措置をとる。 機会があればピロリ菌感染検査を。

(独立行政法人国立がん研究センターがん対策情報センター：科学的根拠に根差した予防ガイドライン「日本人のためのがん予防法」．＜がん情報サービス https://ganjoho.jp/public/pre_scr/cause_prevention/evidence_based.html＞＜参照 2021-08-01＞による)

により，「食物・栄養・身体活動とがん予防：世界的展望(第 3 版)」が発表された。

　そのなかでは，食物・栄養・身体活動・体格(体重増加・肥満)などの要因とがん種別の発症リスク増減との関連について，エビデンス別にまとめられ，とくにエビデンスの高い要因をもとに，がん予防に対する 10 の勧告が示されている(▶表 14-2)。また，国立がん研究センター研究班が行った研究では，食物・栄養関連要因と関連するがん，がん発生への影響度が示された(▶表 14-3)。

　一方で，がんは多数の要因が複雑に影響し合い，長い年月をかけて発生するものである。1 つの食物や栄養素の摂取によって，がん発症のリスクが大きく変動するわけではない。また，がん発症に関連するといわれる食物や栄養素が，がん発症のイニシエーター(最初の原因となるもの)であるのか，がん進行のプロモーター(促進作用のあるもの)であるのかを明らかにする必要がある。

　そして，関連する食物や栄養素を多く摂取するほどがん予防の効果が上がるとは限らず，反対に過剰摂取ががん発症のリスクを高める危険性があるということにも考慮が必要となる。過剰摂取につながりやすいサプリメントや健康食品などの摂取方法には注意をはらうべきである。

がん予防の栄養食事療法　がんは，生活習慣により予防できる可能性のある生活習慣病の 1 つとされている。がんに次いで日本人の死因となっている心疾患や循環器疾患，脳血管疾患などの予防もふまえ，エネルギーおよび各栄養素の過不足のない食事をとり，適正な体格を維持すること，「日本人のためのがん予防法」を参考に生活習慣を保つことが，がん予防の栄養食事療法になる。

▶表14-2　がん予防10の勧告（WCRF/AICR）

1	体重を健康範囲でできる限り低く保ち（BMI 18.5〜24.9），成人期の体重増加を避ける。
2	日常生活の一部として身体的活動を増やす。
3	全粒穀物，野菜，果物，マメ類を毎食多くとるようにする。
4	ファストフードやスナック類，菓子パンやデザート類，アメを含む菓子類など，脂肪・デンプン・砂糖を多く含む加工食品を制限する。
5	赤身の肉類（牛肉，豚肉，羊肉など）は適量の摂取に制限し，塩漬けや燻製などの加工肉食品の摂取は避ける。
6	砂糖入り飲料を避け，水分補給には無糖の飲料をとる。
7	アルコール飲料を制限する。がん予防にはアルコール飲料は飲まないことが最善。
8	がん予防のためにサプリメント（高容量の栄養素を含む栄養補助食品）を使用しない。
9	母親に向けて 　可能であれば母乳で育児をする。
10	がん診断後，がん治療後の人に向けて 　可能であればこの勧告にそった生活をする。

（World Cancer Research Fund International/The American Institute for Cancer Research：Diet, Nutrition, Physical Activity and Cancer: a Global Perspective. A Summary of the Third Expert Report 2018 による，著者訳）

▶表14-3　食物・栄養関連要因と関連するがん

食物・栄養関連要因	関連するがん	影響度（がん発生のPAF*）
飲酒	口腔と咽頭，食道，結腸・直腸，肝臓，女性の乳房	男性のがん：9.0% 女性のがん：2.5% 総　合　　：6.3%
過体重と肥満	結腸，膵臓，閉経後乳がん，子宮内膜，腎臓	男性のがん：0.8% 女性のがん：1.6% 総　合　　：1.1%
野菜不足	食道，胃	男性のがん：0.7% 女性のがん：0.4% 総　合　　：0.6%
果物不足	食道，胃，肺	男性のがん：0.7% 女性のがん：0.8% 総　合　　：0.7%
塩分摂取	胃	男性のがん：1.9% 女性のがん：1.2% 総　合　　：1.6%

＊PAF（人口寄与割合：population attributable fraction）
特定のリスク要因への曝露がもし仮になかった・またはそれに準じる状態であったとすると，疾病の発症が何パーセント減少することになったかをあらわす数値
（国立研究開発法人国立がん研究センター・社会と健康研究センター・予防研究グループ：科学的根拠に基づくがんリスク評価とがん予防ガイドライン提言に関する研究・現在までの成果・日本におけるがんの原因<https://epi.ncc.go.jp/can_prev/evaluation/2832.html><参照2021-08-01>をもとに作成）

B がん患者と栄養

① がん患者の栄養状態

がん患者の栄養状態は，もともとの患者個人の栄養状態に加えて，①がん悪液質によるエネルギー消費の増加，②体組織の消耗や喪失，臓器の機能障害，などに影響を受ける。これらによってエネルギー補給の減少とエネルギー消費の増加が同時に生じるため，体内の脂肪組織や筋肉組織および体タンパク質の異化が進み，栄養状態の低下をまねく。さらに，がん治療およびその副作用による影響が加わり，栄養状態の低下リスクが高まる。

1 がん悪液質

がんが進行することによって，食欲不振を伴う，筋肉と脂肪組織の著しい減少による体重減少を主とした栄養代謝変化がおこる。この状態をがん悪液質 cancer cachexia とよび，がん患者の 20〜80％に発生するとされている。がん悪液質には，免疫応答として放出される炎症性サイトカインや，がん細胞が放出する生理活性物質が関与している。

症候としては食欲不振・体重減少のほか，全身倦怠感・慢性疲労・炎症（発熱）・耐糖能異常（インスリン抵抗性）・性機能不全・貧血などがある。

2 体組織の消耗や喪失，臓器の機能障害

がん細胞が異常な増殖と死滅を繰り返すことにより，がん化した正常構造・機能の病的変化や破壊，それに伴った血液や体液の喪失がおこる。これらにより体組織の消耗や喪失，臓器の機能障害がおこり，栄養状態の低下に発展する。

栄養状態の低下に影響の大きい消化管の機能障害と症状例を表 14-4 に示す。

② 栄養食事療法の実際

がん患者の栄養食事療法の目標は，栄養状態の悪化を防止・改善することにより，がんによるエネルギー消費増大の影響を低減させること，がん悪液質の進行を可能な限り遅らせること，がん治療および患者の療養生活を支えることにある。

多くのがん患者では，食欲不振や消化管の機能障害がおきることが多く，経口補給のみでは補給が十分に行えなくなる場合がある。経管・経腸栄養，経静脈栄養といったそれぞれの栄養補給方法の特徴を十分に理解したうえで，栄養管理方法を検討する必要がある。また，がんの病状・治療状況・患者の状況と栄養状態の総合的な評価を定期的に行い，医師・管理栄養士・薬剤師などと連

▶表14-4　消化管のがん化による機能障害と症状例

正常構造・機能の病的変化	症状例
消化管の狭窄・閉塞	食道がん：嚥下困難・誤嚥 胃がん　　：噴門・幽門部の閉塞症状 胆道がん：十二指腸の閉塞症状 大腸がん：腸閉塞
腹膜播種性転移による 腸管蠕動運動の低下・妨害	腸閉塞
消化液の分泌，流出が妨げられることによる消化液のうっ滞 消化管組織の荒廃	膵管がん　　：膵液うっ滞 膵頭部がん・胆道がん：膵液・胆汁うっ滞， 膵性糖尿病
腫瘍組織の脱落によるクレーター形成，出血	胃がん・大腸がん：がんからの出血，貧血，低タンパク血症
隣接臓器への浸潤による瘻の形成	食道がん：気管食道瘻による肺炎，喀血 大腸がん：胆囊結腸瘻による化膿性胆管炎 直腸がん：直腸膀胱瘻による尿路感染症

携して，そのつど患者にとって最適な栄養管理方法を検討，患者の意見や希望を踏まえたうえで実施することが重要である。

C　がん治療における栄養食事療法

　　がん治療には，①外科手術療法，②抗がん薬(殺細胞性薬剤)や分子標的治療薬，ホルモン薬などを用いる薬物療法，③放射線療法がある。がんの種類や進行度，患者の身体状況により，これらの単独，または組み合わせによる集学的治療が行われる。それぞれの治療法において特異的な副作用(有害事象)が生じる。

　　がん患者の栄養障害は，担がんによるもの，がん治療の副作用によるもの，がん治療の後遺症によるもの，患者個人の状態によるものと複数の要因が重なり合っておこることが特徴である(▶図14-1)。そのため，がん診断時から終末期まで，患者個々の状態や生活に合わせた継続的なケアが必要とされる。

① 外科手術(手術療法)の場合

● 栄養食事療法の原則

● 手術前

栄養状態の改善▶　口腔内や消化器など，摂食，嚥下，消化吸収にかかわる臓器に病巣がある場合には，食事摂取量の低下や消化吸収不良が生じ，術前から栄養障害をおこし

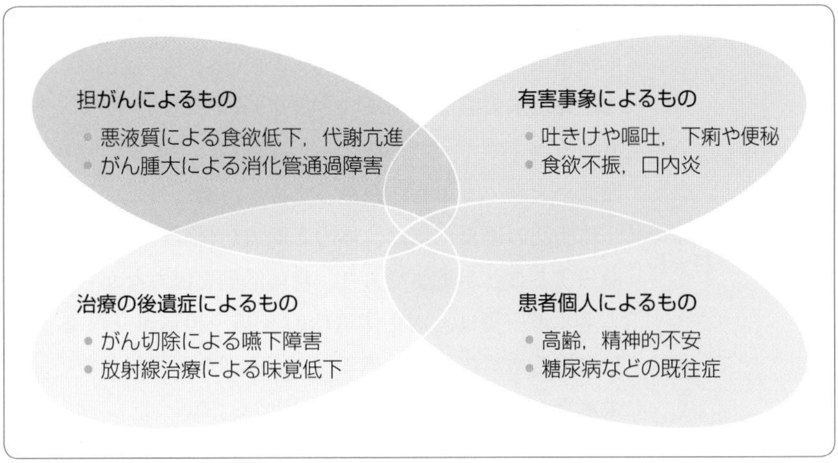

担がんによるもの
- 悪液質による食欲低下，代謝亢進
- がん腫大による消化管通過障害

有害事象によるもの
- 吐きけや嘔吐，下痢や便秘
- 食欲不振，口内炎

治療の後遺症によるもの
- がん切除による嚥下障害
- 放射線治療による味覚低下

患者個人によるもの
- 高齢，精神的不安
- 糖尿病などの既往症

▶図14-1　がん患者における栄養障害の要因

ている場合が多い。担がんによるがん悪液質も体重減少に影響する。著しい体重減少がある場合には，術前栄養療法の対象となる。体重減少の頻度は，結腸がん，肺がん，前立腺がん，胃がん，膵臓がんで高いとの報告がある。

体脂肪量のコ▶ントロール　肥満があり過剰な体脂肪の蓄積がある場合には，手術後の縫合不全や感染症など合併症のリスクが高まる。術前の日数に猶予があれば，過剰な体脂肪の減量を目的とした栄養療法を行う。

血糖コントロール▶　基礎疾患に糖尿病がある場合，手術後の縫合不全や感染のリスクを低減させるために術前からの血糖コントロールが必須となる（▶177ページ）。

●手術後

がんの病巣が摂食嚥下や消化吸収にかかわる臓器にある場合には，病巣とともに臓器が切除されることで機能低下がおこる。それに加え，手術の侵襲により消費エネルギーが増大するため，栄養障害をおこすリスクが高い。栄養状態の改善と免疫機能の維持，創部の早期回復のためには，可能な限り早期からの経管・経腸栄養の開始が重要となる。

病巣が消化管に及ばなくとも，動作が長期間制限される場合（骨腫瘍や肉腫，脳腫瘍の術後など），術後の体脂肪および体重の必要以上の増加がある場合には，褥瘡発生のリスクが高まるほか，血糖コントロールを悪化させ，縫合不全や感染症のリスクを高める場合があるため，栄養補給量に注意を要する。

● 栄養食事療法の実際

●手術前

栄養状態の改善▶　**[1] 術前栄養療法**　栄養障害がある場合には，栄養状態および免疫機能を維持回復させ，術後の合併症を減少させる目的で，1〜2週間の術前栄養療法を行う。栄養補給方法は経口および経管・経腸栄養で行う。患者個々の必要栄養量の補給を目標とし，担がんにより異化傾向となった代謝状態を考慮し，過剰補

給は避ける。効果的な術前栄養療法を行うためには，診断時の栄養アセスメントが重要となる。

[2] 免疫栄養療法　術後の合併症抑制を目的として，免疫栄養療法を行う場合もある（▶177 ページ）。ただし，進行がんで炎症の強い場合には，術後合併症の発症率を高める可能性があるために，適応外となる。

体脂肪量の▶
コントロール　体脂肪の適正化には，体力と筋力（骨格筋量）を維持しながら，体脂肪のみを減量することが重要であり，身体活動を保ちながら栄養量の調整を行う。目標エネルギー量は，適正体重（kg）×25〜30 kcal とする。短期間での急激な減量は骨格筋の消耗につながるため，原則として行わない。栄養組成は，糖尿病の栄養食事療法に準ずる（▶138 ページ）。

血糖コントロール▶　糖尿病の栄養食事療法に準ずる。担がんによる食欲不振や体重減少などのために食事内容にかたよりが生じ，血糖コントロールが不良となっている場合もある。管理栄養士に栄養相談（栄養食事指導）を依頼し，調整を行う。インスリン強化療法時には，食事摂取量の低下による低血糖に十分注意する。

● 手術後

口腔内のがん，咽頭・喉頭がん，食道がんでは，術後数か月間は経口摂取が困難な状態となる。術中に腸瘻の造設や経鼻胃管の留置を行い，術後早期から経管・経腸栄養を開始するケースが増えているが，経口摂取がある程度行えるようになるまでは経静脈栄養（中心静脈栄養，末梢静脈栄養）で補う場合も多い（▶182 ページ）。

消化管の術後は，機能低下により，食物および消化液の停滞や下痢が生じることが多い。長期間にわたり消化管を使用しないと，消化管の粘膜細胞の萎縮（いしゅく）や壊死（えし）がおこり，栄養開始時に下痢の発生頻度が高くなる。経管・経腸栄養の開始時には，投与速度，使用栄養剤の浸透圧などに留意し，段階的に行う（▶栄養食事療法の具体的な内容については 183，185，188 ページ）。

● 看護上の注意

近年のがんの手術療法では，医療技術の進歩により入院期間も短縮されているが，がんの病巣となった臓器を摘出することにかわりはない。再建の行われる臓器もあるものの，本来の機能と同程度までの回復はむずかしい。患者は臓器とその機能の損失により，日常生活に大きな影響を受け，それを受けとめるまでの苦悩ははかり知れない。とくに食事摂取や消化吸収，排泄に関する影響は QOL を著しく低下させる。そのため，「〜してはいけない」ではなく，「どのようにすればよいのか」という，患者の自己管理を目的とした指導・援助を行うことが重要である。禁止の指導を行うと，患者や家族は食事をとること自体に恐怖心をいだき，結果として栄養障害に陥り，社会復帰が困難になることもある。

術後の経過や合併症の出現状況は個人差が大きい。そのため，画一的な指導

を避け，患者の症状や不安を共有し，患者個々に寄りそって効果的な方法をともに探していく姿勢が必要である。

② 薬物療法の場合

● 栄養食事療法の原則

薬物療法の目的には，①がんの治療，②延命・症状緩和・QOL 改善の 2 つがある。①の場合，栄養食事療法の役割は，合併症や副作用を低減して治療を完遂させ，治療効果を高めることである。治療計画に合わせて有害事象対策を行い，必要な栄養量が確保できるようにする。②では終末期の患者が多く，薬物療法を行う前から，食欲不振，消化管狭窄，全身倦怠感，がん性疼痛などの症状が出現していることが多い。経静脈栄養を主栄養とする場合も多いが，経口摂取の維持・継続は，患者の QOL 維持に重要であるために，可能な限り実施する。

● 栄養食事療法の実際

栄養食事療法では，抗がん薬の投与による有害事象のうち，とくに消化管毒性(吐きけ・嘔吐・口内炎・味覚障害・食欲不振)の予防と対処が重要となる。消化管毒性の発症メカニズム，使用する抗がん薬の特性をよく理解したうえで対処にあたる。また，これらの症状の原因が薬物療法ではなく，がん悪液質，腹水や消化管閉塞などである可能性もあるために，要因に対する十分なアセスメントを行ったうえで対処する。栄養食事療法の前には必ず栄養アセスメントを行う。その結果により，以下のようにケアを行う。

栄養障害がない場合 ▶ 消化管毒性の出現に合わせて食事内容を工夫することが必要であり，管理栄養士に依頼し，栄養相談と食事内容の変更を検討する。薬物療法は通常数クール行うため，短期間の消化管毒性が繰り返し生じることで栄養障害がおこる場合があるので注意する。

栄養障害がある場合 ▶ 栄養障害がない場合と同様に，食事内容への対処から開始する。消化管毒性による食事摂取量の低下が長期に及ぶ場合には，摂取量が回復するまで，栄養補助食品や末梢静脈栄養などにより，必要栄養量を補充する。栄養障害が重度である場合には，中心静脈栄養の適応となる。おもな消化管毒性とその対処方法を以下に述べる。

◉ 吐きけ・嘔吐

吐きけ・嘔吐の発症頻度は，使用する抗がん薬の種類によって異なる。また，発症時期によって，予測性嘔吐，急性型嘔吐，遅延型嘔吐の 3 つに分類される。急性型嘔吐から遅延型嘔吐のおきる時期は投与から約 5 日間であるため，吐きけ・嘔吐がおこるリスクの高い抗がん薬を使用する場合には，この期間の

▶表14-5　吐きけ・嘔吐時の食事の工夫

回数，タイミング	・1回の食事量を少なくし，回数を増やす(少量頻回食)。 ・嘔吐のタイミングを避けて頻回に食べる。
温度，におい	・あたたかいものを避け，常温〜冷たいものにする。 [例]たきたてのご飯→おにぎり，冷たいめん類 　　煮物→サラダ，あえ物 ・においの強いものを避ける。
食感	・水分が多く，のどごしのよいものにする。 [例]果物，そうめん，冷や奴，茶わん蒸し，温泉卵，アイスクリーム
水分の確保	・嘔吐が続くときは，水分の多いものや液体を頻回にとれるように工夫する。 [例]果汁，スポーツドリンク，ゼリー飲料，かき氷，シャーベット，栄養補助食品

観察・対処を十分に行う。

　重度の吐きけ・嘔吐には，食事療法のみでは対処がむずかしく，制吐薬による予防も含めた支持療法が必要となる。吐きけ・嘔吐を繰り返すことで予測性嘔吐が生じやすくなり，食べることへの恐怖心や負担感が生じて栄養障害が進む場合がある。また，脱水が引きおこされて電解質のバランスをくずす場合や，抑うつ状態が生じるなどしてQOLや治療継続の意欲が低下する場合もある。患者とともに，吐きけ・嘔吐を緩和する因子を探索し，患者自身が症状をコントロールでき，セルフマネジメント感が向上するように工夫することが重要となる。食事の工夫を表14-5に示す。

◉口内炎

　口内炎の発症時期は，抗がん薬投与後2〜10日ごろが多い。症状の改善には2〜3週間を要することが多く，痛みなどの自覚症状が強くなると，食事摂取量の低下をまねき，栄養障害に発展しやすい。

　口内炎発症のリスクが高いのは，粘膜障害が生じるリスクの高い抗がん薬の使用時のほか，口腔内への放射線療法の併用時(化学放射線療法)，口腔内が不衛生な場合，栄養障害を伴う場合，高齢者や副腎皮質ステロイド薬使用者，糖尿病の既往がある者，喫煙者である。治療開始前からの口腔ケアの実施により，リスクの軽減をはかる。

　栄養食事療法では，口内炎の程度に合わせた食べやすい食事を工夫し(▶表14-6)，栄養補助食品により必要栄養量を補給する。口内炎の多発や重症化があり痛みが強い場合には，薬剤による粘膜保護や疼痛コントロールが必要となる。痛みが強く，唾液さえも飲み込めないような状況では，経静脈栄養により必要栄養量を補給する。

◉味覚障害

　薬物療法中の味覚障害の要因として，薬剤性，亜鉛欠乏性，全身疾患や口腔・唾液腺疾患に伴うもの，放射線療法の併用に伴うもの(化学放射線療法)があげられる。これらが互いに関与して味覚障害をひきおこす。出現する症状は治療や患者の特性によりさまざまであるため，症状に関する十分なアセスメン

▶表 14-6　口内炎時の食事の工夫

かたさ・温度	・かたい食品，熱い・冷たい料理は刺激となるため避ける。 [例]ご飯→おかゆ，そうめん，煮込みうどん 　　　焼き物，揚げ物→煮物 ・煮物程度のかたさでも刺激となる場合には，ゼリー状やプリン状の食事，ミキサー食を提供する。
味つけ	・酸味，辛味は刺激となるため避ける。 ・塩味，甘味などでも刺激となる場合には，全体的にうす味にする。 ・ジュースなどの飲み物もうすめる。 ・あめやガムのミント味（メンソール）も刺激になることが多い。
栄養量	・栄養補助食品を利用し，栄養量を補充する。 ・甘味の強いタイプの栄養補助食品は刺激になる場合があるので注意する。

▶表 14-7　味覚障害時の食事の工夫

味覚障害の種類	症状の特徴	対処方法・注意点
味覚の減退・喪失	・味を感じない，感じにくくなる。	・食品や料理の食感，温冷感，かおりや風味でカバーする。 ・だしの味は感じる場合がある。 ・汁物を飲みながら食べると食べやすい場合もある。
自発性味覚障害	・口の中で特定の味が持続する。 [多い訴え]苦味	・酸味や甘ずっぱい味，キャラメルやミルク味で，苦味がやわらぐ場合がある。苦味が生じたときに，これらの味のあめや乳飲料を利用してみる。
異味障害	・本来の味とは異なる味に感じる。 [多い訴え]塩味・しょうゆ味→苦味に感じる，肉類→金属味に感じる，濃い味つけ→舌がしびれる刺激に感じる	・塩味・しょうゆ味はみそ味にかえると苦みがやわらぐことがある。 ・肉類は，酸味の味つけ（甘酢味やマリネ）にすると金属味がやわらぐことがある。 ・刺激を感じる場合には，全体的に味つけを薄くする。 ・患者本人が不快に感じない味の調味料で，食べる直前に調味する。
解離性味覚障害	・特定の味だけを感じない。 [多い訴え]塩味・甘味の低下	・ふだんの味つけが不均衡に感じられて食べにくくなることがある。 ・患者本人が感じやすい味の調味料で，食べる直前に調味する。 [例]レモン汁，ショウガ汁，食卓酢，香辛料 ・塩味をきかせる，酸味の味つけ（酢の物や南蛮漬け）にする。
悪味障害	・不快な味がする。	・味覚の減退・喪失時と同様に対処する。 ・自発性味覚障害の対処方法が有効な場合もある。

トを行ったうえでの対処が重要となる。栄養食事療法では，味覚障害の症状に合わせて食事内容や味つけを工夫し，必要栄養量の確保に努める（▶表 14-7）。味覚障害により食事内容にかたよりを生じ，必要な栄養素が不足しやすいので注意する。

[1]**薬剤性味覚障害**　治療原則は原因薬剤の中止であるが，薬物療法の中止はむずかしいために，支持療法の 1 つである栄養食事療法が重要となる。症状は薬物療法終了後に自然軽快する場合が多いが，長期間軽快せず，継続的なケアが必要となる例もある。

▶表 14-8　食欲不振時の食事の工夫

食事量	・1回の食事量を少なくする。 ・「食べることができた」という満足感を得られるようにする。
食事時間	・食べられるときに少量ずつ食べられるように配慮する。 ・食事時間がきたら少しでも口に入れるようにする。
主食	・形状や味に変化をつけ，目先のかわった食事内容にする。 [例]ご飯→おにぎり，混ぜご飯，ちらしずし，いなりずし，雑炊など 　　かゆの場合には，梅干しや漬物などで塩味や酸味のアクセントをつける。 　　食パン→サンドウィッチ，菓子パン，惣菜パン，ピザなど
副菜	・食感に変化をつける：のどごしのよいもの，水分を多く含むもの。 [例]冷や奴，卵どうふ，茶わん蒸し，酢の物，あえ物，ゼリーなど ・味つけに変化をつける：レモンや酢，トマト味やカレー味など酸味やスパイスのきいた味つけにする。 [例]マリネ，南蛮漬け，カレーソース，トマトソースの利用など

[2] **亜鉛欠乏に伴う味覚障害**　亜鉛欠乏により味蕾細胞のターンオーバーが遅延し，味覚障害がおこると考えられている。食事摂取量の低下により亜鉛摂取量が低下して生じる場合と，亜鉛の吸収を阻害する抗がん薬の使用により生じる場合がある。亜鉛を多く含んだ食品や栄養補助食品により亜鉛を補充する。血清亜鉛値が70μg/dL未満の場合には，亜鉛製剤の服用が有効とされる。

[3] **口腔・唾液腺疾患，化学放射線療法に伴う味覚障害**　味蕾で味を認知するための溶媒である唾液の分泌低下により，味覚障害が生じる。食事内容での対処とあわせて，口腔ケアや人工唾液の使用が必要となる。

● **食欲不振**

薬物療法中の食欲不振は，要因のアセスメントがとくに重要である。前述した消化管毒性の症状のほか，疼痛，腹水貯留，全身倦怠感や易疲労感，末梢神経障害，皮膚障害，抑うつ症状に起因する場合がある。また，骨髄抑制や腫瘍熱のために発熱が継続する場合にも，多くみられる。

食事摂取量の低下が短期間である場合には，食事内容による対処が第一選択となる。食事の工夫を表14-8に示す。要因となっている症状の緩和も同時に行うことが効果的である。長期間に及ぶ場合には，低ナトリウム血症の出現に注意する。不足栄養量の補充には経静脈栄養を検討する。

● 看護上の注意

薬物療法の消化管毒性による栄養障害は，多くの要因がからみ合い，悪循環をおこしている場合が多い。要因をアセスメントし，必要な栄養量を確保するためには，食事内容の調整や工夫だけでなく，清潔ケア・口腔ケア・排泄ケアの見直しを同時に行うことが重要である。とくに，口腔ケアは，消化管毒性の発症予防や悪化の防止のためにも治療開始時前から行う必要がある。

また，食事摂取や経管・経腸栄養を十分に行うには，食事姿勢を保持するための体力が必要である。消化管毒性の影響が長期化して栄養障害がおこると，

筋量の減少と筋力の低下が生じ，廃用症候群のリスクが高まる。リハビリテーションスタッフを含めた医療チームで十分なケアを行い，予防と改善に努める。

③ 放射線療法の場合

● 栄養食事療法の原則

◉治療計画と栄養食事療法

　放射線療法では，毎回の治療時に，治療計画立案時の画像と同じ体位を再現することが重要である。しかし，治療計画立案後に患者の体型が大きくかわり，照射部位に誤差が生じる場合がある。治療期間が終了するまでの間，体型に大きな変化が生じないように，食事や栄養量，活動量をコントロールする。

◉放射線療法の有害事象と栄養食事療法

　放射線療法の有害事象は，治療中から治療終了直後に生じる急性期有害事象と，治療終了後6か月以上経過してから生じる晩期有害事象に分けられる。栄養食事療法が必要となるのは，急性期有害事象に対する場合が多い。

　化学放射線療法時に，化学療法による骨髄抑制の出現時期と放射線照射が重なると，照射による炎症が早期に出現しやすく，症状が強く，回復が遅延する傾向がある。血糖コントロールがわるい場合にも同様の傾向がみられるため，放射線療法中の血糖コントロールも重要となる。

● 栄養食事療法の実際

◉治療計画と栄養食事療法

　治療計画時の体重の維持を目的とした栄養食事指導を行う。摂取エネルギー量を一定にし，各栄養素をかたよりなく充足できるように注意する。治療中には急性期有害事象の発生状況を確認し，食事摂取量に影響がある場合は早めに対処をする。

◉放射線療法の有害事象と栄養食事療法

　吐きけや嘔吐および摂食・嚥下にかかわる急性期有害事象への対処療法が中心となる。照射範囲により，どのように有害事象が生じるかが予測できる。以下に，照射範囲別の栄養食事療法の内容を示す。

[1] 頭部(脳)　放射線宿酔，頭蓋内圧亢進症による吐きけ・嘔吐が生じる。対処方法は，薬物療法による吐きけ・嘔吐の場合と同様である。症状が強く，意識障害がある場合や食事を認知できない場合，食事姿勢がとれない場合などでは，誤嚥や窒息のリスクが高くなるため，経口摂取を一時中止し，経静脈栄養を検討する。

[2] 口腔内，頸部，食道，胸部(縦隔，胸壁，肺，乳房)　口内炎・咽頭炎・喉頭炎・食道炎・口腔乾燥症・味覚障害が生じる。口内炎に対しては，薬物療法

による口内炎の場合と同様の対処を行う。咽頭炎・喉頭炎・食道炎により嚥下障害がおこる場合がある。誤嚥をおこさないように食形態の検討を行う。嚥下時痛が生じると，水を飲みこむことも刺激となるため，飲水は少量ずつ行う。とろみをつけた水分やゼリー飲料が飲みこみやすい場合もある。水分量が確保できない場合には，経静脈栄養を検討する。

　口腔乾燥症や味覚障害は，照射範囲に唾液腺が含まれ，唾液分泌量が低下することでおこる。症状は不可逆的で十分な回復が望めないことが多い。食形態や内容での継続的な対処が必要となり，必要栄養量・栄養素が不足しやすい。体重の変化に注意をはらい，減少があれば栄養補給に努める。人工唾液の使用や，水分の少量頻回摂取，あめやガムなどの摂取で症状が緩和することもある。

[3] 腹部・骨盤部(胃，小腸，結腸，直腸，肛門，膀胱，子宮)　胃が照射範囲に含まれると，吐きけや嘔吐を生じ，治療終了まで持続する場合がある。薬物療法の吐きけ・嘔吐時と同様の対処を行う。胃炎や腸炎については，急性胃炎や腸炎に対する食事療法を行う(▶70ページ)。結腸や直腸が照射範囲に含まれると，下痢や便秘，排便時痛が生じる場合がある。これらに対しては，炎症性下痢や便秘に対する食事療法を行う(▶99ページ)。

● 看護上の注意

　薬物療法の有害事象は一般的に広く知られており，患者も理解や心がまえができている場合が多い。一方，放射線療法では，有害事象により栄養食事摂取に影響が及ぶ場合があるという理解が不十分なままに，治療が開始されることがある。急性期有害事象の発症は放射線の照射範囲により予測できるために，発症前に十分な説明とケアを行うことが重要となる。症状が強くなり，食事摂取量が著しく低下してから対処したのでは，回復までの患者の身体的・心理的負担が大きくなる。治療開始後は照射ごとに患者の観察と自覚症状の把握を行い，医療チームで早期対応が行える体制をつくっておく。

参考文献

1) 政策統括官付参事官付人口動態・保健社会統計室：令和元年(2019)人口動態統計(確定数)の概況，厚生労働省，2021-9-17 (https://www.mhlw.go.jp/toukei/saikin/hw/jinkou/kakutei19/index.html)(参照 2021-11-11).

2) 独立行政法人国立がん研究センターがん情報サービス：科学的根拠に基づくがん予防.(がん情報サービス https://ganjoho.jp/public/pre_scr/cause_prevention/evidence_based.html)(参照 2021-8-1)

3) Takeuti,R., et al. : Fruit and vegetable intake and the risk of overall cancer in Japanese: A pooled analysis of population-based cohort studies. *Journal of Epidemiology,* 27(4):152-162,2017.

4) 伊藤彰博・東口髙志：がん悪液質における栄養管理．日本静脈経腸栄養学会誌 32(1)：841-846, 2017.

5) 日本病態栄養学会編：がん病態栄養専門管理栄養士のためのがん栄養療法ガイドブック 2019(改訂第 2 版)．南江堂，2019.

6) 日本静脈経腸栄養学会編：一般社団法人日本静脈経腸栄養学会 静脈経腸栄養テキストブック．南江堂，2017.

7) 日本静脈経腸栄養学会編：静脈経腸栄養ガイドライン，第 3 版．照林社，2013.

8) 国立がん研究センター内科レジデント編：がん診療レジデントマニュアル，第 7 版．医学書院，2016.

9) Brown, J. K., et al.: Nutrition and physical activity during and after cancer treatment: an American Cancer Society guide for informed choices. *A Cancer Journal for Clinicians*, 53:268-291, 2003.

10) Nutrition and physical activity guidelines for cancer survivors. *A Cancer Journal for Clinicians*, 62: 243-274, 2012.

11) Potter, J.D.: Nutrition and colorectal cancer. *Cancer Causes & Control*, 7:127-146, 1996. Byers, T., et al.: American Cancer Society's Guidelines on nutrition and physical activity for cancer prevention: reducing the risk of cancer with healthy food choice and physical activity. *A Cancer Journal for Clinicians*, 52:92-119, 2002.

12) Trentham-Dietz, A., et al.: Body size and risk of breast cancer. *American Journal of Epidemiology*, 145(11):1011-1019, 1997.

13) World Cancer Research Fund International/The American Institute for Cancer Research：Diet, Nutrition. Physical Activity and Cancer: a Global Perspective. A Summary of the Third Expert Report. 2018

14) 公益財団法人がん研究振興財団：がん治療前の食事のヒント改訂版.(https://www.fpcr.or.jp/pdf/p21/syokuji_2.pdf)(参照 2021-8-1)

15) 田辺正樣：悪性腫瘍(癌)の臨床栄養医学．日本臨床栄養学会監修：臨床栄養医学．pp.432-443, 南山堂，2009.

16) 独立行政法人国立がん研究センターがん対策情報センター：科学的根拠に基づくがん予防.(がん情報サービス https://ganjoho.jp/public/pre_scr/prevention/evidence_based.html)(2018-08-13)(参照 2019-6-1)

17) 柳原一広・福島雅典監修：がん化学療法と患者ケア，改訂第 3 版．pp.167-183, 医学芸術社，2012.

18) 特集 がん患者に対する栄養療法と周辺の問題．静脈経腸栄養 28(2)：3-39, 2013.

19) 特集 がんの栄養管理 UPDATE．臨床栄養 117(4)：337-439, 2010.

20) 特集 今いちばん新しいがん治療・ケア実践ガイド Part2. エキスパートナース 25(8)：136-152, 2009.

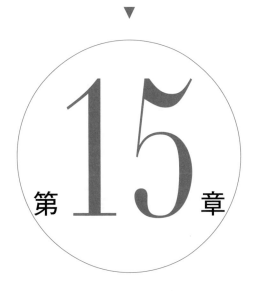

第**15**章

妊産婦・更年期女性の栄養食事療法

Ⓘ 妊産婦の栄養と食事

A｜妊産婦の栄養管理の基本

① 妊産婦の栄養管理の意義

　胎児の生命と発育は，胎盤を介して母体から供給される酸素や栄養にすべて依存している。一方，母体側では，妊娠の維持，胎児の発育・発達とその後の分娩や授乳に備えるために，代謝に大きな変化がみられる。このため，妊産婦の栄養管理では，胎児の発育と母体の代謝変化を考慮する必要がある。

　人口動態統計をみると，わが国の平均出生体重は 1975 年ごろの男児 3.25 kg，女児 3.10 kg をピークに減少傾向にあり，2000 年には女児で 3 kg を下まわった[1]。また，低出生体重児の割合も増加し，2016 年には男児 8.3％，女児 10.6％ となった。この背景として，妊娠可能年齢の女性にやせの割合が高いことなど，胎児の発育に必要な栄養摂取が十分でない状況がある。最近の研究によると，低栄養の母体から出生した児は，成長後の肥満，循環器疾患，2 型糖尿病などの生活習慣病の発症リスクが高いことが明らかとなっている(DOHaD 仮説)。このことから，児の将来の生活習慣予防のためにも，妊娠中の適切な栄養管理が重要である。

② 妊娠前の体格と妊娠中の体重増加量

　厚生労働省による「妊娠前からはじめる妊産婦のための食生活指針」では，若い女性のやせの増加や低出生体重児の増加という状況から，体格区分と各種分娩異常との関連に関する推奨体重増加量が示されており，母子健康手帳にも記載されている(▶表 15-1)。

　なお，日本産科婦人科学会・日本産婦人科医会の「産婦人科診療ガイドライ

1）厚生労働省政策統括官(統計・情報政策担当)：平成 30 年我が国の人口動態　平成 28 年までの動向(https://www.mhlw.go.jp/toukei/list/dl/81-1a2.pdf)(参照 2019-4-17)

▶表 15-1　妊娠中の体重増加指導の目安*

妊娠前の体格**	体重増加指導の目安
低体重(やせ)：BMI 18.5 未満	12〜15 kg
普通体重：BMI 18.5 以上 25.0 未満	10〜13 kg
肥満(1 度)：BMI 25.0 以上 30.0 未満	7〜10 kg
肥満(2 度以上)：BMI 30.0 以上	個別対応(上限が 5 kg までが目安)

*「増加量を厳格に指導する根拠は必ずしも十分ではないと認識し，個人差を考慮したゆるやかな指導を心がける。」
産婦人科診療ガイドライン産科編 2020　CQ010 より。
**日本肥満学会の肥満度分類に準じた。

(妊娠前からはじめる妊産婦のための食生活指針，2021 による)

ン一産科編 2023」では，バランスのとれた栄養素の摂取をすすめることを基本とし，妊娠中の体重増加量は妊娠前の体格に応じて個人差を考慮したゆるやかな指導をすることが述べられている。

③ 妊娠時のエネルギーおよびおもな栄養素の摂取

　　妊婦・授乳婦の食事摂取基準を表 15-2 に示す。

エネルギー▶　妊娠に伴い，胎児の発育，胎盤・羊水などの胎児付属物の増大，さらに母体への脂肪蓄積や循環血液量の増加がみられる。これらの変化に対応するため，日本人の食事摂取基準(2020 年版)では，非妊娠時の推定エネルギー必要量に対する付加量を示している。その量は，妊娠初期(14 週未満)50 kcal/日，妊娠中期(14〜28 週)250 kcal/日，妊娠後期(28 週以降)450 kcal/日である。

タンパク質▶　タンパク質の摂取は，胎児や胎盤の発育が盛んになる妊娠中期以降にとくに重要となる。日本人の食事摂取基準(2020 年版)では，推定平均必要量(40 g/日)に対する付加量を，妊娠中期 5 g/日，妊娠後期 20 g/日，また推奨量(50 g/日)に対する付加量を，妊娠中期 5 g/日，妊娠後期 25 g/日としている。

葉酸▶　葉酸はビタミン B 群に属する水溶性ビタミンで，細胞の分化に重要である。また，葉酸は，胎児の神経管閉鎖障害によっておこる無脳症や二分脊椎などのリスク低減に有効であることが，多くの研究で示されている。

　　わが国では，2000 年に厚生省(現厚生労働省)より「神経管閉塞障害の発症リスク低減のための妊娠可能な年齢の女性等に対する葉酸の摂取に係る適切な情報提供の推進について」という通知が出された。このなかで，妊娠を計画している女性に関しては，神経管閉塞障害の発症リスクを低減させるため，妊娠 1 か月以上前から妊娠 3 か月までの間，食品からの葉酸摂取に加えて，いわゆる栄養補助食品から 0.4 mg(400 μg)/日の葉酸摂取が望ましいとされた。ただし，栄養補助食品は過剰摂取につながりやすいこともふまえ，葉酸摂取量は 1 mg/日をこえるべきではないとされている。

　　日本人の食事摂取基準(2020 年版)は，妊婦における葉酸の推定平均必要量

▶表15-2　妊婦・授乳婦の食事摂取基準

		妊婦			授乳婦	非妊娠女性(30～49歳, 月経なし)		
		初期	中期	後期		I*	II*	III*
エネルギー(kcal/日)	推定エネルギー必要量	+50	+250	+450	+350	1,750	2,050	2,350
タンパク質(g/日)	推定平均必要量	+0	+5	+20	+15	40		
	推奨量	+0	+5	+25	+20	50		
炭水化物 炭水化物(%エネルギー)		50～65			50～65	50～65		
食物繊維(g/日)		18以上			18以上	18以上		
脂質 脂質(%エネルギー)		20～30			20～30	20～30		
飽和脂肪酸(%エネルギー)		7以下			7以下	7以下		
n-6系脂肪酸(g/日)		9			10	8		
n-3系脂肪酸(g/日)		1.6			1.8	1.6		
脂溶性ビタミン ビタミンA(μgRAE/日)	推定平均必要量	+0	+0	+60	+300	500		
	推奨量	+0	+0	+80	+450	700		
ビタミンD(μg/日)	目安量	8.5			8.5	8.5		
ビタミンE(mg/日)	目安量	6.5			7.0	5.5		
ビタミンK(μg/日)	目安量	150			150	150		
水溶性ビタミン ビタミンB₁(mg/日)	推定平均必要量	+0.2			+0.2	0.9		
	推奨量	+0.2			+0.2	1.1		
ビタミンB₂(mg/日)	推定平均必要量	+0.2			+0.5	1.0		
	推奨量	+0.3			+0.6	1.2		
ナイアシン(mgNE/日)	推定平均必要量	+0			+3	10		
	推奨量	+0			+3	12		
ビタミンB₆(mg/日)	推定平均必要量	+0.2			+0.3	1.0		
	推奨量	+0.2			+0.3	1.1		
ビタミンB₁₂(μg/日)	推定平均必要量	+0.3			+0.7	2.0		
	推奨量	+0.4			+0.8	2.4		
葉酸(μg/日)	推定平均必要量	+200			+80	200		
	推奨量	+240			+100	240		
パントテン酸(mg/日)	目安量	5			6	5		
ビオチン(μg/日)	目安量	50			50	50		
ビタミンC(mg/日)	推定平均必要量	+10			+40	85		
	推奨量	+10			+45	100		
多量ミネラル ナトリウム(mg/日)	推定平均必要量	600			600	600		
(食塩相当量)(g/日)	目標量	6.5未満			6.5未満	6.5未満		
カリウム(mg/日)	目安量	2,000			2,200	2,000		
カルシウム(mg/日)	推定平均必要量	+0			+0	550		
	推奨量	+0			+0	650		
マグネシウム(mg/日)	推定平均必要量	+30			+0	240		
	推奨量	+40			+0	290		
リン(mg/日)	目安量	800			800	800		
微量ミネラル 鉄(mg/日)	推定平均必要量	+2.0	+8.0		+2.0	5.5		
	推奨量	+2.5	+9.5		+2.5	6.5		
亜鉛(mg/日)	推定平均必要量	+1			+3	7		
	推奨量	+2			+4	8		
銅(mg/日)	推定平均必要量	+0.1			+0.5	0.6		
	推奨量	+0.1			+0.6	0.7		
マンガン(mg/日)	目安量	3.5			3.5	3.5		
ヨウ素(μg/日)	推定平均必要量	+75			+100	95		
	推奨量	+110			+140	130		
セレン(μg/日)	推定平均必要量	+5			+15	20		
	推奨量	+5			+20	25		
クロム(μg/日)	目安量	10			10	10		
モリブデン(μg/日)	推定平均必要量	+0			+3	20		
	推奨量	+0			+3	25		

*：身体活動レベル。＋：該当年齢区分の非妊娠女性の値に対する付加量

（日本人の食事摂取基準2020年版による）

400 µg/日，推奨量 480 µg/日としているが，「令和元年国民健康・栄養調査」における妊婦の平均摂取量は 243 µg/日であり，日本人の食事摂取基準に比較し低い値である。この原因として，葉酸のおもな供給源である野菜の摂取量が，妊娠可能年齢の女性で少ないことが考えられる。

カルシウム▶ 母体から胎児へのカルシウム供給と蓄積は，おもに妊娠末期におこる。妊娠中は非妊娠時に比べて，母体の腸管からのカルシウム吸収率が増加するため，日本人の食事摂取基準(2020 年版)では付加量は示されていない。しかし，「令和元年国民健康・栄養調査」における女性のカルシウム摂取量は 20〜29 歳 408 mg/日，30〜39 歳 406 mg/日であり，日本人の食事摂取基準(2020 年版)の 30〜49 歳女性における推定平均必要量 550 mg/日，推奨量 650 mg/日に比較し，低い値である。そのため，カルシウムを多く含む乳製品や小魚の摂取が必要である。

鉄▶ 妊娠中は，循環血液量が増大する。とくに妊娠中期以降は胎児・胎盤の発達も著しく，鉄の必要量が増大する。このため妊娠中は貧血を呈しやすい。日本人の食事摂取基準(2020 年版)では，推定平均必要量に対する付加量は妊娠初期 2.0 mg/日，妊娠中期・後期 8.0 mg/日，推奨量に対する付加量は，妊娠初期 2.5 mg/日，妊娠中期・後期 9.5 mg/日としている。

食品中に含まれる鉄には，肉や魚に多いヘム鉄と，野菜や海藻類・貝類・ダイズ製品に多い非ヘム鉄に分けられる。ヘム鉄のほうが体内への吸収率が高い(▶149 ページ)。

妊産婦のための食▶
事バランスガイド 妊娠期に望ましい食生活を送るために，「妊産婦のための食生活指針」を具体的な行動に結びつけるものとしてなにを，どれだけ食べたらよいかを示した「妊産婦のための食事バランスガイド」が作成された(▶図15-1)。主食，副菜，主菜，牛乳・乳製品，果物の 5 つの料理区分を基本として，1 日に摂取するおおよその量がコマと料理のイラストで示されている。これは母子健康手帳にも掲載されており，バランスのよい栄養摂取を目ざす教育ツールとして活用することができる。

B｜妊娠悪阻

① 栄養食事療法の原則

妊娠 5〜8 週に出現する消化器症状を主体とする症候を「つわり」といい，全妊婦の 50〜80％が経験をする。つわりは，妊娠成立による生理的変化であり，その症状は妊娠 12〜16 週に自然に消失するため，原則として特別な治療を必要としない。しかし妊婦の 0.5〜2％は，つわりが重症化して脱水・栄養障害・体重減少を呈する妊娠悪阻を発症する。妊娠悪阻がさらに重症化すると，

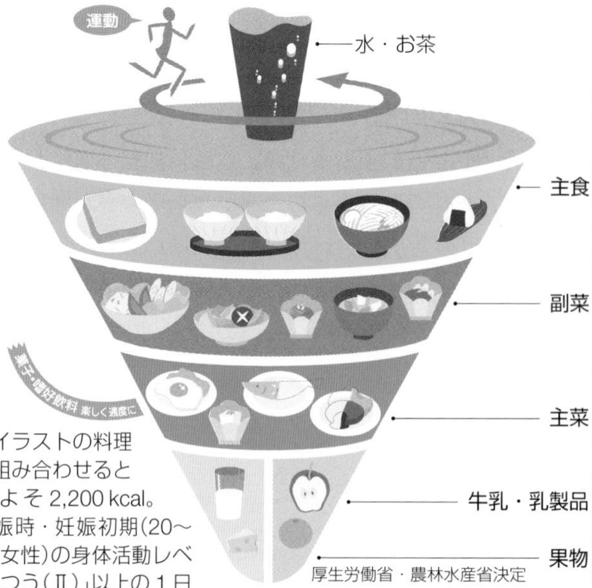

	1日分付加量			
	非妊娠時	妊娠初期	妊娠中期	妊娠末期 授乳期
主食	5〜7 つ(SV)	−	−	+1
副菜	5〜6 つ(SV)	−	+1	+1
主菜	3〜5 つ(SV)	−	+1	+1
牛乳・乳製品	2 つ(SV)	−	−	+1
果物	2 つ(SV)	−	+1	+1
エネルギーの 目安(kcal)	2,000〜2,200		+250	妊娠末期+450 授乳期 +350

運動

水・お茶

このイラストの料理例を組み合わせるとおおよそ2,200 kcal。非妊娠時・妊娠初期(20〜49歳女性)の身体活動レベル「ふつう(Ⅱ)」以上の1日分の適量を示しています。

厚生労働省・農林水産省決定

※SVとはサービング(食事の提供量の単位)の略。

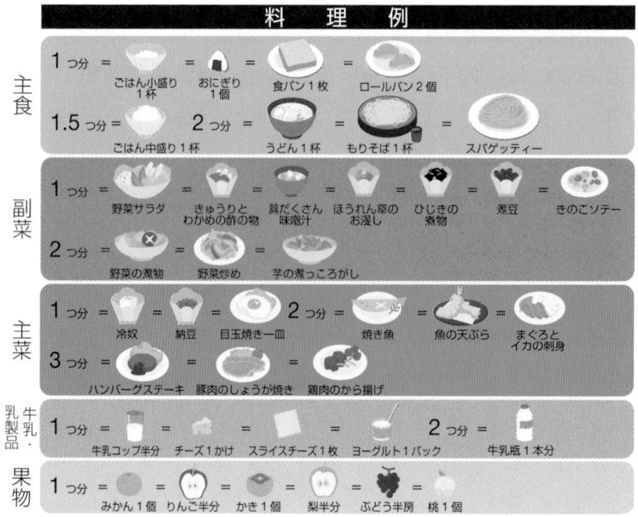

厚生労働省および農林水産省が食生活指針を具体的な行動に結びつけるものとして作成・公表した「食事バランスガイド」(2005年)に,食事摂取基準の妊娠期・授乳期の付加量を参考に一部加筆。

▶図15-1　妊産婦のための食事バランスガイド

　　　　意識障害,眼球運動障害,小脳性運動失調を特徴とするウェルニッケ脳症に移行することもある。

　　つわりと妊娠悪阻の区分は不明確であり,脱水症状の訴え(唇が乾燥する,のどが渇く,尿量が減ったなど)や体重減少などの母体変化を見逃してはならない。さらに,つわりの時点での積極的な介入が妊娠悪阻への進展の予防につながるため,つわりを生理的変化であると油断せずに,状況に応じて早めに治療を開始する必要がある。

② 栄養食事療法の実際

　　つわりの時期は，ふだん好きな食べ物と食べることができる食べ物とが必ずしも一致せず，食べ物やにおいの嗜好は多種多様である。「産婦人科診療ガイドライン―産科編2020」では，心身の安静と休養を心がけ，少量頻回の食事摂取と水分補給をすることがすすめられている。また，ビタミンB_6経口投与がつわり症状軽減に有効であるという報告があり，欧米ではその使用が推奨されている。

　　妊娠悪阻で飲食がほぼ不可能になり脱水がみとめられる場合には，入院管理のうえ，輸液療法を要する場合が多い。輸液療法では，ウェルニッケ脳症を予防するためビタミンB_1の添加が必要である。

③ 看護上の注意

　　妊娠悪阻の明らかな原因は不明であるが，妊娠悪阻の発症や悪化には精神的なものも大きく影響すると考えられている。妊婦は，妊娠・出産に対する不安，食事がとれないことや胎児の栄養障害に対する不安など，さまざまな不安をかかえていることから，不安を取り除きリラックスして過ごすように導くことが重要である。食事指導と並行して心理カウンセリングも効果的な方法となる。

C 妊娠高血圧症候群

① 栄養食事療法の原則

　　妊娠高血圧症候群は，妊婦の約20人に1人が発症する。妊娠34週未満で発症する早発型の場合，重症化しやすく注意が必要である。従来の「妊娠中毒症」の三大症状である高血圧・タンパク尿・浮腫のうち，高血圧が母児の予後に強く影響することが明らかとなり，2005年4月から「妊娠高血圧症候群」と名称が変更された。さらに2018年には新しい定義分類となり，妊娠時に高血圧をみとめた場合には妊娠高血圧症候群とされ，妊娠高血圧症候群は妊娠高血圧腎症，妊娠高血圧，加重型妊娠高血圧腎症，高血圧合併妊娠に分類されている。

　　妊娠高血圧症候群の管理の中心は，血圧コントロールである。妊娠中の血圧コントロールの基本は，ストレスの少ない規則正しい生活と，適切な栄養食事療法である。栄養食事療法について，厳格なカロリー制限と食塩制限が有効とされた時期もあったが，極端な制限はかえって病態を悪化させる可能性があり，見直しが行われている。

② 栄養食事療法の実際

エネルギー▶　妊娠高血圧症候群の発症・重症化の予防のためには，適切な体重管理が必要である。肥満とエネルギーの過剰摂取が病態の悪化の要因となるため，肥満の程度や病態を考慮して適正エネルギー量を設定する。

食塩▶　以前は，食塩摂取が多い地域ほど高率に妊娠高血圧症候群が発症することから，食塩制限が栄養食事療法の基本と考えられてきた。しかしその後，極端な食塩制限は母体循環血液量を減少させ，胎盤循環を悪化させる可能性があることが明らかとなった。欧米と比べ，わが国の食塩摂取量は多く，11g/日をこえている現状があるが，日本人の食事摂取基準(2020年版)では高血圧重症化予防のための食塩摂取量の目標量は6.0g/日未満とされている。さらにナトリウム排泄を促進するカリウム摂取や，ナトリウムの吸収を阻害する水溶性食物繊維を含む海藻や果物の摂取もすすめられている。

水分▶　水分摂取は，腎機能障害が著しい場合を除いては制限の必要はなく，口渇を感じない程度の摂取が望ましい。尿量がきわめて少ない場合(500mL/日以下)や肺水腫の場合には，前日の尿量に500mLを加えた量を1日の水分摂取量とする。

タンパク質▶　タンパク質の摂取不足が妊娠高血圧症候群の誘因となるため，適正量の良質なタンパク質摂取が必要である。タンパク質摂取量の目安は理想体重(kg)×1.0g/日であり，その半分を動物性タンパク質で摂取する。ただし，腎機能障害がみとめられる場合は，症状に応じて50g/日未満の低タンパク質食とする。

脂質▶　正常妊婦に比べて血清脂質が高い状態にあることから，動物性脂肪の摂取を制限する。

そのほかの栄養素▶　ビタミンB_1およびB_6の欠乏がある場合が多いことから，高ビタミン食とする。また，胎盤機能の低下がある場合はカルシウム吸収率が増加しないことから，カルシウムの付加が必要になる。

③ 看護上の注意

妊娠高血圧症候群の発症リスクは，初産，高齢出産，肥満・高血圧・糖尿病の家族歴がある妊婦で高い。栄養食事療法は，妊娠高血圧症候群の予防や，軽症の場合の治療法として有効である。重症にいたれば母児ともに危険な状態になる可能性がある。そのため栄養食事療法や生活指導によって，できるだけ重症化の予防に努めることが大切である。ただし，重症にいたった場合には栄養食事療法の効果は期待できず，薬物療法や妊娠終了が治療となる。

D 妊娠糖尿病および糖尿病合併妊娠

① 栄養食事療法の原則

　　妊娠糖尿病は，日本産科婦人科学会，日本糖尿病・妊娠学会，日本糖尿病学会によって「妊娠中にはじめて発見または発症した糖尿病にいたっていない糖代謝異常である」と定義されている。糖尿病合併妊娠とは，妊娠前からすでに糖尿病と診断されている状態をあらわし，妊娠糖尿病とは区別する。妊娠糖尿病の発症頻度は，11〜14人に1人程度である。

　　妊娠中の高血糖によって，母体では妊娠高血圧症候群，羊水過多症，胎児では巨大児，胎児仮死頻度の増加，新生児では低血糖，黄疸，呼吸障害などの合併症がみられる。

　　妊娠中は妊娠前に比べると，食後は高血糖になりやすい。一方で，母体の血糖は胎児のエネルギー源として優先的に使われるため，空腹時は脂肪をエネルギー源として利用するためケトン体の産生が増加する。過剰のケトン体は糖尿病ケトアシドーシスの誘因となる。したがって，過剰なエネルギー制限は，過剰なケトン体をつくりだし，母体と胎児の両方に悪影響を及ぼすため，極端な食事制限は避ける。

② 栄養食事療法の実際

エネルギー▶　「糖尿病診療ガイドライン2019」では，非肥満妊婦の摂取エネルギーは標準体重×30 kcal を基本として付加量を一律に200 kcal，肥満妊婦に対しては基本の摂取エネルギー量(標準体重×30 kcal)にエネルギー付加は行わないとしている。また，日本人の食事摂取基準(2020年版)で示された推定エネルギー必要量は妊娠初期＋50 kcal，妊娠中期＋250 kcal，妊娠後期＋450 kcal としている(▶表15-2)。なお，肥満妊婦の栄養食事療法について，「標準体重×30 kcal 付加量なし」の指示エネルギー量設定は母体の体重増加量，出生時児体重，出産後母体耐糖能の観点から妥当であると報告されている。

　　実際には母体の体重増加，胎児の発育状況，血糖コントロール状況，ケトン体の有無をみながら付加量の決定をする。

栄養素の配分▶　栄養素の配分については，日本人の食事摂取基準(2020年版)において，炭水化物は総エネルギーの50％以上，脂質は20％以上30％未満，タンパク質は60 g/日が推奨されている。

③ 看護上の注意

　妊娠糖尿病および糖尿病合併妊娠妊婦の血糖コントロールに対する意識には，糖尿病という疾病の深刻さをどのように受けとめているか，妊娠そのものをどのように受けとめているか，また，子どもに対する思い，妊婦自身のパーソナリティ，そして妊婦を取り巻く家族などのサポートシステムの状況などが影響を及ぼす。看護者は，このような要因についても目を向けることが必要である。

　糖尿病をもつ妊婦は，生まれてくる子どもの健康に対して不安が大きいため，支援の際には妊婦の不安にきめこまやかにこたえ，不必要に不安を増強させないことが必要である。

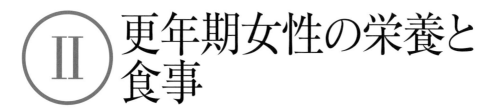

Ⅱ 更年期女性の栄養と食事

A 更年期女性の栄養管理の基本

　更年期には，女性ホルモンの分泌低下により，骨代謝，脂質代謝，脳機能，心血管系，泌尿生殖系など広範囲の臓器や代謝系に影響が及ぶ。それにより，個人差があるもののさまざまな不定愁訴が出現する。

　更年期女性においては，更年期症状が強くなるほど食事摂取量が少なくなり，ビタミンや鉄，カルシウムの摂取量が少ない傾向がみられたという報告がある。したがって，更年期症状が強い場合，食事摂取のバランスがくずれ，栄養障害に陥りやすいことが推測される。

　また，更年期には，肥満や脂質異常症，高血圧などの生活習慣病を発症しやすいことが知られている。これには，エネルギーや栄養素の過剰摂取が関係している。さらに，更年期では，骨粗鬆症もみられる。

　個人の生活背景や食事摂取習慣などを把握し，基本的には，暴飲暴食や欠食しないよう，また，主食・主菜・副菜をそろえた食事を 1 日 3 回規則正しくとるように指導する。

エネルギー▶　栄養状態が良好である場合は，生活習慣病の予防，健康維持を目的とする（肥満の場合は，減量する）。適正な体重を維持するために適正なエネルギーを摂取する。

栄養状態が不良である場合は，栄養状態を改善することを目的とする。食事からの摂取が少ない場合は，高エネルギーの補助食品をとり入れるなどの工夫を行う。

タンパク質 ▶ 1.0〜1.2 g/kg/日を目安に，良質のタンパク質をとるようにする。

脂質 ▶ エネルギー比率20〜25％を目安にする。脂質異常症予防の観点から，動物性脂肪にかたよらないようにする。

ビタミン，
ミネラル ▶ 更年期症状が強いほどビタミン・ミネラルが不足している可能性が高いため，ビタミン・ミネラルの多い食品を摂取する。骨粗鬆症を防ぐため，とくにカルシウムは不足しないようにする。

B｜骨粗鬆症

① 栄養食事療法の原則

エネルギーをはじめ，各栄養素を必要量とることが原則である。とくに，骨組織の維持のためにカルシウムを十分摂取する。現在，日本人の食事摂取基準（2020年版）におけるカルシウム摂取の推奨量は，成人女性・閉経後の女性では650 mg/日，高齢女性（75歳以上）では600 mg/日以上とされている。しかし国民健康・栄養調査によると，20歳代から40歳代の女性についてはカルシウム摂取量が少ない状況が継続している。60歳代の女性ではカルシウム摂取量が増加するが，推奨量まで届いていない。食事では，積極的にカルシウムの多い食品を摂取するよう心がけることが重要である。

また，カルシウムの吸収に必要なビタミンD，骨量増加作用のあるビタミンKを十分とる。カルシウムの吸収を阻害するリン・食塩は過剰摂取しない。アルコールやカフェイン飲料は，カルシウムの尿中排泄を促進するため，摂取を控える。

② 栄養食事療法の実際

第17章「高齢者の栄養食事療法」を参照されたい（▶244ページ）。

③ 看護上の注意

第17章「高齢者の栄養食事療法」を参照されたい（▶246ページ）。

C 脂質異常症

　女性ホルモンの分泌低下に伴い，血清コレステロール値が上昇しやすくなる。女性において，50 歳以降に，心血管疾患の発症率が増加している。脂質異常症では薬物療法が有効であるが，食事療法や運動療法による食生活の改善を必要とする場合も多いため，栄養指導を行う。

　栄養食事療法については，第 8 章「栄養代謝性疾患患者の栄養食事療法」を参照されたい(▶141 ページ)。

第**16**章

小児の栄養食事療法

小児の良好な発育と健康を保つには，適切な栄養摂取と消化吸収・代謝が営まれることが大切である。本章では，小児の発育・発達に必要な栄養素とその量，および低出生体重児・肥満・先天性代謝異常症といった小児疾患の栄養食事療法について学ぶ。

A 小児の栄養管理の基本

① 小児の特徴

小児は発育の途上にあり，そのための栄養が必要となる。したがって，小児の必要栄養量は，単に成人の量を体重に応じて減らせばよいというわけではない。小児疾患の栄養食事療法においても，疾患の治療だけでなく，発育という側面について考慮しなければならない。

小児の発育にはエネルギーをはじめさまざまな栄養素が必要である。小児は成人に比べ消化吸収能力が未熟なため，水分・エネルギー・タンパク質・ビタミン・ミネラルの量については年齢や病状に応じた細かい配慮が必要である。また，小児は自分の意思や症状を十分に表現することができない。そのため，たとえば身体状況に応じて適切な水分を与えないと，不足したり過剰になったりする。

小児自身は栄養食事療法の必要性を理解することがむずかしいため，食事の与え方には成人とは違った工夫が必要である。家族に対して食生活に関する教育が必要となる場合も少なくない。

水分代謝▶　小児の体構成成分においては，年齢が低いほど水分の割合が高い。成人では体重に占める水分の割合が60％であるのに対し，新生児では約80％，乳児で70〜75％，幼児では約65％となる。したがって，小児の生体維持のために必要な体水分量は，体重あたりに換算すると成人よりも多い。成人では体重の2〜4％の水分を必要とするのに対して，乳児では10〜15％である（▶図16-1）。

小児は体重あたりの体表面積が大きいために，成人に比べ不感蒸泄による水分喪失が大きく，代謝のバランスがくずれると，容易に水分の過不足をきたす。とくに，発熱や下痢がある場合には，皮膚や腸管からの水分喪失が増大して尿量が減少し，脱水となるため，十分な水分補給が必要である。各種の代謝が活発であるために，その際生じる代謝産物を体外へ排泄するためにも，多量の水分を必要とする（▶表16-1）。

エネルギー▶　小児は，年齢が低いほど体重あたりの基礎代謝量が大きい。また，成長のためのエネルギー，すなわち組織合成に必要なエネルギーと組織増加分のエネルギー（エネルギー蓄積量）[1]を摂取する必要がある。そのため，体重あたりの必要エネルギー量が大きいという特徴がある（▶表16-1）。

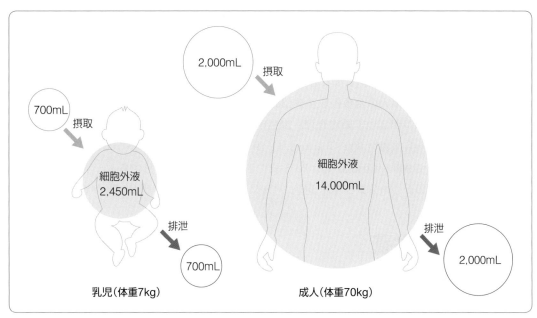

▶図 16-1　水分出納の比較

▶表 16-1　年齢別推定エネルギー必要量とタンパク質・水分の摂取基準

年齢(歳)	推定エネルギー必要量 (kcal/日)	タンパク質(g/日)	水分(mL/kg/日)
0～5(月)	550/500	10*	80～100(新生児), 120～150(乳児)
6～8(月)	650/600	15*	
9～11(月)	700/650	25*	
1～2	950/900	20	100～120
3～5	1,300/1,250	25	
6～7	1,550/1,450	30	60～80
8～9	1,850/1,700	40	
10～11	2,250/2,100	45/50	
12～14	2,600/2,400	60/55	
15～17	2,800/2,300	65/55	40～50
18～29	2,650/2,000	65/50	

注)男/女
注)推定エネルギー必要量については，日本人の食事摂取基準(2020年版)の身体活動レベル
　Ⅱ(ふつう)，タンパク質は同摂取基準の推奨量および目安量(＊)による。

1）エネルギー蓄積量は，体重増加量(kg/年)×組織増加分のエネルギー密度(kcal/g)によ
　り求める。目安としては，6～7歳：15 kcal/日(男性)・20 kcal/日(女性)，8～9歳：25
　kcal/日(男性)・30 kcal/日(女性)，10～11歳：40 kcal/日(男性)・30 kcal/日(女性)，
　12～14歳：20 kcal/日(男性)・25 kcal/日(女性)である(日本人の食事摂取基準〔2020年
　版〕による)。

推定エネルギー必要量は下記の計算式により算出できる。

推定エネルギー必要量(kcal/日)

＝基礎代謝量(kcal/日)×身体活動レベル＋エネルギー蓄積量(kcal/日)

※組織合成に必要なエネルギーは総エネルギー消費量に含まれる。

日本人の食事摂取基準(2020 年版)の推定エネルギー必要量は，身体活動レベルがふつうの場合は，出生から 6 か月未満で 500〜550 kcal/日，6 か月〜9 か月未満で 600〜650 kcal/日，9 か月〜1 歳未満で 650〜700 kcal/日，1〜2 歳で 900〜950 kcal/日，3〜5 歳で 1,250〜1,300 kcal/日である。学童期では，おのおのの体重や身体活動レベルによりエネルギー必要量が異なる。

② 乳児期の栄養

母乳栄養▶ 母乳は，乳児の発育に必要な栄養素や消化酵素を含み，感染防御にもはたらくため，最適な栄養法である。とくに初乳には，免疫グロブリン(分泌型 IgA)やラクトフェリンなどの感染防御因子が多く含まれる。また，母乳は，乳清タンパク質が多くカゼインが少ないため，消化吸収がよい。さらに，衛生的・簡便・経済的などの利点がある。

人工栄養▶ 母乳不足である場合や母乳の投与が不可能な場合(乳腺炎など)は，人工栄養を用いる。現在では，タウリンやオリゴ糖，ドコサヘキサエン酸(DHA)などを添加し，母乳の成分に近づけた調製粉乳が用いられている。希釈濃度は月齢に関係なく，13〜14％と一定である。一般の調製粉乳のほかに，さまざまな病態に応じて栄養成分を量的または質的に調製した特殊ミルクがある。

離乳▶ 離乳とは，母乳やミルクなどの乳汁栄養から幼児食に移行する過程をいう。この間に乳汁を吸うことから食物をかみつぶして飲み込むことができるようになる。離乳食は生後 5〜6 か月を目安に開始し，ドロドロ状のものを 1 日 1〜2 回与える。その後，舌でつぶせる固さ，歯ぐきでつぶせる固さと，徐々に形態を固くしていく。12〜18 か月を目安に，形のある食物をかみつぶすことができ，エネルギーや栄養素の大部分を母乳やミルク以外の食物からとれるようにし，離乳の完了とする。

離乳食▶ 離乳食は，おかゆ，じゃがいも，とうふ，白身魚などから開始し，徐々に食品の種類を増やしていく。ビタミン類が不足しないよう，タンパク質食品と各種野菜を組み合わせる。

なお，はちみつは乳児ボツリヌス症予防のため満 1 歳までは与えない。

③ 幼児期の栄養

1〜2 歳では，咀嚼機能や消化吸収機能などが不十分であるために，調理形態に配慮する必要がある。3 歳を過ぎると，味覚が発達し，好き嫌いが出てく

る場合がある。食品がかたよらないように注意し，嫌いなものでも食卓にのせるようにする。また，顎（あご）の発育や脳の発達のため，かみごたえのある食品を与える。幼児の食事量には個人差があり，食事量にむらがある場合もある。不足する栄養素を補うために，3食のほかに間食をとる必要がある。幼児期は食習慣の形成に重要な時期であり，この期間に規則正しい食生活を身につけることが大切である。

④ 学童期の栄養

学童期は，身体の成長・発育の程度に個人差があり，体重や身体活動レベルによっても必要な栄養量が異なる。ファストフードやインスタント食品，スナック菓子の利用が多い場合には，エネルギーや脂質の過剰摂取となり肥満の原因となる。また，朝食の欠食や偏食などの問題は，成人になってからでは修正が困難なため，この時期から，規則正しくバランスのよい食事をとる習慣を身につけることが大切である。

B 低出生体重児

① 栄養食事療法の原則

出生時体重が2,500 g未満の新生児を低出生体重児とよぶ。成熟児は生後2〜3日で成熟した吸啜（きゅうてつ）-嚥下（えんげ）運動ができるようになるが，低出生体重児の場合にはそれよりも日時を要する。また，出生時体重1,500 g未満の極低出生体重児や1,000 g未満の超低出生体重児は，吸啜運動と嚥下運動の協調性が不十分であり，哺乳（ほにゅう）が困難なことが多く，その場合は経管・経腸栄養や経静脈栄養が用いられる。

低出生体重児は，正常な新生児に比べて消化・吸収・代謝・排泄のしくみが未成熟である。そのため，児の身体に負担をかけずに，子宮内での成長率に近い成長を取り戻すことを目的に栄養管理を行う。新生児は，肝臓や皮下脂肪をはじめとする栄養素の蓄積が少ないために，飢餓に弱く，低栄養や種々の栄養障害を容易におこしやすい。

② 栄養食事療法の実際

母乳▶ 母乳は消化吸収率がよく，感染防御因子も含まれるために，可能な限り母乳の摂取がすすめられる。早産児を産んだ母体の母乳は，高タンパク質，高ミネラル，高濃度の抗菌性物質が含まれているといわれ，とくに生後6週ごろま

では最適な栄養源である。

調整乳▶　消化・吸収がよい中鎖脂肪酸(MCFA)を多く含み，高脂肪・高エネルギーの低出生体重児用ミルクを利用する。

C 小児肥満

① 栄養食事療法の原則

肥満は，エネルギー摂取量がエネルギー消費量を上まわる状態が続くことにより，皮下脂肪や内臓脂肪が過剰に蓄積された状態をいう。過食や運動不足が原因となる場合が多い。小児肥満の判定には，以下の指数が用いられる。

小児肥満の判定▶　[1] **体格指数**　小児肥満は基本的に肥満度を用いて判定する。肥満度のほかに，カウプ指数，ローレル指数などの指数がある。BMIによる肥満の評価は，標準的な身長の小児では肥満度による評価と一致するが，高身長・低身長では過小または過大評価となる。

(1)肥満度(%)：(実測体重 − 標準体重)÷標準体重×100

幼児では，肥満度15%以上20%未満を太りぎみ，20%以上30%未満をやや太り過ぎ，30%以上を太り過ぎとする。学童以降では，肥満度20%以上30%未満を軽度肥満，30%以上50%未満を中等度肥満，50%以上を高度肥満とする。

なお，判定のための年齢・性・身長別標準体重は，文部科学省の学校保健統計調査報告書(2000年)のデータに基づく。

(2)カウプ指数：体重(kg) ÷ 身長$(cm)^2 \times 10^4$

乳幼児に用いられ，乳児(3か月以降)は20以上，満1歳は19.5以上，満2歳は18.5以上，満3歳は18以上を肥満と判定する。

(3)ローレル指数：体重(kg) ÷ 身長$(cm)^3 \times 10^7$

学童児に用いられ，身長により判定数値が異なる。たとえば身長150cmの場合，160以上を肥満と判定する。

[2] **体脂肪率**　男子は18歳未満25%以上で，女子は11歳未満30%以上，また，11歳以上18歳未満35%以上で過脂肪状態と判定される。

乳幼児の肥満は成長とともに正常化することが少なくないが，幼児以降の肥満をそのまま放置すれば，成人肥満へと移行することがあり，生活習慣病の予備軍となりうる。

基本方針▶　小児は成長・発育の途中であるために，極端な食事制限は避ける。体重減少を目的とせず，身長ののびを考慮しながら肥満度を下げることを目的とする。また，タンパク質・ビタミン・ミネラルは，肥満度にかかわらず日本人の食事摂取基準の推奨量または目安量を満たすことを目標にする。食生活に問題があ

る場合は，生活習慣の見直しを行うことが重要である。

② 栄養食事療法の実際

乳児肥満 ▶ 　1歳を過ぎて歩行を開始するようになると，急速に肥満が解消される場合が多い。そのため，食事制限は行わず経過を観察する。

幼児肥満 ▶ 　幼児肥満は，放置すれば学童期の高度肥満に移行しやすいために注意が必要である。家族にもそれを認識してもらう。厳密な制限ではなく，脂質や糖質のとりすぎに注意し，屋外での遊びを推奨する。

学童肥満 ▶ 　栄養食事療法を行う。また，肥満が健康障害につながることを本人と家族に理解してもらい，家族の協力体制を整えることも重要である。糖分や脂質の多い食品(菓子類や揚げ物，ファストフードなど)を控え，規則正しい食生活を送るようにする。

D 先天性代謝異常

体内に摂取されたタンパク質や糖質などは，特定の酵素やホルモンのはたらきによって分解・合成される(代謝)。遺伝子の変異による，酵素の先天的な欠損・異常により生じる代謝異常を先天性代謝異常という。

① フェニルケトン尿症

フェニルアラニンからチロシンへの代謝の異常であり，おもに酵素(フェニルアラニン水酸化酵素)の欠損により生じる。血中フェニルアラニン値が上昇するため，フェニルアラニン摂取量を制限し，必要なエネルギー量およびフェニルアラニン以外のアミノ酸を確保することが必要である。乳児期では，フェニルケトン尿症用の特殊ミルク(フェニルアラニン除去ミルク)を用いる。幼児期以後は治療乳と低タンパク質食とし，フェニルアラニン除去アミノ酸混合粉末や特殊食品(デンプン米，低タンパクパンなど)も利用する(▶表16-2)。

② メープルシロップ尿症

ロイシン・イソロイシン・バリンの3種類の分岐鎖アミノ酸の代謝異常症であり，おもに分岐鎖α-ケト酸脱水素酵素複合体の先天性異常によって生じる。分岐鎖アミノ酸を制限した食事療法を行う。

乳児期では，メープルシロップ尿症用の特殊ミルク(分岐鎖アミノ酸除去ミ

ルク)を用いる(▶表16-3)。幼児期以後は欠乏症状に注意しながら，治療乳と糖質を十分にとり，分岐鎖アミノ酸を制限した食事を継続する。

③ ホモシスチン尿症

シスタチオニン合成酵素の欠損による代謝異常症であり，蓄積されたホモシスチンがメチオニンに再合成されるため高メチオニン血症をきたす。したがって，血中メチオニンが1mg/dL以下となるよう，低メチオニン高シスチンの栄養食事療法を行う(▶表16-4)。メチオニンは必須アミノ酸(不可欠アミノ酸)であり，成長発育のために必要最低限は確保しなければならない。低メチオニンミルクを中心とし，不足分のメチオニンは自然タンパク質で補う。

④ ガラクトース血症

ガラクトースの代謝異常症である。乳糖の摂取により血中のガラクトース濃度が高くなり，過剰なガラクトースによる中毒症状が出現する。治療は，乳糖を除去した食事を継続することである。乳児期は，母乳は摂取せず無乳糖ミル

▶表16-2　各年齢別フェニルアラニン摂取量の目安

年齢	摂取フェニルアラニン量(mg/kg/日)
0〜3か月	70〜50
3〜6か月	60〜40
6〜12か月	50〜30
1〜2歳	40〜20
2〜3歳	35〜20
3歳以後	35〜15

(特殊ミルク共同安全開発委員会編：改訂食事療法ガイドブックーアミノ酸代謝異常症のために. p.116, 恩賜財団母子愛育会, 2008による)

▶表16-3　メープルシロップ尿症における分岐鎖アミノ酸摂取量の目安

年齢	分岐鎖アミノ酸量(mg/体重 kg/日)		
	ロイシン	イソロイシン	バリン
0〜3か月未満	160〜80	70〜40	90〜40
3〜6か月未満	100〜70	70〜50	70〜50
6〜12か月未満	70〜50	50〜30	50〜30

(特殊ミルク共同安全開発委員会編：改訂食事療法ガイドブックーアミノ酸代謝異常症のために. p.117, 恩賜財団母子愛育会, 2008による)

▶表16-4　ホモシスチン尿症の暫定治療指針

年齢	メチオニン(mg/kg/日)	シスチン(mg/kg/日)
0〜6か月未満	40	150
6か月〜1歳未満	20	150
1歳以後	10〜15	150

(特殊ミルク共同安全開発委員会編：改訂食事療法ガイドブックーアミノ酸代謝異常症のために. p.117, 恩賜財団母子愛育会, 2008による)

クを用いる。幼児期以後は乳製品や乳糖を含む食品は避ける。市販食品は，成分表示をよく見て使用する。

定期的に肝機能，尿所見，身体発育値，発達指数，脳波所見，眼科所見（白内障）などを観察しながら治療を続ける。

⑤ 糖原病

グリコーゲンの代謝にかかわる酵素の異常に起因する代謝異常症であり，欠損酵素により，大きくⅠ～Ⅷ型の8種類に分類される。治療の基本は，必要なグルコースを過不足なく与え，低血糖を予防することである。乳児期では，糖原病治療用ミルクを使用する。幼児期以後は，ショ糖・乳糖・果糖を制限し，糖質を多くとるようにする。空腹時間が長くなれば低血糖の危険が高くなるために，頻回に食事を摂取する。

E 周期性嘔吐症（アセトン血性嘔吐症）

① 栄養食事療法の原則

好発年齢は2～10歳であり，とくに6歳以下の幼児に多くみられる。元気だった子どもが急にぐったりして，倦怠感，顔面蒼白，腹痛，食欲不振，反復性の嘔吐発作をおこす。心身の安静が第一である。絶食とし，輸液によりブドウ糖や電解質を補給する。嘔吐がおさまったら，水分補給をし，症状をみながら糖質を主体とした消化のよい食事を開始する。

② 栄養食事療法の実際

水分は番茶，リンゴ果汁，イオン飲料などで補給するとよい。タンパク質食品は，とうふ，卵，白身魚などから開始する。基本的には脂質の多い食品や刺激物は避ける。

成長過程にある幼児や学童児が多いため，食事摂取量の低下が長く続かないよう注意しながら，供給栄養量を増やしていく。この疾患は反復する例が多いため，保護者に食事療法の原則を認識してもらうことが必要である。

F｜乳児下痢症

①栄養食事療法の原則

乳幼児期にみられる下痢症をいう。感染によるものが多く，そのほか食物アレルギーや過食などが原因となる。ウイルス性の下痢は，腸管の吸収上皮細胞にウイルスが侵入し，細胞が破壊されておきる。多量の軟便・水様便を日に数回以上排泄する。多量の腸液喪失により脱水や電解質異常をきたし，体力を消耗する。安静，絶食による腸管安静が原則である。その間は輸液により，十分に水，電解質，ビタミン類を補給する。細菌性の感染症の場合は，抗菌薬を投与する場合もある。症状が回復し，経口摂取が可能となったら水分補給をし，様子をみながら易消化食を開始する。

②栄養食事療法の実際

経口摂取では，糖水や番茶，リンゴ果汁，イオン飲料などから水分を補給する。易消化食では，脂質の多い食品や刺激物は避ける。

成長過程にある幼児や学童児が多いため，食事摂取量の低下が長く続かないよう注意し，徐々に供給栄養量を増やしていく。

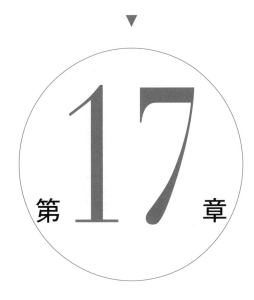

第17章

高齢者の栄養食事療法

　高齢者は，食欲の低下，咀嚼・嚥下機能の低下，活動性の低下などから，肺炎や気管支炎を契機に低栄養状態に陥りやすい。また，複数の疾患があり複数の薬物を服用している高齢者も多い。

　栄養管理においては，個々人の疾病・病状を考慮し，身体計測による筋タンパク質，生化学的検査による血清タンパク質と食事の摂取量，あるいは補給栄養量を総合的に判断した栄養アセスメントと栄養ケアが必要になる。本章では，高齢者の特徴とその栄養管理を学ぶ。

A 高齢者の栄養管理の基本

① 高齢者の特徴

内臓諸器官の機能低下 ▶ 個人差はあるものの，加齢により内臓諸器官の機能低下が生じる。循環機能，消化吸収機能（胃液酸度の低下など），腎機能などが低下し，これらの加齢現象に伴って，高血圧や動脈硬化による脳血管障害，心疾患などがあらわれる場合もある。

運動機能の低下 ▶ 体重減少，筋肉の減少により，運動機能の低下や骨粗鬆症などが生じる。そのため，転倒による骨折やなんらかの障害をきっかけに容易に臥床状態にいたり，自分自身で食事をとることが困難になりやすい。

ビタミン・ミネラルの不足 ▶ 偏食により，肉や魚などのタンパク質源の摂取が少ない高齢者は，ビタミンB_1，B_2をはじめ亜鉛，鉄も不足している場合が多い。

咀嚼・嚥下機能の低下 ▶ 歯の喪失により咀嚼機能が低下し，野菜や海藻，肉類などかたい物を避ける傾向がある。また，脳血管障害から嚥下障害をおこすと，食べ物を飲み込みにくくなり，誤嚥のリスクが高まる。嚥下機能が低下するので，体重減少に注意することが重要である。

味覚 ▶ 味覚は，一般的には高齢者でも著しい低下はなく，甘味・酸味をやや弱く感じる程度である。ただし，薬物の副作用やうつ病，唾液分泌量の減少，歯の喪失などにより食欲低下がおきやすい。

薬物の影響 ▶ 高齢者はたいてい複数の疾患をあわせもち，数多くの薬物を服用している。そのため，薬物が食欲や栄養の消化吸収に影響を与えることがあるので，症状が薬物の副作用によるのか疾患によるのかを見きわめる必要がある。

体内水分量の減少 ▶ 高齢者は，成人に比べて体内水分量が減少するため，飲食量がわずかに減っただけでも容易に脱水になりやすく，さらには脱水によって衰弱や死にいたる時間が速い。脱水の原因としては，口渇感の鈍麻，嚥下障害，意識障害，口腔・食道疾患などによる摂取水分量の減少，また発熱，発汗過多，利尿薬，下痢などによる水分喪失がある。夜間の頻尿や失禁を恐れて自分で水分を制限する人がいるので，夜間に脱水状態になり，朝方には脳血管障害にいたることも

ある。水分不足は，痰がねばり，排出しにくくなる原因や，便秘の要因にもなる。

非定型的な症候 ▶ 一般的には疾患に特徴的な症状も，高齢者ではあらわれにくいことがあるので，注意深く観察する。たとえば，心筋梗塞でも胸痛を訴えない，肺炎などの重篤な感染症でも発熱・咳・痰がない，さらに低血糖状態や血清カリウムが低下しても症状や発作があらわれにくいなど，成人とは異なった症候も多くみられる。

サルコペニア，▶ サルコペニアとは，筋力，身体的機能の低下および筋肉量が減少した状態を
フレイル　　さし，高齢者の寝たきりの原因となる転倒のリスク因子である。一方，フレイルとは，加齢に伴い身体の予備能力が低下し，体重減少など健康障害をおこしやすくなった状態で，身体的虚弱ともいう。高齢者は，入院をきっかけとした摂取栄養量の低下で容易にフレイル，サルコペニアを進行させてしまうので注意が必要である。

② 栄養食事療法の原則

栄養状態の低下 ▶ 高齢者は，前述のような特徴をもち，一般に筋肉量・体脂肪量が少なく，体重の減少，血清アルブミンの減少がある。さらには免疫機能が低下する傾向にあり，感染症に罹患しやすい。そのため，かぜや肺炎，手術，うつ状態，認知症などで食欲が低下すると，栄養状態は急速に低下する。血清アルブミン値が低い場合，体重減少がある場合などには，低栄養状態を確認する(▶図17-1)。

エネルギー，▶ 肺炎をはじめ，なんらかの疾患で食欲が低下した状態で入院する高齢者の多
タンパク質　　くは，入院時にすでに栄養状態が低下しているか低下傾向にあり，数日間経過観察をしているだけでタンパク質・エネルギー低栄養状態(PEM)にいたる。高齢者のPEMは，おもにエネルギーの欠乏による成人マラスムス型と，タン

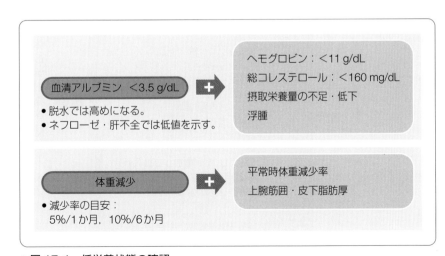

▶図17-1　低栄養状態の確認

パク質の欠乏によるクワシオルコル型に分類される。マラスムス型の PEM ではアルブミンが低値にならないことがあるので注意する。PEM がみとめられた場合は，腎機能障害がない限り，少なくとも 1.0〜1.5 g/標準体重 kg/日のタンパク質と 25〜35 kcal/標準体重 kg/日程度のエネルギーを補給する。

水分▶　水分は，食事に含まれるものを含めて，40 mL/現体重 kg/日前後，あるいは投与エネルギー量相当量を目安に補給する。経管・経腸栄養の際は，チューブを洗い流すフラッシュの水分を含めて水分管理を行う。必要量が投与されているかを確認し，血中尿素窒素/クレアチニン比(BUN/Cr 比)や，ヘマトクリット，脳ナトリウム利尿ペプチド(BNP)，心胸郭比(CTR)，摂取水分量と尿量などで水分バランスをモニタリングする(▶図 17-2)。ただし，過剰な水分補給による浮腫は，皮膚の耐久性を低下させる。また，脳血管障害患者では，うっ血がないかなどを注意深く観察する。

● 疾患をもつ高齢者の栄養食事療法

糖尿病▶　高齢者は加齢に伴い食後血糖値が上昇しやすくなるが，同時に重症低血糖をきたしやすい側面もある。「高齢者糖尿病診療ガイドライン 2023」では，血糖コントロール目標は患者の特徴や健康状態(年齢，認知機能，身体機能〔基本的 ADL や手段的 ADL〕，併発疾患・機能障害，重症低血糖のリスクなど)を参考にして，さらに心理状態や QOL，社会・経済状況，患者・家族の希望を考慮しながら個別に設定することとしている。

　したがって，70 歳以上の高齢者で BMI 25 未満や体重減少がある場合は，エネルギー制限を行わず，増やして適正体重を維持する。またエネルギー比は，糖質を減らし脂質の割合を増加させる。

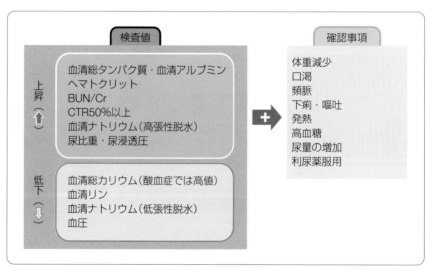

▶図 17-2　脱水時に異常を示す検査値，確認事項

　　タンパク質は，サルコペニア・フレイル予防の観点からも腎機能低下がなければ十分な摂取量(1.2～1.5 g/現体重kg/日)を心がける。

　　糖尿病性腎症第4期(e-GFR 30 mL/分/1.73 m² 未満)では血圧のコントロールとともにタンパク質量を0.6～0.8 g/kg/日とするが，サルコペニア，フレイルがある場合には厳しい制限をしない。

慢性腎臓病(CKD)▶ 　「慢性腎臓病に対する食事療法基準2014年版」におけるステージ別のタンパク質摂取量の基準は，ステージ G3a：0.8～1.0 g/標準体重 kg/日，G3b 以降：0.6～0.8 g/標準体重 kg/日と設定されている。しかし，高齢者は過度な摂取制限による QOL や生命予後悪化につながる可能性もあり，その実施においては腎臓専門医と管理栄養士を含む医療チームと相談しながら実施するのが望ましい。

③ 栄養食事療法の実際

経口栄養量▶
不足の場合
　体重減少がある，あるいは体重を増やしたいが増えない人は，少食，もしくは摂取量が少ないので，野菜は残してもタンパク質の多いおかずを，次に主食を優先して食べるようすすめる。食欲不振が著しいときは，栄養よりも好きなものを優先させる。または，梅干し，漬物など塩味の濃いものや，ワサビ・ショウガ・トウガラシといった香辛料や香味野菜，酸味のあるものなどで食欲増進をはかることも効果的である。

　喫食率が50%以下の場合は，提供量を1/2に減らして，経腸栄養食品(経腸栄養剤)や治療用食品，中鎖脂肪酸(MCFA)のオイルを毎食200 kcal程度，食事あるいは間食で追加する。これらの摂取が不可能で，体重減少が改善しない場合は，経静脈栄養または経鼻胃管にて経腸栄養食品(経腸栄養剤)を補給する。

アルブミンが▶
低値の場合
　アルブミンが低値の場合は，腎機能障害がみとめられなければ，卵・乳製品，脂肪の多い牛肉や魚，経腸栄養食品(経腸栄養剤)，高タンパク質治療用食品などでタンパク質を補給する。体重減少を伴う場合は，エネルギーも補給する。

　低アルブミン血症は，炎症や脱水で修飾され，また筋肉を使わない臥床の患者では栄養量の増加を反映しないので，常識的な摂取量を組み合わせて評価する。

食塩▶　食塩は，心不全や浮腫，高血圧があれば制限する。ただし，高齢者の血圧は70歳代で140/90 mmHg未満とやや高めにコントロールするのがよいといわれている。食塩の極端な制限は食欲を低下させるので，注意が必要である。食塩制限を行っている患者でも，食事摂取量が少ないときは，制限を解除しても過剰にはならない。

　なお，脳神経疾患患者では，腎での水分再吸収が阻害され電解質異常を呈することがある。食塩を7～8 g/日以上摂取していても低ナトリウム血症であれば，薬物の副作用であることが多いので，食塩を付加する前に確認する。

ビタミン，▶ ミネラル	ビタミン B$_1$, B$_2$ が不足している場合には，サプリメントで十分に補給する。 　亜鉛は，タンパク質が足りない状態が長期化すると不足し，味覚異常を生じ やすい。脂肪の多い魚やカニ類，牛肉，ココアに多く含まれるので，これらの 利用を増やす(▶亜鉛含量の多い食品は，178 ページ，表 13-2)。
水分 ▶	食事には必ず汁物をつけ，食後にはお茶や牛乳，果汁など飲み物をすすめ， 脱水にならないようにつねに配慮する。手の届くところにいつも飲み物を置い ておくのも大事である。発熱や下痢，あるいは食事量が 50 % 以下になると， 水分と同時に塩分不足になるので，電解質を含んだミネラル飲料をこまめにす すめる。
咀嚼・嚥下しや ▶ すい食品・料理	歯の欠損や義歯の不ぐあいなどがある場合は，やわらかく調理したものを提 供する。咀嚼能力の程度に応じて，3 cm 角(1 口大)，1 cm 角，きざみ食，ソ フト食，ペースト食にするなど細かく対応する。また，誤嚥のリスクがある場 合は，その状態に合わせて増粘剤で水分のとろみを調整する。
かゆ食・流動食の ▶ 場合	三分がゆ食・五分がゆ食・流動食では経腸栄養食品(経腸栄養剤)，中鎖脂肪 酸の追加が必須である。全量摂取が困難な場合は，野菜と汁物を 1/2 量に減 らし，少量で高栄養量にするために，タンパク質強化用パウダー・スキムミル ク・卵を使った高濃度のポタージュやプリン，高タンパク質治療用食品などで 補給する。また，デキストリン 6 % 入り飲料(お茶)やエネルギーとビタミン含 量の多い飲料水，中鎖脂肪酸，バター，シソの実油などを料理に混ぜる。さら に，白身魚を脂肪魚(イワシ・ウナギなど)にかえてエネルギーを補給する。

④ 看護上の注意

1 栄養・摂食状態の把握

　盛りつけの量がわからないと，栄養摂取量を正確に把握するのはむずかしい。
提供している量を，主食(穀物)，主菜(タンパク質源)，副菜(野菜・海藻)ごと
に，各量を 1 として確認し，下膳時に残食の量を 1/4 単位で確認すると，お
おむね把握できる。食器のサイズをそろえると，より把握しやすい。ただし，
エネルギーの過不足は，浮腫がなければ週 1 回体重測定で評価するのが確実
である。詳細な栄養量の把握が必要なときは，管理栄養士に依頼する。

　摂取状態は，食材がかたくないか，大きくないか，量が多くないか，誤嚥は
あるか，水分でもむせるか，口にため込んでなかなか飲み込まないか，寝たき
りの姿勢で食べていないか，手指は使えるか，食べむらがないか，嗜好に合わ
なくないかなどを確認する。

2 食事介助

食事介助の基本は，患者が自分自身で食べられるようにすることであり，必要に応じて食器を工夫したり，介助用食器などを用いたりする。

姿勢▶ 食事の際の姿勢では，①嚥下筋の動きを阻害しない，②食塊の送り込みがしやすい，③誤嚥しにくい，④呼吸や咳を阻害しない，⑤上肢の運動を妨げない，⑥食具が使いやすいことが大切である。

90度座位の正しい姿勢を保ち，やや顎を引いた状態で食べられるようにする。ただし，座位保持ができる高齢者でも，顔を食器に近づけて食べようとして前屈しすぎ，嚥下しにくくなる傾向がある。その場合は，食器から口までの距離を短縮するため，食事台を身体につけ，トレーを引きよせて食べる。座位が困難な場合は，セミファウラー位を保つ。

介助方法▶ 介助者が口に運ぶときは，少量ずつゆっくりと，飲み込んだことを確認しながら行い，声をかけながら楽しく食事ができるようにする。

咽頭への送り込み障害がある場合は，食物を直接舌の奥に入れ，上を向いて飲み込むように食べさせる。咽頭通過，食道への送り込み障害がある場合は，少量から始めてしだいに量を増やし，ごく少量の水と交互に嚥下させ，1口ごとに咳払いのあと空嚥下をさせる。

食事時間▶ 誤嚥のリスクがある患者では，1回の食事時間が30〜45分以上になると疲労が強くなり，リスクが高くなる。時間で区切るのではなく，2回むせたらやめる，喉がゴロゴロいっていたらやめるなど，中止の目安を決めておくのもよい。

3 食事指導上のポイント

食事指導では，患者に自分自身の栄養状態の問題点を理解してもらい，行動変容できるようにする。そのためには，それぞれの患者の生活スタイル，意思，理解力への配慮が重要である。患者の検査値に基づいた栄養状態の問題点と改善方法を，患者の社会的・家庭的環境に配慮しながら，患者が日常使っているわかりやすい言葉で説明し，行動変容ができそうかどうかを確認する。パンフレットなどを見せながらの指導も有効である。

B 骨粗鬆症

骨粗鬆症とは，骨量の減少，骨密度の低下，骨質の異常により，骨折しやすくなった状態をいう。原因は複数あり，原発性のものとしては加齢に伴う老人性骨粗鬆症，エストロゲンの減少による閉経後骨粗鬆症がある。続発性のも

のとしては，甲状腺機能亢進症・糖尿病・膠原病などによって発症するもの，長期臥床などに伴って発症するものがある。

高齢者は敏捷性に欠け，「ふとんにつまずいた」程度で転倒する。骨折すると，寝たきりの大きな原因となる。

① 栄養食事療法の原則

体重管理▶　過度の体重減少は栄養量の不足を意味し，骨密度も低下するので，極端な肥満がない限り体重は減らさない。一方，過度の肥満は下肢への負担が大きく，関節痛が生じやすいので，減量が必要である。

カルシウムと▶
ビタミンの補給　カルシウムは骨の主要な構成成分であり，上部消化管で吸収される。カルシウムの吸収を促進するビタミン D を組み合わせることにより，骨密度上昇効果，骨折抑制効果が生じる。

このほか，ビタミン K は骨基質タンパク質の 1 つであるオステオカルシンの合成を行い，ビタミン C はコラーゲンの合成に関与する。また，ビタミン B_6，ビタミン B_{12}，葉酸は，タンパク質の合成過程でできるアミノ酸の一種であるホモシステイン代謝にかかわり，骨密度と関係する。いずれも不足すると骨折の危険因子になると考えられている。高齢者が一般食品のみで推奨量を摂取するのはきわめてむずかしいので，サプリメントを併用する。

② 栄養食事療法の実際

カルシウム▶　骨粗鬆症の治療のためには，カルシウムを 700〜800 mg/日摂取することが推奨されている[1]。ただし，サプリメントやカルシウム薬としては，1 回 500 mg 以上摂取しないように注意する[2]。

カルシウムを多く含む食品を，表 17-1 に示す。乳製品は，ほかの食品よりカルシウムの吸収率が高い。牛乳やヨーグルトは，少なくとも 200〜300 mL/日補給するか，カルシウムとビタミン D が強化された製品を選ぶとよい。さらに，牛乳をシチューやミルクセーキ，パンがゆに利用したり，またスキムミルクやチーズを料理に使用したりするとよい。

乳製品より吸収率は低いが，小魚，とうふ，緑黄色野菜にもカルシウムが含まれる。通常，カルシウムは約 1/5 を野菜から摂取しているので，少食の患者や食欲のない患者では不足しやすい。こうした患者は，野菜は 300 g/日程度に抑え，治療用食品やサプリメントなどで補う。骨ごと食べられる小魚もカ

1 ）骨粗鬆症の予防と治療ガイドライン作成委員会編：骨粗鬆症の予防と治療ガイドライン 2015 年版，日本骨粗鬆症学会・日本骨代謝学会・骨粗鬆症財団，2015.
2 ）骨粗鬆症の予防と治療ガイドライン作成委員会編：前掲書.

▶表17-1　カルシウムを多く含む食品

食品群	食品 [1回使用量(g)]	カルシウム 含有量(mg)	食品群	食品 [1回使用量(g)]	カルシウム 含有量(mg)
イモおよび デンプン類	サツマイモ[100]	40	野菜類(続き)	エダマメ[100]	58
マメ類	木綿どうふ[100]	93	果実類	キンカン[100]	80
	絹ごしどうふ[150]	112.5		イチゴ[250]	42.5
	きなこ[20]	32		パパイア[200]	40
	ダイズ国産[20]	36	魚介類	ズワイガニ[100]	90
種実類	ゴマ(乾)[8]	96		カキ(養殖)[100]	84
野菜類	コマツナ[80]	136		ブラックタイガー (養殖)[100]	67
	ダイコン(葉)[50]	130	乳類	加工乳低脂肪[200]	260
	モロヘイヤ[50]	130		普通牛乳[200]	220
	カブ(葉)[50]	125		ヨーグルト[100]	120
	ツルムラサキ[80]	120		パルメザンチーズ[10]	130
	チンゲンサイ[100]	100		プロセスチーズ[20]	126
	シュンギク[80]	96			

(日本食品標準成分表2020年版〈八訂〉による)

ルシウム摂取に適しているが，つくだ煮は塩分が多くなるため，1日1回程度が望ましい。乾燥させた小魚がかたすぎる場合は，ミキサーにかけてふりかけにして汁物に入れるなどすると高齢者でも食べやすい。

このほか，カルシウムを強化したふりかけ，あるいは特定保健用食品，サプリメントの活用をすすめる。

ビタミン・葉酸▶　ビタミンDは，魚と卵に大半を依存しているので，これらが嫌いな人，食べない人では不足することがある。ただし，腎機能障害がなければ，日光にあたることで体内でつくられるので，あまり心配はない。ビタミンDはカルシウムと一緒にとるのがよいため，魚を牛乳で煮た鍋，魚介のグラタン，シチューなどがすすめられる。むずかしい場合はサプリメントを活用する。

ビタミンKは，150 μg/日の摂取が推奨されているが，毎食緑黄色野菜を食べることを意識するだけで充足できる。納豆を毎日食べる習慣も大事である。

葉酸は緑色野菜や海藻に多く含まれ，ビタミンB$_6$，B$_{12}$は，魚・肉類に多いため，毎食これらの摂取を心がければ不足しない。ただし，少食，偏食などがある人は，サプリメントと経腸栄養食品(経腸栄養剤)で補給する。

タンパク質▶　骨折の予防のためには，筋肉の減少を防ぐことも大切である。毎食(3回/日)，魚・肉・卵・ダイズ製品を使ったおかずを1品とるようにする。少食の患者は，タンパク質を2種類組み合せた料理(卵入り納豆，マグロ納豆，魚介や鶏肉入り茶わん蒸し，カニ玉，卵つきすき焼き，フレンチトーストなど)に

すると，バランスよくとりやすい。

リン▶　リンの過剰摂取はカルシウムの吸収を阻害する。練り製品，インスタント食品などの加工食品に多く含まれるので，注意する。

③ 看護上の注意

1 栄養・摂食状態の把握

A「高齢者の栄養管理の基本」の項のとおり，主食・主菜・副菜の別にカルシウムが摂取できているかをていねいに把握する（▶242 ページ）。乳製品がとれていなければカルシウム不足と考えるのが基本である。摂取量の把握方法も，A「高齢者の栄養管理の基本」を参照する。

2 食事指導上のポイント

指導のポイントは，カルシウムの補給とバランスのいいタンパク質源の摂取方法を説明することである。ただし，もともとコレステロールが高めの患者では，乳製品を多量に摂取することでコレステロールを上昇させかねない。その場合は，低脂肪牛乳にするか治療用食品でのカルシウム補給をすすめる。また，少食の患者は野菜からのカルシウム摂取量が不足しやすいので，治療用食品やサプリメントで補う。

3 生活指導上のポイント

歩行ができる患者には，ビタミン D を増やすために適度な運動，あるいは日光浴をすすめる。可能な限り 1 日 20 分程度は日光にあたるようにする。また，寝たきりの患者では日あたりのよい窓辺にベッドを置くなど工夫をする。

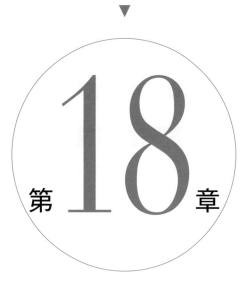

栄養食事療法

第**18**章

医療保険制度・
介護保険制度と食事

入院患者や要介護者の食事は，医療保険制度と介護保険制度によりサービスが提供されている。本章ではその概要について学ぶ。

A 医療保険と食事

① 入院時食事療養費制度

入院時食事療養費制度は，健康保険法に基づき，診療報酬点数表とは別に入院時における食事料を定めたものである。入院している患者に対して食事療養を行ったときに，厚生労働大臣が定めた標準負担額が患者負担となり，残りの額が保険から給付される。それまでの基準給食制度から，1994（平成6）年に改正された。2006（平成18）年の改定により，算定は1日単位から1食単位に変更された。

入院時食事療養費制度において，食事は医療の一環として適用されるべきものであり，それぞれの患者の病状に応じて必要とする栄養量が給与され，食事の質と患者サービスが改善されることを目ざして行われるべきものであると定められている。患者への食事提供にあたっては，病棟関連部門と食事療養部門との連絡が十分とれていることが重要である。食事は，患者に必要な栄養量を満たしたうえで，調理方法・味つけ・盛りつけ・配膳などについて患者の嗜好に配慮したものが提供される必要がある。嗜好品以外の飲食物の摂取（補食）は原則として認められていない。また，食事療養の内容については当該保険医療機関の医師を含む会議で十分な検討が加えられ，患者に十分な栄養指導を行う必要がある。

65歳以上の療養病床に入院する患者を対象とした入院時生活療養費（I）（II）もあり，算定要件などは入院時食事療養費に準じている。

2020（令和2）年4月の診療報酬改定では，医療従事者の負担軽減および業務の効率化から，帳票等の見直しが行われた。

1 入院時食事療養費（I）

算定基準▶ 厚生労働大臣が定める基準に適合した施設において，入院している患者に対して食事療養を行ったときに，1食につき640円が算定される（流動食のみは575円）。このうち標準負担額460円（低額所得者への配慮あり）が患者負担となり，残りの額が保険から給付される。算定の基準として，食事療養が管理栄養士などによって行われ，適時・適温給食（夕食6時以降，保温システムの導入），患者の年齢・病状によって適切な栄養量および食事療養が行われていることなどが必要とされる。また，管理栄養士や医師による検食を毎食行い，その所見を記録し，喫食調査などをふまえて食事の質の向上に努めることが定

められている。医療の一環として，医師の指示のもとでの患者への栄養食事指導も必要である。

特別食加算 ▶ 　糖尿病や肝臓病など病態を考慮した特別食を提供した場合には，「特別食加算」として1食あたり76円が加算される（▶表18-1）。加算の対象となる特別食は，疾病治療の直接手段として医師が発行する食事箋（せん）に基づいて提供される食事で，患者の年齢・病状などに対応した栄養量や内容を有する治療食，無菌食および特別な場合の検査食である（▶表18-2）。

食堂加算 ▶ 　食堂の設置により加算請求が可能であり，食堂での食事が可能な患者には，食堂での提供に努めることとされている（▶表18-1）。

特別メニュー加算 ▶ 　患者の多様なニーズに対応するため，特定の日に特別メニューが選択できるようにすることも可能である。通常の食事療養の費用では提供が困難な高価な材料を使用し特別な調理を行うなど，特別な料金を支払うのにふさわしいものであって，療養上支障がないか主治医の確認が必要である（▶表18-1）。あらかじめ特別メニューの食事と料金表を掲示するなど患者への十分な情報提供を行

▶表18-1　入院時食事療養費（Ⅰ）（640円／1食）に加算できる特別管理の基準

加算の種類	金額	算定基準
特別食加算	76円／1食	医師の発行する食事箋に基づき，厚生労働大臣が定める特別食* を提供したとき。
食堂加算	50円／1日	食堂における食事療養を行ったとき（療養病棟に入院する患者を除く）。ただし，食堂の面積は病床1床あたり0.5 m² 以上とする。
特別メニュー加算	妥当な範囲（あらかじめ金額を提示）	患者への十分な情報提供を行い，患者の自由な選択と同意に基づいて特定の日に特別メニューが選択できるようにすることが可能である。通常の食事療養の費用では提供が困難な高価な材料を使用し特別な調理を行うなど，特別な料金を支払うのにふさわしいものでなければならない。ただし，療養上支障がないか主治医の確認が必要である。

*表18-2参照。

▶表18-2　加算の対象となる特別食

・腎臓病食	・痛風食
・肝臓病食	・フェニールケトン尿症食
・糖尿病食	・メープルシロップ尿症食
・胃潰瘍食（流動食は除く）	・ホモシスチン尿症食
・貧血食	・ガラクトース血症食
・膵臓病食	・治療乳（乳児栄養障害に対する酸乳，バター穀粉乳など）
・脂質異常症食	・無菌食および特別な場合の検査食（潜血食，注腸検査食）

※これ以外に，十二指腸潰瘍あるいは消化管術後の潰瘍食，クローン病および潰瘍性大腸炎などの低残渣食，高度肥満症（肥満度が＋70％以上または BMI が35以上）の治療食，心臓疾患などの減塩食（食塩相当量6.0 g 未満／日），てんかん食が含まれる。
※乳児の人工栄養のための調乳（治療乳を除く），離乳食，幼児食は除かれる。

い，患者の自由な選択と同意に基づく必要がある。

経管栄養▶　病状の変化による食事内容の移行期には，経管・経腸栄養や経静脈栄養と食事の併用が行われることがある。このうち，薬価基準に収載されている高カロリー薬(半消化態栄養剤)を経鼻経管的に投与した場合は，鼻腔栄養の手技料および薬剤料が算定され，薬価基準に収載されていない流動食を提供した場合は，鼻腔栄養の手技料と入院時食事療養費が算定される。また，中心静脈から高カロリー輸液を行っている場合でも，必要に応じて食事療養を行った場合は，入院時食事療養費を別に算定できる。

2　入院時食事療養費(Ⅱ)

入院時食事療養費(Ⅰ)を算定する保険医療機関以外の保険医療機関に入院している患者について食事療養を行ったときは，1食につき506円(流動食のみは460円)が算定される。

② 栄養管理

2022(令和4)年4月の診療報酬改定により，病棟配置や周術期の栄養管理，専門性の高い管理栄養士の栄養指導などが新たに評価されるとともに，早期栄養介入管理加算の見直しや，情報通信機器を用いた外来栄養指導など評価の充実もはかられた。

1　栄養管理体制

2014(平成26)年4月の診療報酬の改定により，栄養管理体制は入院料に包括化された。入院料には，入院診療計画，院内感染防止対策，医療安全管理体制，褥瘡対策および栄養管理体制が評価され，医療機関における栄養管理の標準化が求められることとなった。

従来より，特別な栄養補給を必要としない入院患者に対しては，平均的な必要量を算出して食事が提供されている。しかし，必要な栄養量は病状や体格により異なることから，入院患者1人ひとりの栄養の状態を評価して，個々に適した食事(栄養)を提供することが求められてきた。2006(平成18)年4月からは，患者の栄養状態，健康状態などに着目した栄養管理を行った場合に栄養管理実施加算(1日につき12点)が行われてきた。算定要件としては，常勤の管理栄養士が配置されていて，医師，看護師，薬剤師その他の医療従事者と共同して栄養管理を行う体制が整備され，あらかじめ栄養管理手順が作成され，効果的かつ実質的な栄養ケアが必要とされる。

2022(令和4)年4月からは，患者の病態・状態に応じた栄養管理を推進する観点から，特定機能病院において患者の状態に応じたきめ細やかな栄養管理を行う体制評価として，入院栄養管理体制加算が新設されている。これは複雑困

難な治療を実施している特定機能病院に限られた加算ではあるが, 管理栄養士の病棟専従配置体制を評価しているものであり, 配置された病棟患者の栄養管理を栄養ケアプロセスに沿って, 栄養食事指導, 給食管理も含めて行うこととなる。

栄養ケア
プロセス ▶　栄養管理体制には, 栄養ケアプロセスの考え方が導入されている。栄養スクリーニングは入院時に行われる。一般に, 主観的包括的栄養アセスメント(SGA)や簡易栄養状態評価表(MNA)が用いられ, リスクの有無を把握する。栄養スクリーニングは看護師により行われる場合が多く, 特別な栄養管理が必要な患者については, 管理栄養士によるさらに詳細な栄養アセスメントにより栄養状態が判定(栄養診断)され, 栄養管理計画(栄養補給に関する事項)を作成し, 栄養介入し, 定期的にモニタリングと評価をして, 適正な栄養補給を行うこととなる。

2 周術期栄養管理実施加算

周術期の栄養管理においては, これまで低栄養状態時に介入とされてきたが, 手術前後の適切な栄養管理により, 一時的に落ち込む栄養状態を最小限にとどめるとともに術後回復期間の短縮もはかることとなる。

3 栄養サポートチーム加算

栄養障害を生じている患者またはそのリスクが高い患者に対して, 医師・看護師・薬剤師および管理栄養士などからなる栄養サポートチーム(NST)による栄養改善のケアが行われた場合に, 栄養サポートチーム加算が算定される。その内容は, 栄養治療, 実施計画の作成と実施, それに基づくチーム医療, 患者にかかわる栄養カンファレンスの実施などが必要とされる。また, 対象病棟は拡大している。

4 回復期リハビリテーション病棟入院料 1

回復期リハビリテーション病棟において, 栄養状態をふまえたリハビリテーションやリハビリテーションに応じた栄養管理を行うために, リハビリテーション実施計画書の作成に管理栄養士がかかわり, 医師・看護師などと栄養状態の定期的な評価, 見直しを共同して行ったときに算定される。当該病棟に専任で常勤の管理栄養士が 1 名以上配置されていなければならない。

5 摂食障害入院医療管理加算

摂食障害による著しい体重減少がみとめられる患者に対して, 専門的病院で, 専門的治療経験を有する常勤医師・看護師・精神保健福祉士・公認心理師および管理栄養士などによる集中的かつ多面的な治療が計画的に提供されたときに算定される。

6 緩和ケア診療加算（個別栄養食事管理加算）

悪性腫瘍などの患者のうち，疼痛，倦怠感などの身体的症状または不安・抑うつなどの精神的症状をもつ患者に対し，緩和ケアチームに管理栄養士が参加し，個別の栄養管理を行ったときに算定される。

7 入院時支援加算

入院を予定している患者に，入院中の生活や治療などを安心して受けられるよう，入院中の治療計画や入院生活の説明，褥瘡・栄養スクリーニングなどを，入院前の外来で看護師などと支援したときに算定される。

8 退院時共同指導料

入院中の患者が退院後に安心して療養生活を送ることのできるよう，関係機関間の連携を推進するため，栄養管理を含めた情報の提供を医師・看護師・薬剤師・管理栄養士などが共同で行ったときに算定される。

9 栄養情報提供加算

栄養管理に留意が必要な患者に対し，退院後も入院中の栄養管理を切れ目なく行うために，入院中の栄養管理等に関する情報を文書を用いて在宅担当医療機関等に提供するなど栄養連携した場合に算定される。

③ 栄養食事指導料

生活習慣病を中心とした慢性疾患の治療や再発防止のためには，食生活の改善が必要とされる場合が多い。患者に対する援助が重要であり，管理栄養士が行う栄養食事指導に対して診療報酬が認められている。医師の指示に基づき，管理栄養士が厚生労働大臣の定める特別食について栄養食事指導を行った場合に，所定の点数が算定できる。これらの点数は，重複してもそれぞれ個々に算定することができる。栄養食事指導料を算定できる特別食は表18-2 に示すもののほか，高血圧症の減塩食，小児アレルギー食がある。2016（平成28）年からは，がん患者，摂食・嚥下困難患者，低栄養状態患者に対する栄養食事指導も算定の対象となった。また2012（平成24）年からは糖尿病透析予防指導管理料，2014（平成26）年からは在宅患者訪問褥瘡管理指導料などのチームでの活動が評価され，2020（令和2）年からは，対象患者の見直しも行われている。

2020（令和2），および2022（令和4）年4月の診療報酬改定では，外来栄養食指導の継続的なフォローアップのため，情報通信機器の活用した場合の評価が認められ，外来および在宅患者の栄養食事指導を推進するため，指導者要件が見直された。さらに専門的な知識を有した管理栄養士（がん病態専門管理栄養

士)が新たに評価されている。

1 外来栄養食事指導料

入院患者以外の患者で医師が特別食を必要と認めた患者に対して，管理栄養士が医師の指示に基づき療養のために必要な栄養の指導を行った場合に，栄養食事指導料が算定される。初回の指導を行った月は月2回を限度として，そのほかの月は月1回を限度として算定できる。管理栄養士は，患者ごとにその生活条件・嗜好を考慮した食事計画を立案して栄養食事指導を行い，栄養指導記録を作成する。指導は対面以外に情報通信機器などを用いてもよい。

2 入院栄養食事指導料

入院中の患者で，医師が特別食を必要と認めた患者に対して，管理栄養士が医師の指示に基づき療養のために必要な栄養の指導を行った場合に，栄養食事指導料が算定される。算定の上限は入院中2回，週に1回である。そのほかの具体的な事項は外来栄養食事指導料と同じである。

3 集団栄養食事指導料

集団栄養食事指導料は，医師が特別食を必要と認めた複数の患者に対して，管理栄養士が医師の指示に基づき栄養食事指導を行った場合に算定される。1回の指導における患者の人数は15人以下，指導時間は1回40分以上である。指導料は患者1人につき月1回に限り算定できるが，入院患者では入院期間が2か月をこえても，入院期間中に算定できるのは2回までである。指導を行うにあたっては，指導室は専用である必要はないが，十分なスペースをもつ部屋が必要である。

4 在宅患者訪問栄養食事指導料

在宅患者訪問栄養食事指導料は，医師が特別食を必要と認めた在宅患者で，疾病・負傷のために通院による療養が困難な者に対して行われる。医師の指示に基づき，管理栄養士が患者の自宅を訪問して，栄養指導を行う。患者の生活条件や嗜好などを考慮した食事計画や献立を患者またはその家族に対して示し，食事に関する具体的な指導を30分以上行った場合に算定できる。

5 糖尿病透析予防指導管理料

医師が透析予防に関する指導の必要性があると認めた糖尿病外来患者に対して，医師，看護師または保健師および管理栄養士から構成される透析予防診療チームが指導を行った場合に月1回算定できる。糖尿病性腎症第2期以上の患者に対し，食塩，タンパク質制限などの食事指導，運動指導，その他生活習慣指導などを行う。

6 在宅患者訪問褥瘡管理指導料

在宅において重点的な褥瘡管理を行う必要がある患者に対して，医師，看護師または准看護師，または保健師・助産師，および管理栄養士が共同して褥瘡管理に関する計画的な指導管理を行った場合，6か月に2回算定できる。褥瘡の重症度分類であるDESIGN-R®評価がd2以上の患者が対象となる。チームは，一堂に会しカンファレンスを実施し，在宅褥瘡診療計画を立案する。

B 介護保険と食事

高齢化の進むわが国においては，人々の良好な栄養状態を維持することは介護予防の観点からも重要な課題である。対象者の自立支援に向け，管理栄養士・栄養士は対象者の栄養の状態や嗜好・喫食状況を把握するなどアセスメントし，必要栄養量を決定する。看護師は，管理栄養士・栄養士，医師などの多職種とともに栄養ケアに取り組む必要がある。栄養ケア計画は必要栄養量が補給できるよう適切な調理形態・食品選択の決定・献立の作成が行われる。継続したケアを行うために，対象者のさまざまな状況を考慮して，施設・訪問介護における食事支援のタイミングや職種についても計画する。

介護保険制度では，栄養食事に関する介護報酬には以下のものがある。施設サービスでは①～⑥が，居宅・在宅サービスでは⑦～⑪が認められている。2021（令和3）年4月の介護報酬改定では，リハビリテーション・機能訓練，口腔，栄養の取り組みの連携・強化から，質の評価やデータ活用を行いながら，質の高いサービスの提供を推進するとしている。

1 療養食加算

施設において，食事の提供が管理栄養士または栄養士によって管理され，医師の発行した食事箋に基づき療養食を提供した場合に算定される。入所者の年齢，心身の状況に応じた適切な栄養量および内容の治療食が提供される必要がある。

2 栄養マネジメント加算

基本的サービス料算定の必須条件で，未実施減算となる。施設において，医師・管理栄養士・歯科医師・看護師・介護支援専門員その他の職種の者が共同して，入所者の自立支援に向けて，入所者ごとに摂食・嚥下機能および食形態にも配慮した栄養ケア計画を作成し，それを説明し，同意を得て栄養ケアを行った場合に算定される。常勤の管理栄養士を1名以上配置する必要がある。

3 経口移行加算

　施設において，経管により食事を摂取している入所者に対して，医師の指示に基づき，医師・歯科医師・管理栄養士・看護師・言語聴覚士・介護支援専門員などが共同して経口移行計画を作成した場合に算定される。原則として180日間に限る。

4 経口維持加算

　施設において，摂食機能障害があり誤嚥がみとめられる入所者に対して，医師または歯科医師の指示に基づき，医師・歯科医師・管理栄養士・看護師・介護支援専門員その他の職種の者が共同して，食事の観察および会議などを行い，経口維持計画を作成した場合に算定される。入所者の誤嚥を防止しつつ，経口による継続的な食事の摂取を進めるために行う。

5 栄養マネジメント強化加算

　栄養ケア・マネジメントの取り組みをいっそう強化する観点から，見直された。とくに低栄養状態の中リスク，高リスクの入所者に対し，その改善法を栄養ケア計画書に示し，ミールラウンドの実施，入所者ごとの栄養状態・嗜好をふまえた食事の調整などの対応や栄養ケア計画書の見直しを行う。また低リスク者への配慮を促している。退所にあたっては，食事相談支援，情報提供を行う。さらに栄養状態などの情報提供を国に行い，フィードバック情報を活用し，継続的な栄養管理にあたって適切かつ有効な実施のために必要な情報を活用する。このためおおよそ入所者50人に対し1名の管理栄養士が求められている。

6 再入所時栄養連携加算

　栄養マネジメント加算を算定している施設の入所者が，医療機関に入院し，入院中に経管栄養または嚥下調整食の新規導入となった場合であって，再度当該介護保険施設に入所する際に，施設の管理栄養士が医療機関を訪問して栄養指導などに同席し，医療機関の管理栄養士と連携をして栄養ケア計画を作成し，患者に説明し，同意を得たときに算定される。

7 口腔・栄養スクリーニング加算

　サービス利用者に対し，管理栄養士に限らず介護職員などでも実施可能な口腔および栄養状態のスクリーニングを6月ごとに行い，その情報を担当介護支援専門員に文書で共有した場合に算定される。

8 栄養アセスメント加算

　栄養改善が必要な者を把握し，適切なサービスにつなげる観点から，利用者ごとに管理栄養士，看護職員，介護職員，生活相談者その他の職種の者が共同して定期的に栄養アセスメントを実施し，利用者またはその家族に説明し，相談などに応じる。また利用者ごとにその情報を国に提出し，栄養管理の実施にあたって，必要な情報を活用することで算定できる。なお管理栄養士が常勤である必要はない。

9 栄養改善加算

　低栄養状態にある利用者またはそのおそれのある利用者に対して，栄養状態の改善を目的として個別に実施する栄養食事相談などの栄養管理を行った場合に算定される。管理栄養士・看護師・介護職員などの職種が共同して，利用者ごとの摂食・嚥下機能および食形態に配慮した栄養ケア計画を策定する必要がある。栄養ケア計画に基づき，管理栄養士が中心となって，必要に応じて居宅を訪問しながら栄養改善サービスを行う。なお管理栄養士が常勤である必要はない。

10 認知症グループホーム栄養管理体制加算

　認知症グループホームにおいて，栄養改善の取り組みを進める観点から，管理栄養士が日常的な栄養ケアを行う介護職員などへの栄養ケアにかかる技術的助言や指導を行い記録することで算定できる。なお管理栄養士が常勤である必要はない。

11 居宅療養管理指導（介護予防居宅療養管理指導費，居宅療養管理指導費）

　在宅での療養を行っている利用者で特別食を必要とするまたは低栄養状態にある者に対し，医師の指示に基づき，管理栄養士が訪問を行い栄養管理についての情報提供および指導または助言を30分以上行う。患者の摂食・嚥下機能，食形態に配慮した栄養ケア計画を作成する必要がある。なお管理栄養士が常勤である必要はない。

12 その他

　多職種連携の観点から，看取り対応にかかる加算や褥瘡対策にかかる加算などに関与する専門職として管理栄養士が明記された。

索引

図表一覧